U0388087

# 肿瘤内科

## 常见恶性肿瘤经典病例解析

主　编　　孟令新　　王善贵　　李　昕

　　　　　汪运鹏　　吴海英

副主编　　王　锴　　吴　君　　陈星宇

　　　　　孙　林　　葛　虹　　徐美玲

　　　　　刘宁波

编　委　　徐　娟　　刘国志　　于　晴

　　　　　张　林　　陈榕辉　　郑玉秀

　　　　　游建航　　宋海涛　　王　健

　　　　　宋　琪　　刘　亮　　陈忠杰

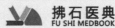
辽宁科学技术出版社
LIAONING SCIENCE AND TECHNOLOGY PUBLISHING HOUSE

拂石医典
FU SHI MEDBOOK

**图书在版编目（CIP）数据**

肿瘤内科常见恶性肿瘤经典病例解析 / 孟令新等主编 . — 沈阳 : 辽宁科
学技术出版社，2023.10
ISBN 978-7-5591-3178-2

Ⅰ . ①肿… Ⅱ . ①孟… Ⅲ . ①癌—病案—分析 Ⅳ . ① R73

中国国家版本馆 CIP 数据核字（2023）第 153774 号

出版发行：辽宁科学技术出版社

北京拂石医典图书有限公司

地址：北京海淀区车公庄西路华通大厦 B 座 15 层

联系电话：010-57262361/024-23284376

E - m a i l : fushimedbook@163.com

印 刷 者：汇昌印刷（天津）有限公司

经 销 者：各地新华书店

---

幅面尺寸：185mm×260mm

字　　数：286 千字　　　　　　　　印　　张：14.5

出版时间：2023 年 10 月第 1 版　　　印刷时间：2023 年 10 月第 1 次印刷

---

责任编辑：陈　颖　方菊花　　　　　责任校对：梁晓洁

封面设计：君和传媒　　　　　　　　封面制作：君和传媒

版式设计：天地鹏博　　　　　　　　责任印制：丁　艾

---

如有质量问题，请速与印务部联系　　联系电话：010-57262361

---

定　　价：89.00 元

## 内容简介

　　近年来，恶性肿瘤的发病率在逐年升高，虽然治疗手段越来越多，但各地各医院之间诊疗水平参差不齐，因此，恶性肿瘤诊疗的规范性亟待提高。本书收集了山东省日照市人民医院近几年来20余例我国常见恶性肿瘤的经典病例，尽可能涵盖肺癌、食管癌、乳腺癌、胃癌、肝癌、胰腺癌、结直肠癌等临床常见实体肿瘤，每一个都是经过深思熟虑、有临床指南规范依据的典型病例，并且能够结合病例自身特点，体现个体化诊疗方案。通过以上病例的深入分析，以期为恶性肿瘤的规范化诊疗提供帮助，达到抛砖引玉的引导作用。

近年来，恶性肿瘤的发病率逐渐升高，已成为严重影响我国居民健康的主要杀手。目前全世界范围都非常重视对恶性肿瘤的积极防治，为此我国对恶性肿瘤的防治投入了大量资金和力量。肿瘤界也积极响应国家号召，大力推广肿瘤专业的诊疗指南、专家共识或规范等，致力于恶性肿瘤的规范性诊疗。

随着对恶性肿瘤的认识越来越深刻，诊疗技术不断进步，在手术治疗、化疗和放疗三大手段的基础上，靶向治疗、免疫治疗、热疗等不断突破，使恶性肿瘤的 5 年生存率得到了极大提升，但我国与发达国家的差距仍不小，且国内由于城乡差异、地域差异、诊疗单位的诊疗水平参差不齐，恶性肿瘤诊疗的规范性亟待提高。本书收集了山东省日照市人民医院近年来 20 余例我国常见恶性肿瘤的经典病例，尽可能涵盖肺癌、食管癌、乳腺癌、胃癌、肝癌、胰腺癌、结直肠癌等临床常见实体肿瘤，每一个都是经过深思熟虑、有临床指南规范依据的典型病例，并且能够结合病例自身特点，体现个体化诊疗方案。通过以上病例分析，以期为恶性肿瘤的规范化诊疗提供帮助，达到抛砖引玉的引导作用。

本书参编人员均是长期工作在临床一线的肿瘤专家和青年学者，具有丰富的临床经验和理论水平，衷心感谢他们编写本书的辛勤付出！由于作者水平有限，若有不足之处，敬请批评指正！

# 目录

# 第1章

# 肺 癌

## 病例 1　驱动基因 EGFR 突变的 Ⅳ期非小细胞肺癌综合治疗

**病情简介 1**

患者左 ××，男，45 岁。2019 年 5 月 11 日首次住院。

【现病史】

患者于 2019 年 5 月无明显诱因出现头晕、头痛，伴有咳嗽、咳少许痰，无痰中带血，无胸闷、胸痛，无心慌，无恶心、呕吐，无发热、恶寒，无黑矇，就诊于当地医院。行胸部 + 颅脑 CT 示：右下肺门占位，右侧顶枕叶占位，考虑肺原发恶性肿瘤并脑转移瘤可能性大。于 2019 年 5 月 11 日收入山东省日照市人民医院肿瘤科（以下简称我科）治疗。完善胸部 CT 检查（2019 年 5 月 13 日）：①右肺下叶背段肿物，邻近肺野多发结节、索条影；②纵隔多发淋巴结（图 1-1-1）。头颅 MRI 检查（2019 年 5 月 14 日）示：脑内多发异常强化信号，结合病史，考虑转移瘤可能（图 1-1-2）。

【既往史、个人史】

有吸烟史 5 年，平均 40 支 / 日，已戒除；否认饮酒史，否认肺结核、支气管扩张等慢性病史。

【体格检查】

T 36.6℃，P 80 次 / 分，R 20 次 / 分，BP 125/86mmHg，身高（H）170cm，体重（W）70kg，体表面积（BSA）1.80m$^2$，KPS 90 分，NRS 2002 为 3 分，营养评分 1 分。浅表淋巴结未触及肿大。胸廓正常，双侧呼吸动度对称，双侧语音震颤无增强或减弱，无胸部摩擦感。双肺叩诊清，呼吸音粗，未闻及明显干湿性啰音。心前区无隆起，心尖搏动无移位，无心包摩擦感，心率 80 次 / 分，律齐，各瓣膜听诊区未闻及杂音。

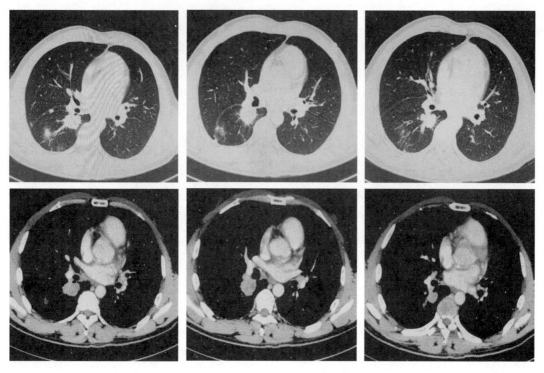

图 1-1-1 患者胸部 CT（ 2019 年 5 月 13 日 ）示: 右肺下叶背段肿物，截面直径约 2.88cm，边缘见毛刺；纵隔多发小淋巴结

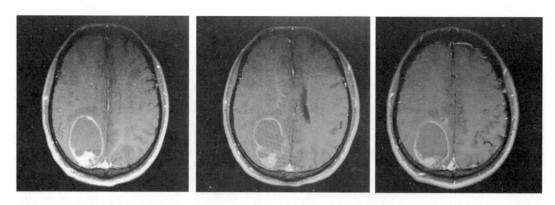

图 1-1-2 患者头颅 MRI（ 2019 年 5 月 14 日 ）示：右顶叶团块状异常强化信号，增强扫描呈环状不均匀强化，边界清，大小约 52mm × 38mm

【提问 1】

患者的主要表现是什么？考虑原因是什么？

该患者为中年男性，近期出现头痛、咳嗽咳痰，行胸部 CT 及头颅 MRI 发现肺占位及脑占位性病变，临床考虑为肺恶性肿瘤转移脑部可能性大。

【提问 2】

为明确诊断，需要做哪些检查？

根据《CSCO 非小细胞肺癌诊疗指南（2019 版）》，肺癌的临床诊断包括病理学诊断和影像分期诊断。病理学检查包括纤维支气管镜、EBUS/EUS、经皮穿刺、淋巴结活检、体腔积液细胞学检查等；在获取肿瘤组织后，对于癌组织标本明确病理组织学诊断和分子分型：如进行 EGFR、BRAF V600 突变，ALK、ROS1、RET、NTRK 融合及 MET14 外显子跳跃突变检测，通过分子诊断明确驱动基因是否存在敏感突变，根据检测结果决定治疗方案。影像分期诊断包括胸部增强 CT、头部增强 CT 或 MRI、颈部淋巴结 B 超或 CT、全身骨扫描、上腹部增强 CT 或 MRI、PET-CT 等。考虑该患者晚期肺癌可能，在病理学诊断明确后，还需要确定该患者的临床分期，包括上腹部 CT/MRI 或 PET、全身骨扫描及颈部淋巴结超声检查。

**病情简介 2**

患者 5 次痰细胞学检查未发现肿瘤细胞，上腹部增强 CT 未见明显异常，全身骨扫描未见骨质核素异常浓聚，颈部浅表超声未见肿大淋巴结。患者于 2019 年 5 月 15 日在 CT 引导下行肺穿刺活检术，结果回示：腺癌。免疫组化学：CK（+）、CK5（+）、TTF（+）、NapsinA（+）、Ki-67 约 30%。后行组织标本基因检测，结果显示：EGFR e21 L858R（+），ALK（-），ROS1（-）。

【提问 3】

患者的临床诊断及影像学分期？

临床诊断：肺腺癌。基于该患者的影像学检查，确定分期为 cT1cN2M1c ⅣB 期。

【提问 4】

如何制订该患者的治疗方案？

依据《CSCO 非小细胞肺癌诊疗指南（2023 版）》推荐，对于 EGFR 基因敏感突变阳性的Ⅳ期非小细肺肺癌（NSCLC）患者，推荐 EGFR-TKI 治疗，包括吉非替尼、厄洛替尼、埃克替尼、阿法替尼、达克替尼、奥希替尼、阿美替尼或伏美替尼；相较于化疗，EGFR-TKI 治疗可显著改善患者的无进展生存期（PFS），显著降低 3 级及以上不良反应。

第三届非小细胞肺癌脑转移论坛会议共识指出贝伐珠单抗联合一代 EGFR-TKI 厄洛替尼相对于 TKI 单药显示出明显的 PFS 优势，CTONG1509 研究数据显示贝伐珠单抗 + 厄洛替尼模式在脑转移患者中可以获得同样的疗效。来自日本的 JO25567 Ⅱ 期研究显示，贝伐珠单抗联合厄洛替尼相比厄洛替尼单药一线治疗晚期 EGFR 敏感突变型非鳞 NSCLC，PFS 显著延长（中位，16.0 个月 vs. 9.7 个月，$P = 0.0015$）。与此同时，TKI 联合培美曲塞化疗相对于单药 TKI 治疗，可以获得 52 个月的总生存期，Ⅱ 期研究也显示此联合方案对脑转移瘤患者的效果。因此，临床上贝伐珠单抗 + 厄洛替尼或 TKI+ 培美曲塞的联合治疗是可以考虑的方案。

共识同时指出 TKI 联合脑放疗有生存获益，其中脑放疗介入时机需要考虑患者神经系统症状及颅内占位效应导致颅内压情况，以及脑转移瘤的体积、个数和部位等。目前数据显示 TKI 后放疗、全脑放疗（WBRT）后 TKI、立体定向放射手术（SRS）后 TKI 三种不同的组合治疗模式，均有较好的生存获益，其中 SRS 后 TKI 的治疗模式总生存时间（OS）最长，WBRT 后 TKI 的治疗模式颅内无进展生存最长，并且放疗联合 TKI 治疗 NSCLC 脑转移瘤荟萃分析显示放疗联合 TKI 较单独放疗可提高有效率（RR）、疾病控制率（DCR）并延长颅内进展时间（CNS-TTP）、中位总生存期（mOS），但同时增加治疗毒性。总而言之，TKI 联合放疗相对 TKI 单药是有生存获益的，但对于以 TKI 治疗为基础的脑转移瘤，何时介入放疗，需要考虑患者颅内压和神经功能状况，转移瘤的体积和个数，转移瘤的部位（幕上和幕下），以及不同的 TKI 药物。

在明确了病理组织学及分子分型后，我们选择了一代 EGFR-TKI 联合抗血管生成药物和颅脑放疗的初诊方案。

## 病情简介 3

患者于 2019 年 5 月 25 日行全脑局部放射治疗，具体剂量：Dt 30Gy/10F，5F/W。2019 年 5 月 24 日开始口服厄洛替尼 150mg qd 靶向治疗。于 2019 年 6 月 12 日、2019 年 7 月 18 日行贝伐珠单抗注射液 300mg 靶向抗血管生成治疗 2 个周期，后因鼻腔出血停用贝伐珠单抗。2020 年 7 月复查头颅 MRI（图 1-1-3）、胸部 CT 综合评价病情稳定（图 1-1-4）。

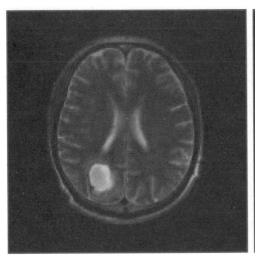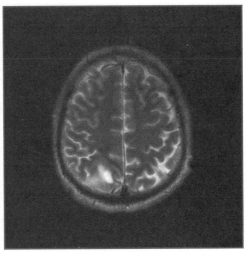

图 1-1-3　2020 年 7 月头颅 MRI（全颅脑放射治疗后疗效评估）：病情稳定（SD）

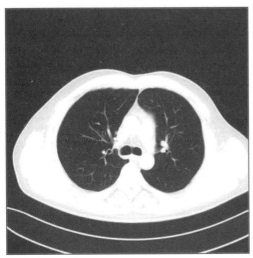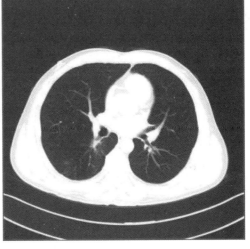

图 1-1-4　2020 年 7 月胸部 CT（厄洛替尼＋贝伐珠单抗应用后疗效评估）：SD

## 病情简介 4

于 2021 年 7 月复查胸部 CT 回示：右肺下叶病变范围局部较前增大；双肺多发转移瘤，较前增大、增多（图 1-1-5）。患者于 2021 年 7 月 23 日完善基因检测示 T790M 突变（图 1-1-6）。

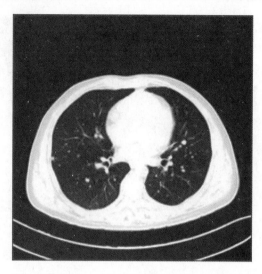

图 1-1-5  2021 年 7 月胸部 CT：厄洛替尼靶向治疗 25.1 个月后疗效评估为 PD

| 药物 | 检测基因 | 检测结果 | 临床意义综合解读 ||
|---|---|---|---|---|
| | | | 疗效好 | 疗效差 |
| 阿美替尼、伏美替尼、奥希替尼 | EGFR | E20-T790M | 突变 | ✓ | |

**耐药性预测结果**

| 药物 | 检测基因 | 检测结果 | 临床意义综合解读 ||
|---|---|---|---|---|
| | | | 潜在耐药 | 潜在不耐药 |
| 阿法替尼、埃克替尼、厄洛替尼、吉非替尼、达可替尼 | EGFR | E20-T790M | 突变 | ✓ | |

图 1-1-6  2021 年 7 月 23 日基因检测

【提问 5】

对于一代 EGFR-TKI 耐药的患者而言，如何选择患者的后期治疗方案？

《原发性肺癌诊疗指南》中推荐：一线 EGFR-TKI 治疗后耐药并且 EGFR 基因 T790M 突变阳性的患者，二线治疗时应优先使用三代 EGFR-TKI，如奥希替尼、阿美替尼或伏美替尼。一线分子靶向治疗耐药后若为寡进展或中枢神经系统进展，可继续靶向治疗基础上联合局部治疗，如放疗或手术治疗等。对于一线接受 EGFR-TKI 出现耐药，二线治疗亦可根据患者的 ECOG PS 评分选择含铂两药或者单药化疗方案，若为非鳞癌，可在此基础上联合抗血管药物，如贝伐珠单抗。

由于靶向治疗耐药后治疗手段增多，虽有研究显示部分 EGFR-TKI 耐药的患者继续接受靶向治疗仍有短暂获益，但 EGFR-TKI 耐药后缓慢进展的患者应尽快调整后续有效的抗肿瘤治疗。2019 年世界肺癌大会（WCLC）公布了阿美替尼治疗一代 EGFR-TKI 进展的 T790M 阳性的 NSCLC 的多中心、单臂 Ⅱ期临床研究，该研究显示其客观缓解率（ORR）为 68.4%，且耐受性好。目前阿美替尼已获国家药品监督管理局（NMPA）批准二线适应证并纳入医保目录，2022 年肺癌 CSGO 指南将阿美替尼二线治疗作为 Ⅰ 级推荐。

该患者于 2021 年 7 月 23 日再次完善基因检测提示 *EGFR* 基因 T790M 阳性突变，依据指南推荐，应优先选择三代 EGFR-TKI 治疗。

### 病情简介 5

患者于 2021 年 7 月 26 日起口服阿美替尼靶向治疗。目前规律口服阿美替尼靶向治疗，定期来院复查胸部 CT 综合评估患者病情稳定。

【提问 6】

三代 EGFR-TKI 的耐药机制及治疗策略是什么？

三代 EGFR-TKI 耐药机制可以分为 EGFR 依赖性耐药和 EGFR 非依赖性耐药。

1. EGFR 通路依赖型：EGFR C797S 耐药突变

EGFR C797S 发生在 EGFR 外显子 20，是三代 EGFR-TKI 最常见的 EGFR 通路相关耐药突变。

用药方案 1：一线 EGFR-TKI 联合奥希替尼。

用药方案 2：布格替尼联合西妥昔单抗治疗 EGFR 19 del-T790M/cis-C797S 三重突变。实验数据来自早年奥希替尼耐药后疾病进展的 EGFRm NSCLC 患者的队列研究，其中 5 例患者采用了布格替尼联合西妥昔单抗治疗，初步结果显示，布格替尼联合西妥昔单抗 ORR 为 60%，DCR 达到了 100%，中位无进展生存期（mPFS）为 14 个月。

用药方案 3：第四代 EGFR-TKI BLU-945、BLU-701，能够靶向抑制 EGFR T790M、C797S、LB58R 突变。

2. EGFR 通路依赖型：EGFR Ex20ins

EGFR Ex20ins 通常在基线被检测出（原发突变），在奥希替尼耐药患者中的发生率约 1%。

用药方案 1：奥希替尼 +necitumumabNCI-9898（NCT02496663）是一项奥希替尼 + necitumumab 治疗 EGFR-TKI 耐药患者的多队列、Ⅰ期研究，研究结果显示奥希替尼 + necitumumab 的 ORR 为 22%，mPFS 为 6.9 个月。患者可耐受治疗，但纳入患者数量较少，其可行、可耐受仍须进一步研究。

用药方案 2：amivantamab 联合 lazertinib。amivantamab 是一种 EGFR-MET 双特异性抗体，目前已获得 FDA 批准用于经过化疗进展后的 EGFR Ex20ins 突变 NSCLC。lazertinib 是一种高选择性三代 EGFR-TKI。CHRYSALIS-2 研究是一项多队列 I 期研究，其中队列 A 纳入奥希替尼和化疗耐药的 EGFR Ex19Del/L858R 患者，使用 amivantamab+lazertinib 治疗未经筛选的奥希替尼耐药患者，研究结果显示 amivantamab+lazertinib ORR 达 33%，mPFS 为 5.1 个月，mOS 为 14.8 个月，提高了患者的临床获益。

3. 非 EGFR 通路依赖型：MET 扩增 / 过表达

MET 扩增是 EGFR-TKI 最常见的非 EGFR 依赖性耐药机制，发生率为 5% ~ 20%。EGFR-TKI 联合 MET-TKI 是 EGFR-TKI 耐药后 MET 扩增的主要治疗策略。TATTON 研究是一项多臂、多中心、开放标签、I B 期研究，研究结果显示 EGFR-TKI 联合 MET-TKI 有望克服 MET 扩增 / 过表达导致的耐药。RCHARD 是一项开放标签、多中心、多药物、生物标志物指导的 II 期临床试验，结果显示奥希替尼联合赛沃替尼在奥希替尼一线耐药后 MET 扩增患者中显示抗肿瘤活性。

4. 非 EGFR 通路依赖型：BRAF 变异

BRAF 变异（包括融合、突变）在三代 EGFR-TKI 一线治疗耐药中的发生率为 6%。CHRYSALIS-2 研究是一项多队列 I 期研究，其中队列 A 纳入奥希替尼和化疗耐药的 EGFR Ex19Del/L858R 患者。结果显示 EGFR-BRAF 同步抑制的 mPFS 达到 7.8 个月，而化疗仅有 5.0 个月，单通路 TKI 仅有 2.1 个月。对于耐药的患者而言，是一个非常好的研究数据。

5. 非 EGFR 通路依赖型：HER-2 扩增

HER-2 扩增在三代 EGFR-TKI 治疗耐药中的发生率约 2%。《NCCN 非小细胞肺癌临床实践指南 2023.2 版》推荐 T-DXd 用于 HER-2 突变的 NSCLC。DESTINY-Lung01 是一项开放标签、多中心 II 期临床研究，旨在评估 T-DXd 治疗 HER-2 过表达或 HER-2 突变的、经过标准治疗失败的 NSCLC 患者的疗效和安全性，主要终点为 ORR。研究结果显示，T-DXd 的 ORR 高达 55%，中位缓解持续时间（mDOR）为 9.3 个月，mPFS 为 8.2 个月，mOS 为 17.8 个月。

6. 非 EGFR 通路依赖型：RET 融合

RET 融合在三代 EGFR-TKI 治疗耐药中的发生率为 1%。《NCCN 非小细胞肺癌临床实践指南 2023.2 版》推荐 RET 选择性抑制剂 selpercatinib、pralsetinib 和多靶点抑制剂 cabozanitib 治疗 RET 融合的 NSCLC。一项系统分析纳入了 12 例（其中 1 例无法评估）EGFR-TKI 耐药的 NSCLC 患者，接受每日 1 次 80mg 奥希替尼 + 每日 2 次 80mg selpercatinib 治疗，研究结果显示 ORR 达 50%，DCR 达 80%。

7. 非 EGFR 通路依赖型：小细胞肺癌（SCLC）转化

奥希替尼耐药后转化为 SCLC 的发生率为 5% ~ 15%。一项回顾性研究纳入了来自 8 个中心的 67 例携带 EGFR 突变的转化为 SCLC 和高级别神经内分泌瘤的患者，分析了患者的疾病特征和生存预后，其中 100% 患者经过 EGFR-TKI 治疗，33% 患者经过三代 EGFR-TKI 治疗。研究结果显示，含铂化疗的转化 SCLC 患者 mPFS 为 3.4 个月，紫杉烷化疗的转化 SCLC 患者的 mPFS 为 2.7 个月。但这批转化患者的 OS 仅有 10.9 个月。广东省人民医院的一项回顾性研究分析了既往 TKI 治疗进展后组织活检证实发生 SCLC 转化的患者，研究结果显示，与单纯化疗相比，联合 EGFR-TKI 或贝伐珠单抗治疗晚期肺腺癌 SCLC 转化 EGFR 突变患者可能具有更好的疗效（ORR 和 PFS）。此外一项来自斯隆 - 凯特琳癌症中心（MSKCC）的 I 期研究，旨在评估 EGFR 突变肺癌患者使用奥希替尼与顺铂或卡铂 + 依托泊苷联合使用的安全性和疗效。研究表明，EGFR 突变肺癌患者中 5% 携带 *EGFR/RB1/TP53* 共突变，且其转化为 SCLC 的风险更高，EGFR-TKI 治疗失败更快。

【案例点评】

我们知道，在 NSCLC 的驱动基因当中，目前研究最为充分的是 *EGFR* 突变。目前 EGFR-TKI 类药物已发展到了第三代。其中第一代 EGFR-TKI 包括吉非替尼、厄洛替尼和埃克替尼；第二代 EGFR-TKI 包括阿法替尼、达克替尼；第三代 EGFR-TKI 包括奥西替尼、阿美替尼和伏美替尼。值得注意的是，东亚人群有着比较高的 *EGFR* 突变率，其中不吸烟的女性人群有着更高比例的 EGFR 突变率。2006 年 IPASS 研究作为靶向治疗的里程碑式研究，首次证明吉非替尼显著延长了晚期非小细胞肺癌患者的 PFS 和 OS，第一代 EGFR-TKI 由此引领了靶向治疗的新风向。

本文回顾了一例初诊为 IVB 期的非小细胞肺癌脑转移患者从第一代 EGFR-TKI 联合贝伐珠单抗为起点到如今的第三代 EGFR-TKI 单药治疗为主的历程。从开启厄洛替尼联合贝伐珠单抗的方案至首次发现病情进展的时间为 25.1 个月，从应用第三代 EGFR-TKI 阿美替尼至今约为 20.1 个月。显而易见，EGFR-TKI 对于晚期 EGFR 突变型的非小细胞肺癌患者来说意义重大，它们显著延长了患者的生存期。

但是，本例患者的治疗过程也有遗憾，在初诊决定患者的治疗方案过程中，虽然我们明确了靶向联合抗血管生成药物的治疗方案，但是对于三代靶向药物之间的选择仍值得讨论。依据驱动基因阳性非小细胞肺癌脑转移诊治上海专家共识（2019 年版）推荐：

EGFR 敏感突变的 NSCLC 脑转移患者，一线治疗药物优先推荐第三代 EGFR-TKI（奥西替尼），也可推荐第一代或第二代 EGFR-TKI。尽管此前有研究显示吉非替尼、厄洛替尼和阿法替尼在脑转移患者中均表现出颅内缓解，但它们的中枢神经系统渗透率相对较低。而奥希替尼作为第三代不可逆 EGFR-TKI，可显著抑制 EGFR 敏感突变和 EGFR T790M 耐药突变的肺癌细胞，并具有抗中枢神经系统转移的临床活性。FLAURA 研究显示，在 EGFR 敏感突变的 NSCLC 包括中枢神经系统转移患者中，与目前标准一线治疗（厄洛替尼或吉非替尼）相比，奥希替尼将脑转移患者的中位 PFS 延长至 15.2 个月，并显著降低了中枢神经系统进展风险，具有更优的中枢神经穿透能力和良好的中枢神经活性。总的来说，对于中枢神经系统转移，包括软脑膜转移的患者，我们应当优先考虑使用第三代 EGFR TKI 作为初始治疗。

针对 EGFR 突变的晚期 NSCLC 患者，必须明确的是，无论接受第一、二代还是第三代 EGFR-TKI，大部分患者会出现获得性耐药。以 EGFR-TKI 为代表的靶向治疗仍然无法做到完全灭瘤，例如，在 EGFR 突变的晚期 NSCLC 中，第一代及第二代 EGFR-TKI 的 PFS 通常为 9～13 个月；FLAURA 临床研究表明，第三代 EGFR-TKI 奥希替尼的 PFS 为 18.9 个月。如何解决耐药问题是临床研究的重点，目前多项研究显示：联合治疗是延缓 TKI 耐药的常用方式。因此，联合放疗、化疗、以 PD-1/PD-L1 为代表的免疫抑制剂治疗等综合治疗方案，才有可能最大限度清除肿瘤，延缓耐药和转移，而且这种联合在进展前更有意义。目前，包括 EGFR-TKI 联合化疗、局部放疗等联合治疗模式，也是 EGFR 突变阳性患者一线治疗的选择。II 期随机对照 JMIT 研究中吉非替尼联合培美曲塞组 PFS 优于吉非替尼单药组（中位，15.8 个月 vs. 10.9 个月，$P = 0.029$）。III 期研究 NEJ009 以及印度开展的 III 期研究探讨 TKI 联合含铂双药化疗，结果均显示吉非替尼联合培美曲塞 + 卡铂组较吉非替尼单药组显著延长 PFS，并且 OS 也显著延长。2020 年 ASCO 会议上，来自四川省人民医院的曾铭教授汇报 SINDAS 研究中期分析结果表明靶向联合放疗的治疗模式，在 EGFR 突变晚期肺癌的一线治疗中显示，TKI+ 放疗组成功显著延长了中位 PFS，为 20.20 个月 vs. 12.50 个月（$HR$ 0.6188，$P < 0.001$），同时也显著延长了中位 OS（25.50 个月 vs. 17.40 个月，$HR$ 0.6824，$P < 0.001$）。

根据以上研究数据显示，我们认为具有以下情况的患者可以积极采取靶向联合其他治疗方法：

1. 对于双肺布满结节、癌性淋巴管炎、阻塞性肺炎、血行转移较早发生和较快发展的患者，初始建议可以采用靶向联合抗血管生成治疗。

2. 对于初始状态存在广泛转移、肿瘤负荷较大、合并突变的年轻患者，建议可以采用靶向联合化疗。

## 【启示与思考】

对于 EGFR 突变的非小细胞肺癌患者，需要肿瘤医师采取积极的治疗方案，争取全程安排更多方式的治疗，减少副作用的影响；同时，重视局部治疗，而非消极地等待进展也尤为重要。在具体做法上，首先，根据突变类型和药物特点选择晚期一线治疗，考虑患者是否存在脑转移、原发性 T790M 突变、少见突变、L858R、特殊人群等；其次，进行选择性地给予联合治疗：选择性给予 TKI+抗血管、TKI+化疗、TKI+放疗等联合治疗；再次，积极处理因联合治疗导致的副作用，减少非疾病进展（PD）引起的中断、更改治疗；最后，需要正确认识 PD，灵活处理各类 PD，积极处理 PD 前症状等。

靶向药问世之后，越来越多的 NSCLC 患者生存期显著延长。值得期待的是，对于高 EGFR 突变率的亚洲群体来说，EGFR-TKI 的迭代更新帮助肺癌患者的生存时间得到了进一步的延长，期待未来会有越来越多的新型治疗方案的问世，为 EGFR 突变阳性晚期 NSCLC 患者提供更多的选择，甚至达到长期带瘤生存状态，为肺癌患者带来更长久的获益。

# 病例 2　驱动基因阴性的Ⅲ期非小细胞肺癌多线治疗

### 病情简介 1

患者徐××，男，60 岁。2021 年 11 月首次于我科住院。

## 【现病史】

患者于 2021 年 10 月无明显诱因出现咳嗽、咳痰不适，痰为白色，伴胸闷，无胸痛，曾在当地卫生院输液治疗，效果欠佳，后就诊于山东省日照市人民医院（以下简称医院），于 2021 年 11 月 12 日门诊行胸部 CT 检查（图 1-2-1）。

## 【既往史】

吸烟史 30 余年，约 20 支 / 天，平素少量饮酒。

## 【体格检查】

T 36.2℃，P 87 次 / 分，R 21 次 / 分，BP 116/85mmHg，KPS 90 分，营养评分 1 分。浅表淋巴结未触及肿大。胸廓正常，双侧呼吸动度对称，双侧语音震颤无增强或减弱，无胸部摩擦感，双肺叩诊清，呼吸音粗，未闻及明显干湿性啰音。心前区无隆起，心尖搏动无移位，无心包摩擦感，心率 87 次 / 分，律齐，各瓣膜听诊区未闻及杂音。

**【影像学检查】**

胸部 CT 见图 1-2-1。

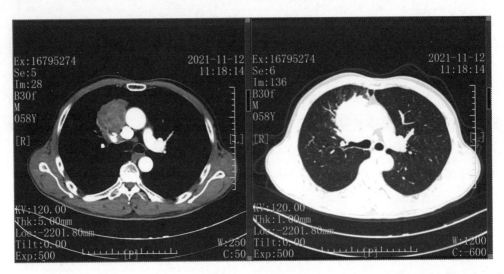

图 1-2-1　患者胸部 CT（2021 年 11 月 12 日）：右肺上叶软组织肿块影，周围间质炎性改变，右肺门及纵隔多发淋巴结显示，部分肿大，考虑肿瘤性病变可能

**【提问 1】**

患者的主要表现是什么？考虑原因是什么？

该患者为老年男性，既往长期吸烟史，行胸部 CT 发现右肺占位，临床考虑为肺恶性肿瘤可能性大。

**【提问 2】**

为明确诊断，需要做哪些检查？

根据《2021 年肺癌 CSCO 指南》，肺癌的临床诊断包括病理学诊断和影像分期诊断。病理学检查包括纤维支气管镜、EBUS/EUS、经皮穿刺、淋巴结活检、体腔积液细胞学检查等；影像分期诊断包括胸部增强 CT、头部增强 CT 或 MRI、颈部淋巴结 B 超或 CT、骨扫描、上腹部增强 CT 或 MRI、PET-CT 等。

**病情简介 2**

该患者于 2021 年 11 月 29 日于 CT 引导下行肺穿刺检查病理（图 1-2-2）：（肺）浸润性腺癌，考虑为黏液腺癌。腹部 CT、头颅 MRI 未发现肿瘤远处转移。

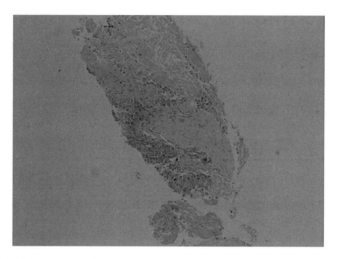

图 1-2-2　患者肺穿刺病理（2021 年 11 月 29 日）示：（肺）浸润性腺癌，考虑为黏液腺癌（彩图见第 213 页）

【提问 3】

针对肺腺癌，尚须完善哪些检查？

随着肺癌系列致癌驱动基因的相继确定，国际上多项研究表明靶向治疗药物可大大改善携带相应驱动基因的非小细胞肺癌的预后，延长生存期。肺癌的分型也由过去单纯的病理组织分类，进一步细分为基于驱动基因的分子分型。携带 EGFR 敏感突变、ALK 融合或 ROS1 融合的晚期 NSCLC 的靶向治疗疗效与分子分型的关系已得到充分证实。2021 年肺癌 CSCO 指南建议所有含腺癌成分的 NSCLC，无论其临床特征（如吸烟史、性别、种族或其他等），应常规进行 EGFR 突变、ALK 融合及 ROS1 融合检测，EGFR 突变应涵盖 EGFR18、19、20、21 外显子。免疫检查点抑制剂（PD-1 或 PD-L1 单抗）已经证实可用于治疗局部晚期或转移性 NSCLC。PD-L1 表达水平与免疫检查点抑制剂的疗效呈正相关，目前指南推荐进行 PD-L1 表达水平检测。

**病情简介 3**

　　该患者基因监测提示无 EGFR、ALK 融合或 ROS1 融合等敏感突变，PD-L1 5% 阳性。

【提问 4】

　　该患者目前的诊断是什么及下一步诊疗方案？

　　该患者目前诊断为：右肺上叶腺癌（cT2aN2M0，ⅢA 期），驱动基因阴性，PD-L1 5%。

　　目前肺癌诊疗领域的特点是多个学科和多种方法并存，而现有的以治疗手段的分科诊疗体制与按照病种或机体系统实现有序规范的治疗之间存在一定的矛盾，因此，对于肺癌的诊疗，必须强调多学科诊疗团队模式。尤其是ⅢA 期 NSCLC 是高度异质性的一组疾病。通过有效的 MDT 模式，肺癌患者可以从规范化基础上的个体化，以及以临床证据为基础的临床治疗决策中更好地获益。所以本患者推荐进行 MDT，制订综合治疗方案。

**病情简介 4**

　　该患者行 MDT 结果如下。胸外科：以手术为主的综合治疗是ⅢA 期肺癌首选的治疗方式，但由于肿瘤的位置等原因，存在无法 R0 切除的ⅢA 期肺癌。本例患者肿瘤位置邻近心脏，手术难度较大，可行新辅助治疗，若肿瘤体积缩小后可评估手术指征。肿瘤内科：新辅助治疗的目的是提高临床分期及 R0 切除率，本例驱动基因阴性的非鳞状非小细胞肺癌（NSLCLC）的新辅助化疗方案可以选择培美曲塞联合卡铂/顺铂，2～3 个周期后评估手术指征；若仍无法手术可应用同步或序贯放化疗。影像科：患者胸部强化 CT 示右侧肺门、纵隔 2R 区多发淋巴结增大，肿瘤继发转移可能性大，伴右肺上叶部分阻塞性肺炎，可完善 PET-CT 进一步评估病情。病理科：肺浸润性黏液腺癌发病率较低，常位于肺周边部，预后较非黏液腺癌差。制订最终治疗方案：进行 3 个周期的新辅助化疗，评估是否可进行 R0 切除，如无法行 R0 切除可进行根治性同步或序贯放化疗，放疗靶区勾画前可进行 PET-CT 检查。

　　2021 年 12 月 6 日、2021 年 12 月 28 日、2022 年 2 月 1 日进行 3 个周期化疗，具体方案：培美曲塞 0.9g d1+ 顺铂 40mg d1～3 q3w。2 个周期化疗后患者出现肺炎，予以抗炎治疗后好转，导致第 3 个周期化疗延期。治疗结束后复查肿瘤较前无明显变化，手术

R0 切除难度较大，建议患者行同步或序贯放化疗，治疗前完善 PET-CT 检查。

2022 年 2 月 23 日查 PET-CT（图 1-2-3）：右肺上叶纵隔旁见软组织肿块影，边界尚清，邻近胸膜牵拉，内部密度不均，截面约 33mm×31mm，肿块放射性摄取增高，$SUV_{max}$ 约 7.6；周围局部小叶间隔增厚，见散在斑片影、索条影，边缘模糊。双肺多发微小结节灶，未见明显异常放射性摄取；双肺支气管末端多发斑点状高密度影；右肺中叶、左肺上叶少许索条影、斑片状模糊影；右肺散在含气囊腔。右肺门、纵隔 2R 区见多发淋巴结影，大者短径约 9mm，放射性摄取稍高，$SUV_{max}$ 约 2.5。右侧肩关节囊区放射性摄取稍增高，$SUV_{max}$ 约 2.4，CT 平扫未见明显异常；颈椎生理曲度变直，诸椎体不同程度骨质增生，所扫及诸骨未见明显骨质破坏及异常放射性摄取增高。结论：①右肺上叶占位性病变，代谢增高，符合右肺上叶恶性肿瘤表现。②右肺门、纵隔 2R 区多发淋巴结，代谢轻度增高，转移可能性大，请结合临床及其他检查诊断。③双肺多发微小结节灶，建议随诊；考虑双肺细支气管炎，右肺中叶、左肺上叶少许慢性炎症，右肺散在含气囊腔，气管憩室，冠脉钙化灶。④脊柱退变；右侧肩关节囊区代谢稍增高，考虑炎性或生理性摄取。结合定位 CT、PET-CT，勾画肺癌靶区，2022 年 3 月 8 日行肺癌适形调强放疗选择野照射。

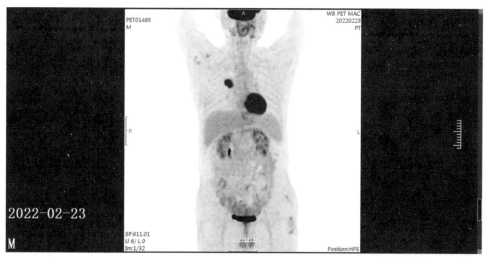

图 1-2-3　患者 PET-CT（2022 年 2 月 23 日）：右肺上叶纵隔旁见软组织肿块影，边界尚清，内部密度不均，截面约 33mm×31mm，肿块放射性摄取增高 $SUV_{max}$ 约 7.6；右肺门、纵隔 2R 区多发淋巴结，代谢轻度增高，转移可能性大

【提问 5】

该患者放疗靶区是如何设计的？

定位：给予患者大孔径 CT 定位，仰卧位，强化螺旋 CT 扫描，3mm/ 层。靶区勾画：GTV，PET-CT 可见肺部肿瘤（GTV-p）及转移淋巴结（GTV-n）；CTV，GTV-p 外扩 8mm+GTV-n 的亚临床边界外扩 5mm+ 高复发淋巴结区（2R+10R+7），避开心脏、大血管、肌肉正常组织；PGTV 为 GTV 各方向外扩 5mm，PCTV 为 CTV 各方向外扩 5mm。勾画危及器官：双肺、心脏、脊髓。进行 IMRT 放疗，给予每周在线图像引导。处方剂量为 DT（PGTV）：66Gy/33 次 /2Gy/5 周；DT（PCTV）：60Gy/30 次 /2Gy/5 周。计划：采用 IMRT 技术，95% 等剂量曲线包绕靶区 PTV，共设 5 个大野，6MV-X 线。

## 病情简介 5

2022 年 5 月 31 日、2022 年 6 月 22 日继续予以 PP 方案化疗，具体剂量：培美曲塞 0.9g d1，顺铂 40mg d1 ～ 3 化疗，化疗后有骨髓抑制，给予对症治疗后好转。患者逐渐出现咳嗽咳痰较前加重，伴胸闷，于 2022 年 7 月 30 日复查胸部 CT，结合病史：①符合右肺上叶肿瘤治疗后改变，较前 2022 年 5 月 24 日病变体积增大，周围炎性病变范围增大；②双肺多发结节灶，较前体积变化不大，建议随诊；③双肺慢性炎性改变，较前范围相仿；④气管憩室可能；⑤双侧胸膜局限性轻度增厚，右侧胸腔少量积液。结合肿瘤标志物部分升高，综合评估病情较前进展（图 1-2-4）。

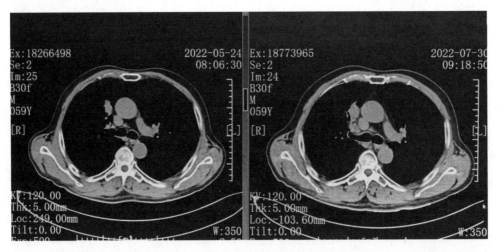

图 1-2-4 左图为 2022 年 5 月 24 日，右图为 2022 年 7 月 30 日，右肺上叶肿瘤治疗后改变，较前 2022 年 5 月 24 日病变体积增大

【提问 6】

该患者为局部进展，肿瘤增大，其下一步的诊疗方案如何制订？

　　该患者经放化疗后，复查 CT 发现原发病灶较前增大，评估为肺癌局部进展，并未发现远处转移，考虑全身治疗并局部治疗的综合治疗策略。由于正常肺组织对放射剂量的限制，常规放射治疗的剂量会受到影响。$^{125}$I 粒子植入瘤体内后，放射剂量被局限在瘤体内，1cm 外瘤周正常肺组织所受剂量迅速衰减，局部剂量甚至可到 160Gy。可用于体外放疗效果不佳的患者。

**病情简介 6**

　　于 2022 年 10 月 10 日行放射性粒子置入放射治疗，并于 2022 年 10 月 13 日更换白蛋白结合紫杉醇 300mg q3w 全身化疗。复查时间：2022 年 12 月 28 日，综合评估病情稳定（图 1-2-5）。

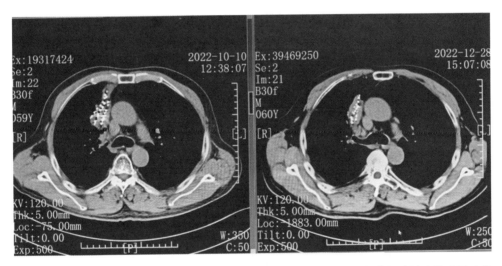

图 1-2-5　左图为 2022 年 10 月 10 日，右图为 2022 年 12 月 28 日，右肺上叶肿瘤治疗后改变，较前 2022 年 10 月 10 日病变体积缩小

【案例点评】

　　本例是初诊为Ⅲ期的非小细胞肺癌患者，合并同侧肺门、同侧纵隔淋巴结多发转移，属于不可切除Ⅲ A 期 NSCLC。我们知道Ⅲ期非小细胞肺癌是高度异质性的疾病，可以分成两大类，即可手术切除的和不可手术切除的。能够手术切除无疑可提高患者的治愈率。可手术切除的Ⅲ期患者指征包括：①原发肿瘤和肺门、纵隔淋巴结可完全性切除，即 R0 切除，全肺切除需要慎重；②没有 N3 淋巴结转移；③围术期死亡率预期≤ 5%。但该患者肿瘤位置邻近心脏大血管，手术难度较大，可行新辅助治疗后评估手术可能。

免疫治疗和靶向治疗新辅助治疗的高缓解率，使一部分原来不可手术切除的患者经过新辅助治疗后能实现疾病降期转变为可手术切除的患者，理论上有可能带来生存获益。首先进行多学科团队讨论，基本治疗策略为根治性同步放化疗，不能耐受同步放化疗的患者可考虑序贯化疗 – 根治性放疗，研究证实该治疗策略较单纯化疗可改善生存获益。对于化疗方案可以参照Ⅳ驱动基因阴性 NSCLC 中的化疗方案进行选择。该患者经穿刺病理为腺癌，规范地进行驱动基因、PD-L1 等检测，为后续治疗提供基础，并按部就班完成了 MDT 多学科团队讨论，制订新辅助化疗方案后，评估是否可进行 R0 切除，如无法行 R0 切除可进行根治性同步或序贯放化疗的诊疗方案。整个诊疗思路完整、规范、相关辅助检查（腹部 CT、颅脑 MRI）精准，对患者进行了准确分期，并制订了规范的诊疗方案，是本案例的最大亮点。

该患者经治新辅助化疗后，评估无手术指征，而进行了根治性放疗。目前 2023 年肺癌 CSCO 指南推荐，对于根治性放疗，至少应基于 CT 定位的三维适形放疗。推荐采用常规分割方式，靶区剂量 60 ~ 66Gy/30 ~ 33 次。关于纵隔淋巴结预防放疗，同步放化疗或序贯放化疗，均推荐基于 PET-CT 检查和 IMRT 现代放射治疗技术进行累及野的选择性淋巴结区域照射。本例患者按照规范完善 PET-CT 检查，明确原发病灶、纵隔淋巴结转移情况，为靶区勾画提供了精准定位，并采用 IMRT 调强放疗，靶区设计、靶区剂量规范合理，符合当前诊疗规范，也是本案例的亮点之一。

该患者放疗结束 3 个月余后，出现病情进展，表现为原发病灶较前增大，并未发现其他部位的远处转移，及时更换了化疗方案进行解救；但治疗方式并未止步于化疗，而是根据患者特点，即局部进展而选择了局部治疗方案，应用放射性 $^{125}$I 粒子植入术。$^{125}$I 粒子由于放射特性，放射距离短，半衰期长，对周围组织的影响小，在既往完成体外放疗的前提下，可保护正常组织，减轻放疗损伤。应不拘泥于常规治疗手段，根据患者个体情况，选择合适的治疗手段。

本案例中也存在不足，即未能及时应用免疫检查点抑制剂。目前免疫检查点抑制剂的应用在Ⅲ期 NSCLC 的临床证据也是非常充分的。免疫检查点抑制剂能够通过阻断 T 淋巴细胞与抗原呈递细胞之间的抑制性信号通路，激活肿瘤特异性 T 淋巴细胞的抗肿瘤作用。早期初治的 NSCLC 患者体内存在大量肿瘤抗原，免疫检查点抑制剂能够激活抗肿瘤免疫反应、清除潜在的转移病灶并建立抗肿瘤的免疫记忆。与术后辅助免疫治疗相比，新辅助免疫治疗往往能够进一步延长生存时间，降低远处复发率，并诱导出更强的抗肿瘤免疫反应。PD-L1 阳性高表达的驱动基因阴性的晚期 NSCLC 可以进行帕博利珠单抗单药治疗，至疾病进展或单药治疗至 35 个周期（2 年）停药；任何 PD-L1 表达状态的驱动基因阴性的晚期 NSCLC 可以进行帕博利珠单抗联合化疗，后进行帕博利珠单抗单药治疗至 31 个周期（2 年）。2021 年肺癌 CSCO 指南也推荐对于Ⅲ期不可切的 NSCLC 患者同期放化疗后可接受度伐利尤单抗 1 年的维持治疗。

【启示与思考】

Ⅲ期不可手术切除的 NSCLC 包括：同侧多枚成团或多站纵隔淋巴结转移 [ ⅢA（T1 ~ 3N2）]，在进行新辅助化疗后仍无手术指征，依据 NCCN 指南 2022 版、中华医学会肺癌临床诊疗指南（2022 版），应行根治性同步放化疗（1 类推荐证据），化疗方案常以铂类为主的同步方案。若无法耐受同步放化疗，序贯放化疗优于单纯放疗（2A 类推荐证据）。本例患者二线化疗方案选择白蛋白结合紫杉醇，并应用放射性粒子植入控制局部肺部肿瘤进展，目前随访显示肿瘤控制较稳定。

# 病例 3　小细胞肺癌免疫治疗后发生免疫相关性糖尿病

**病情简介 1**

患者郭 × ×，男，66 岁。2022 年 3 月首次于我科住院。

【现病史】

患者于 2021 年 12 月在我院体检中心查 CT 发现肺占位性病变（图 1-3-1），因无明显不适遂未积极治疗。于 2022 年 3 月 4 日在我科住院过程中行支气管镜检查，术后病理示：（第 4R、11R 组淋巴结穿刺）小细胞癌。腹部 CT、头颅 MRI、骨扫描未发现肿瘤远处转移。

【既往史】

吸烟史 30 余年，约 40 支 / 天，平素少量饮酒。

【体格检查】

T 36.4℃，P 88 次 / 分，R 23 次 / 分，BP 123/80mmHg，KPS 90 分，营养评分 1 分。浅表淋巴结未触及肿大。胸廓正常，双侧呼吸动度对称，双侧语音震颤无增强或减弱，无胸部摩擦感。双肺叩诊清，呼吸音粗，未闻及明显干湿性啰音。心前区无隆起，心尖搏动无移位，无心包摩擦感，心率 88 次 / 分，律齐，各瓣膜听诊区未闻及杂音。

目前诊断：小细胞肺癌广泛期。

【影像学检查】

胸部 CT 见图 1-3-1。

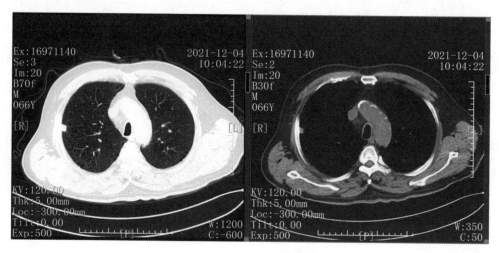

图 1-3-1　患者胸部 CT（2021 年 12 月 4 日）

【提问 1】

小细胞肺癌的发病特点是什么？

小细胞肺癌是一种侵袭性疾病，约占所有肺癌的 15%，对于未经治疗的患者，诊断后的中位总生存期（mOS）为 2～4 个月。经治疗的局限期小细胞肺癌患者的 mOS 为 16～25 个月，而广泛期小细胞肺癌患者的 mOS 仅 6～12 个月。

## 病情简介 2

患者进行肺部肿瘤初诊 MDT，会诊意见如下。胸外科：患者目前胸部 CT 示双肺转移，属广泛期小细胞肺癌（SCLC），目前无手术指征。肿瘤内科：大多数 SCLC 患者最初对化疗有应答，但大多数患者一线治疗后会复发，且仅约 10% 的患者在 2 年后为无病状态。EP 方案化疗是最常使用的初始化疗方案，随着免疫检查点抑制剂（ICI）治疗加入化疗可使患者 OS 提高 2～4 个月。无手术指征的广泛期小细胞肺癌可首先应用全身化疗联合免疫抑制剂方案治疗，常用化疗方案：依托泊苷＋顺铂／卡铂。病理科：SCLC 是一种高级别的神经内分泌癌，其特点是侵袭性强、分化差、预后差。制订治疗方案：应用依托泊苷及卡铂全身化疗联合度伐利尤单抗免疫治疗。

## 【提问 2】

小细胞肺癌的手术指征是什么?

与非小细胞肺癌不同,小细胞肺癌的恶性程度较高,仅有 5% 的患者确诊为Ⅰ～ⅡA期(T1N0M0 或 T2N0M0),可通过手术切除获益。针对符合手术切除适应证的小细胞肺癌患者,多采用肺叶切除加纵隔淋巴结清扫术。然而,即使是完全切除的小细胞肺癌患者,术后也需要进行全身治疗。

## 【提问 3】

放疗在小细胞肺癌中的应用价值如何?

放疗在小细胞肺癌治疗中也扮演着重要角色,Ⅰ～ⅡA期小细胞肺癌术后发现累及局部淋巴结,可采用术后辅助放疗;因无法耐受手术或不愿意手术的小细胞肺癌患者,可以通过立体定向放疗来获得更好的预后,放疗后行辅助性全身治疗。同步放化疗是治疗局限性非小细胞肺癌的重要方案,对于部分化疗后评价 PR/CR 的广泛期小细胞肺癌患者,联合胸部放疗也可以获得良好的预后。

### 病情简介 3

患者于 2022 年 3 月 14 日给予依托泊苷 0.1g d1 ～ 5+ 卡铂 0.5g d1+ 度伐利尤单抗 1000mg q3w 联合抗肿瘤治疗,化疗完成后出院。患者于 2023 年 3 月 22 日无明显诱因出现发热,最高体温可达 39℃,在我院门诊行 CT(图 1-3-2):①符合慢性支气管炎、肺气肿－肺大疱、双肺轻度间质性炎性改变表现,局部轻度纤维化改变;②右肺门区不规则软组织密度影,考虑肿瘤性病变可能性大;③双肺胸膜下多发结节,转移性改变不除外。查血常规示Ⅲ度骨髓抑制,白细胞计数减少、中性粒细胞绝对值计数减少。

## 【提问 4】

患者发热的原因是什么?

根据患者病情,考虑是中性粒细胞缺乏伴发热。中性粒细胞缺乏伴发热是指单次体温 ≥ 38.3℃,或体温 ≥ 38.0℃并持续 1 小时以上;且中性粒细胞绝对值 < $0.5 \times 10^9$/L,或 < $1.0 \times 10^9$/L 但预计 48 小时内降至 $0.5 \times 10^9$/L 以下,简称为粒缺伴发热。由于免疫功能低下,炎症相关临床症状和体征常不明显,病原菌及感染灶也不明确,发热可能是

感染的唯一征象，如未及时给予恰当的抗菌药物治疗，感染相关死亡率高。

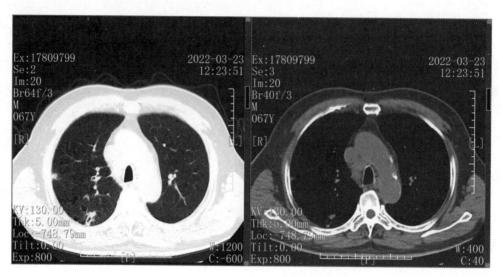

图 1-3-2 患者胸部 CT（2022 年 3 月 23 日）

**病情简介 4**

患者入院后予以重组人粒细胞刺激因子升白治疗，并应用哌拉西林他唑巴坦抗感染治疗，但患者仍反复发热，邀请抗感染专家会诊，建议：抗生素升级使用碳青霉烯类药物治疗。根据会诊建议给予亚胺培南抗感染，并继续予以重组人粒细胞刺激因子升白治疗。患者体温逐渐降至正常，复查血常规正常后出院。

【提问 5】

中性粒细胞缺乏伴发热的抗感染治疗策略有哪些？

考虑经验性抗菌药物治疗时，要考虑三个方面。①患者：危险度分层，感染部位，脏器功能；②细菌：当地流行病学和耐药监测数据，本单位流行病学和耐药监测数据；③抗菌药物：广谱、药物 PK/PD、不良反应等。在危险分层和耐药危险因素评估后，尽快使用抗菌药物初始经验性治疗，而不必等待微生物学的结果，其原则是覆盖可迅速引起严重并发症或威胁生命的最常见和毒力较强的病原菌，同时必须考虑本区域、本院及本科室感染的流行病学覆盖耐药菌，直至获得准确的病原学结果。

**病情简介 5**

患者后期分别于 2022 年 4 月 19 日、2022 年 5 月 15 日、2022 年 6 月 9 日继续予以度伐利尤单抗 1000mg 免疫治疗，联合 EC 方案化疗第 2～4 周期，具体为：依托泊苷 0.1g d1～4+ 卡铂 0.4g d1 q3w。因既往化疗过程中患者出现中性粒细胞缺乏伴发热，予以化疗减量并在化疗完成后应用聚乙二醇化重组人粒细胞刺激因子升白治疗。

【提问 6】

化疗药物减量策略有哪些？

血液学毒性：上 1 个疗程化疗发生Ⅳ度骨髓抑制或发热性粒细胞减少；非血液学毒性：Ⅲ度以上的非血液学毒性（恶心、呕吐、脱发除外）。剂量调整幅度一般为 20%～25%，通常不超过 30%。

**病情简介 5**

患者于 2023 年 7 月 4 日主因"口干、多饮、乏力 10 余天"就诊我院内分泌科，门诊查肾功能 + 电解质：葡萄糖 33.62mmol/L ↑，钾 5.00mmol/L，钠 130mmol/L ↓，氯 93mmol/L ↓，钙 2.61mmol/L ↑，二氧化碳总量 17.9mmol/L ↓。血酮体阳性↑。患者以"糖尿病酮症酸中毒"收入院，入院后予以泵入胰岛素治疗。入院后完善相关检验：抗胰岛素细胞抗体（发光法）0.15coi，血清抗谷氨酸脱羧酶抗体（发光法）12.10U/ml ↑，抗胰岛素抗体（发光法）0.13coi。C 肽 0.50ng/ml ↓。甲功：游离三碘甲状腺原氨酸 2.62pmol/L，游离甲状腺素 12.35pmol/L，促甲状腺素 3.235mIU/L，抗甲状腺过氧化物酶抗体 49.85IU/ml ↑，抗甲状腺球蛋白抗体 130.06U/ml ↑。继续补液，给予小剂量胰岛素微量泵入控制血糖、消除酮体，维持电解质平衡。患者酮症酸中毒被纠正后停用静脉胰岛素泵，序贯使用皮下胰岛素四针强化方案降糖，建议转入肿瘤科继续抗肿瘤治疗。患者转入我科后于 2022 年 7 月 14 日继续给予第 5 周期 EC+ 度伐利尤单抗 1000mg q3w 联合抗肿瘤治疗，化疗具体剂量：依托泊苷 0.1g d1～4+ 卡铂 0.4g d1，q3w，治疗结束后应用聚乙二醇化重组人粒细胞刺激因子升白治疗，门诊内分泌科随诊降糖治疗。末次复查时间：2022 年 8 月 10 日（图 1-3-3），综合评估病情稳定。

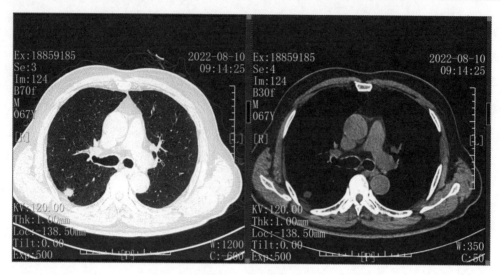

图 1-3-3　患者胸部 CT（2022 年 8 月 10 日）

【提问 7】

免疫检查点抑制剂（ICI）相关内分泌系统免疫相关不良诊治思路是什么？

本例患者在确诊时已属广泛期小细胞肺癌，既往无糖尿病病史，在 EC 方案化疗 + 度伐利尤单抗 4 个周期后，出现血糖严重升高，伴糖化血红蛋白中度升高，C 肽水平低下，糖尿病相关抗体及自身抗体均为阴性，胰岛素强化治疗后血糖控制平稳。根据免疫检查点抑制剂引起的内分泌系统免疫相关不良反应专家共识（2020），该患者在使用 ICI 前血糖水平正常，应用 ICI 4 个周期后出现随机血糖、空腹血糖升高，可以诊断为 PD-L1 抑制剂相关糖尿病。ICI 在阻断免疫检查点的同时也会使机体正常免疫功能紊乱，导致免疫相关不良事件（irAE），引起垂体炎、甲状腺功能障碍、糖尿病和原发性肾上腺功能减退等内分泌相关疾病。在 ICI 相关糖尿病中，与 CTLA-4（伊匹单抗）抑制剂治疗相比，PD-1 或 PD-L1 抑制剂（或联合治疗）出现糖尿病的频率更高。应用度伐利尤单抗治疗的患者发生糖尿病概率约为 0.1%。免疫相关性糖尿病往往表现为血糖突然升高，但糖化血红蛋白表现为轻中度升高，且胰岛功能常不会改善，表现为不可逆性改变，患者常需要终身胰岛素治疗。24% 的 ICPi 相关糖尿病患者会合并甲状腺功能障碍。但本例患者的甲功五项中仅甲状腺过氧化物酶抗体结果为阳性，表明有发生自身免疫性甲状腺炎的风险。但该患者肾上腺皮质功能正常，暂不考虑存在原发性肾上腺皮质功能减退症。针对此类患者主要需要联合内分泌科会诊，制订合理的降糖治疗方案，在应用胰岛素控制血糖水平稳定时，可以重启 ICI 治疗。

**【案例点评】**

本例是初诊为淋巴结继发转移、双肺多发转移的广泛期小细胞肺癌 SCLC 患者，无手术治疗指征，经多学科会诊后进行全身化疗联合免疫治疗。SCLC 是肺癌的一种亚型，属于高级别神经内分泌肿瘤，恶性程度较高，确诊时多为晚期，生存率极低。根据病灶累及范围将 SCLC 分为局限期和广泛期，约 2/3 的 SCLC 在诊断时已处于广泛期；以铂类为基础的化疗方案可暂时缓解广泛期患者的临床症状，但复发率极高，预后一般较差。一线化疗联合免疫检查点抑制剂治疗可为患者带来显著临床获益，无论 PD-L1 表达和肿瘤突变负荷（TMB）如何，均可观察到获益。SCLC 的以下特征均提示免疫原性，是SCLC 能够应答免疫治疗的可能因素：与吸烟暴露相关，高 TMB 及高免疫原性肿瘤抗原，较高的副瘤综合征发生率（副瘤综合征的发生似乎与更好的疗效相关）。患者在进行 1个周期全身治疗后发生粒缺伴发热，研究显示超过 80% 的血液肿瘤患者和 10%～50%的实体肿瘤患者在 ≥ 1 个疗程化疗后会发生与粒缺有关的发热。血液肿瘤患者粒缺伴发热常有较高的死亡率，其血流感染（BSI）的相关死亡率达 7.1%～42%。粒缺伴发热患者的临床表现常不典型，感染部位不明显或难以发现，病原菌培养阳性率低。能明确感染部位者占 50% 左右，最常见的感染部位是肺，其后依次为上呼吸道、肛周和 BSI 等。经积极对症治疗后病情好转，但在后期治疗中又出现免疫相关性内分泌毒性反应。最常见的免疫相关性内分泌毒性反应常包括垂体炎和甲状腺功能异常，其他免疫相关性内分泌疾病比较少见，比如原发性肾上腺功能减退、1 型糖尿病、高钙血症和甲状旁腺功能减退症等。所以在开始免疫检查点抑制剂治疗前，常推荐患者检测甲状腺功能〔促甲状腺激素（TSH）和游离甲状腺激素（FT$_4$）等〕、血糖（空腹葡萄糖、糖化血红蛋白）、肾上腺功能检测。而在毒性反应控制良好的情况下可继续应用免疫检查点抑制剂治疗。

**【启示与思考】**

依托泊苷 + 顺铂作为广泛期 SCLC 一线化疗方案已超过 20 年未改变，有效率可达60%～65%，但患者的中位生存时间仅为 10 个月。2022 年 NCCN 小细胞肺癌指南、2022 年 CSCO 小细胞肺癌指南将阿替利珠单抗、度伐利尤单抗联合 EP 方案被推荐为广泛期 SCLC 一线治疗。尽管免疫治疗作为一线或二 / 三线治疗 SCLC 的获批令人鼓舞，但是免疫治疗的 ORR 还是不及非小细胞肺癌。而且 SCLC 似乎更容易削弱免疫系统，导致对免疫治疗的反应更少。而随着免疫治疗研究的进展，将有更多的患者能行免疫治疗并从中获益，免疫治疗相关副作用同样也在增多，由于其特殊的抗肿瘤作用机制，全身各系统均可能会出现相应的副作用，如免疫性肺炎、免疫性肝炎等，所以在 SCLC 免疫治疗上需要更加规范及谨慎。

# 病例 4 局限期的小细胞肺癌合并纵隔淋巴结转移分析

**病情简介 1**

患者段 ×，男，66 岁，于 2021 年 11 月 5 日首次就诊于我院。

【现病史】

患者于 2021 年 10 月无明显诱因出现咳嗽、咳痰不适，痰为白色，伴胸闷，无胸痛，曾在当地卫生院输液治疗，效果欠佳，后就诊于我院，于 2021 年 11 月 7 日门诊行胸部 CT（图 1-4-1）示右肺下叶软组织灶，考虑肿瘤性病变，建议穿刺活检；隆突下肿大淋巴结，请结合临床；双肺内可见散在片状模糊影及索条状影，考虑慢性炎症；双肺散在微结节灶及钙化密度灶。

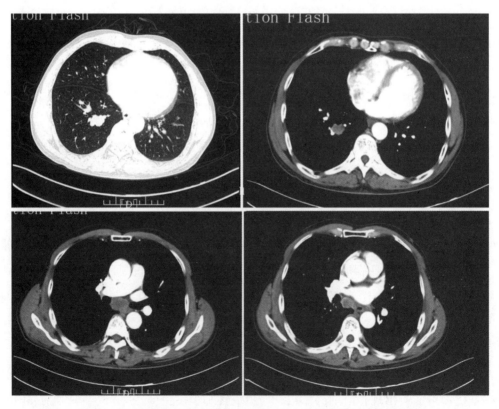

图 1-4-1 胸部 CT（2021 年 11 月 7 日）可见右肺下叶软组织灶

## 【既往史】

吸烟史 30 余年，约 20 支 / 天，平素少量饮酒。

## 【体格检查】

T 36.2℃，P 87 次 / 分，R 21 次 / 分，BP 116/85mmHg，KPS 90 分，营养评分 1 分。浅表淋巴结未触及肿大。胸廓正常，双侧呼吸动度对称，双侧语音震颤无增强或减弱，无胸部摩擦感，双肺叩诊清，呼吸音粗，未闻及明显干湿性啰音。心前区无隆起，心尖搏动无移位，无心包摩擦感，心率 87 次 / 分，律齐，各瓣膜听诊区未闻及杂音。

## 【提问 1】

患者的主要表现是什么？考虑原因是什么？

患者反复咳嗽、咳痰不适，痰为白色，伴胸闷，无胸痛，且既往长期吸烟史，CT 提示右肺下叶占位，伴纵隔淋巴结肿大，考虑肺恶性肿瘤可能性大。

## 【提问 2】

为明确诊断，需要做哪些检查？

根据 2021 版肺癌 CSCO 指南，肺癌的临床诊断包括病理学诊断和影像分期诊断。病理学检查包括纤维支气管镜、EBUS/EUS、经皮穿刺、淋巴结活检、体腔积液细胞学检查等；影像分期诊断包括胸部增强 CT，腹部、盆腔 CT，头部增强 MRI 或增强 CT 及全身骨显像。PET-CT 对分期诊断有较好的效能，有数据显示 PET-CT 可以改善 SCLC 患者的分期和治疗计划，也可以降低 17% ~ 20% 的开胸率，但由于 PET-CT 价格昂贵，作为 II 级推荐。

### 病情简介 2

该患者行 2021 年 11 月 7 日行支气管镜：（肺）低分化癌，结合免疫组织化学（图 1-4-2），符合小细胞癌；免疫组织化学：TTF-F+、Syn+、CgA 灶区 +、CD56+、NapsinA-、LCA-、p63-、CK5/6-、CK7-、Ki-67+ 约 90%。

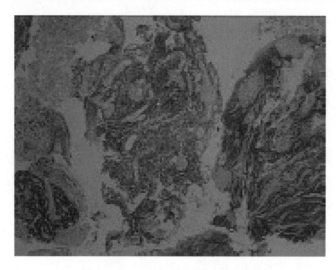

图 1-4-2　免疫组化（彩图见第 213 页）

腹部 CT、头颅 MRI 未发现肿瘤远处转移。

## 【提问 3】

针对肺小细胞癌，尚需要完善哪些检查？

目前针对小细胞肺癌尚无批准的靶向药物或指导治疗的标志物。免疫治疗在小细胞肺癌中已取得一定疗效，肿瘤突变负荷（TMB）可能预测免疫检查点抑制剂疗效，利用 NGS 多基因组合估测 TMB 是临床可行的办法。

**病情简介 3**

该患者基因监测提示 PD-L1 5% 阳性。

## 【提问 4】

该患者目前的诊断是什么及下一步的诊疗方案是什么？

该患者目前诊断为：右肺下叶小细胞癌（cT1cN2M1 ⅢA 期 局限期）。小细胞肺癌的分期一直沿袭美国退伍军人肺癌协会（VALG）的二期分期法，主要基于放疗在小细胞肺癌治疗中的重要地位。AJCC TNM 分期系统可以选出适合外科手术的 T1 ～ 2N0M0 的局限期患者，能更准确地了解患者所处的疾病阶段、判断患者的预后及制订合适的治疗方案。建议临床使用 VALG 分期法和 TNM 分期系统两者相结合的方法对小细胞肺癌进行分期，因其更能准确地指导治疗后评估预后。

目前肺癌诊疗领域的特点是多个学科和多种方法并存，尤其是小细胞肺癌异质性、侵袭性强，诊治过程中更应该重视多学科团队（MDT）的作用，推荐有条件的单位尽可能进行小细胞肺癌的 MDT，对患者进行全程管理。MDT 的实施过程中需要由多个学科的专家共同分析患者的病史、临床表现、病理学和分子生物学资料，并对患者的一般状况、疾病的诊断、分期、发展趋势和预后做出全面的评估，并根据当前国内外的治疗指南 / 规范和高级别的循证医学证据，结合目前可及的治疗手段和患者的治疗意愿，为患者制订个体化的整体治疗策略。所以本患者推荐进行 MDT，制订综合治疗方案。

## 病情简介 4

该患者行 MDT 结果如下。胸外科：对于小细胞肺癌，Ⅰ～ⅡA 期可能能从手术中获益，但ⅡB～ⅢA 期，手术的作用存在争议，尽管一些回顾性研究获得了阳性结果，但这些研究中已获得的中位生存期与同步放化疗相比并未有突破性的提示，故手术对于ⅢA 的小细胞肺癌有效性及适合亚群仍待商榷，不建议手术治疗。肿瘤科：对于局限期小细胞肺癌，同步放化疗为标准治疗，建议进一步评估患者病情，评估肺功能，若放疗可耐受，可行同步放化疗，若肺功能较差，考虑放疗范围较广，可先行 1～2 周期化疗再行胸部放疗。影像科：患者胸部强化 CT 示双肺内散在微结节，纵隔 7 区多发淋巴结增大，肿瘤继发转移可能性大，可完善 PET-CT 进一步评估病情。病理科：小细胞癌分化程度低，恶性程度高，TTF-1 在 85%～90% 的小细胞癌中呈阳性表达，当少数小细胞肺癌病例不表达神经内分泌指标时，结合形态、TTF-1 弥漫阳性、CK 核旁点状阳性颗粒特点及高 Ki-67 指数（一般为 50%～100%）也有助于小细胞癌的诊断。本例小细胞肺癌神经内分泌标志物及 TTF-1、高 Ki-67 均表达，诊断明确。最终方案：暂行 2 个周期 EP 方案化疗，再行同步放化疗，放疗靶区勾画前可行 PET-CT 检查。

2021 年 11 月 11 日、2021 年 12 月 9 日进行 2 个周期 EP 方案化疗，具体方案：依托泊苷 0.1g d1～5+ 顺铂 40mg d1～3/q3w，2 个周期化疗后肺内病灶及纵隔淋巴结明显缩小，疗效评价为 PR。因 2 个周期化疗后患者出现肺炎，予以抗感染治疗后好转，未能行放疗，家属要求暂时先进行化疗，于 2022 年 1 月 12 日、2022 年 2 月 3 日行 2

个周期EP方案化疗,具体剂量同上。4个周期化疗后拟行胸部放疗,放疗前行PET-CT(图1-4-3)示:①右肺下叶局部支气管管壁稍增厚,未见异常代谢;②纵隔内7区淋巴结较前略减小,未见异常代谢。以上符合右肺下叶肿瘤治疗后表现,建议结合临床。疗效评价为CR。结合定位CT、PET-CT,勾画肺癌靶区,2022年4月11日至2022年5月20日行肺癌适形调强放疗选择野照射。

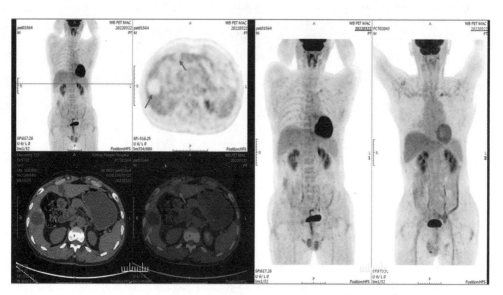

图 1-4-3　胸部放疗前 PET-CT 检查(彩图见第 213 页)

【提问 5】

患者放疗靶区是如何设计的? 剂量是如何选择的?

定位:给予患者大孔径CT定位,仰卧位,强化螺旋CT扫描,3mm/层。靶区勾画: CTV,瘤床+7区、右侧肺门淋巴引流区,避开心脏、大血管、肌肉正常组织;PCTV为CTV各方向外扩5mm。勾画危及器官:双肺、心脏、脊髓。进行IMRT放疗,给予每周在线图像引导。处方剂量为DT(PCTV): 45Gy/30次,1.5Gy bid/3周。计划:采用IMRT技术,95%等剂量曲线包绕靶区PTV,共设5个大野,6MV-X线。目前尚未确定最佳的放疗剂量和分割方案,但相关研究证明,推荐局限期小细胞肺癌患者胸部放疗剂量为45Gy/1.5Gy bid/3周,或者总剂量60～70Gy/1.8～2.0Gy qd/6～8周。

**病情简介 5**

放疗结束 1 个月后全面复查提示病情稳定，并于 2022 年 7 月 11 日开始行脑预防照射，给予患者大孔径 CT 定位，仰卧位，强化螺旋 CT 扫描，3mm/ 层。靶区勾画：CTV 为全脑，PCTV 为 CTV 各方向外扩 3mm。勾画危及器官为海马。进行 IMRT 放疗，给予每周在线图像引导。处方剂量为 DT（PCTV）：25Gy/10 次，2.5Gy/2 周。计划：采用 IMRT 技术，95％等剂量曲线包绕靶区 PTV，共设 5 个大野，6MV-X 线。

【提问 6】

脑预防照射的时机及放疗剂量如何？

对局限期小细胞肺癌前期经过根治性化疗后胸部放疗，获得较好疗效（PR/CR）的患者，行脑预防照射，可以降低颅内转移的概率并提高整体生存率。全脑预防放疗的剂量建议为 25Gy/10F，开始时机建议完成放化疗后 3～4 周，放疗技术可采用常规放疗、适形放疗，有条件的前提下推荐海马保护的调强放疗。对于高龄（大于 65 岁），PS > 2 分，有神经认知功能受损的患者不建议行脑预防照射。

【案例点评】

本例是初诊为局限期的小细胞肺癌患者，合并 7 区纵隔淋巴结转移。我们知道小细胞肺癌是一种特殊类型的肺癌。在肺癌的组织学分型中，小细胞肺癌属于未分化癌。小细胞癌主要包括燕麦细胞型、中间细胞型和复合燕麦细胞型 3 种类型。未分化癌是属于恶性程度最高的癌症。小细胞肺癌对放疗及化疗均较敏感，治疗后肿瘤可以快速缩小，但小细胞肺癌的倍增时间非常短，通常只有 28 天。所以，很多患者在放化疗后病情迅速缓解，但很快病情又出现反复。局限期小细胞肺癌治疗以同步放化疗为主，但Ⅰ～ⅡA 期的小细胞肺癌可能从手术中获益，现有数据显示，手术组和肺手术组患者生存率范围分别在 27%～73% 和 4%～44%。ⅡB～ⅢA 期的小细胞肺癌，手术的作用存在争议。本例为右肺下叶小细胞癌 cT1cN2M1 ⅢA 期，对于超过 T1～2N0 的局限期小细胞肺癌，同步放化疗为标准治疗，如果患者不能耐受，也可行序贯放化疗。经Ⅲ期对照研究验证，实行同步放化疗优于序贯放化疗。对于本病例我们选择了先化疗后进行放疗，先给予 4 个周期 EP 方案化疗，后给予胸部放疗。对局限期小细胞肺癌前期经过根治性化疗后胸部放疗，获得较好疗效（PR/CR）的患者，行脑预防照射，可以降低颅内转移的概率并提高整体生存率。所以胸部放疗结束后我们进行了脑预防照射。目前随诊 11 个月，未见局部复发及转移征象。

此病例不足之处在于我们未能进行同步放化疗及胸部放疗时机选择较晚，加拿大一项研究比较在化疗第 2 个周期与第 6 个周期开始放疗的效果，发现早期放疗可以提高局部和全身控制率，获得更长的生存期。所以胸部放疗应在化疗的第 1 ～ 2 个周期尽早介入，对于特殊情况，如肿瘤巨大、合并肺功能损害、阻塞性肺不张等，可考虑 2 个周期化疗后进行放疗，同步化疗方案推荐使用顺铂 / 依托泊苷，每个周期 21 ～ 28 天。

**【启示与思考】**

对于局限期小细胞肺癌，同步放化疗是最优方案，若患者不能耐受，放疗也尽量不晚于化疗的第 2 个周期。对于前期同步放化疗达 PR 或 CR 的患者，进行脑预防照射是可以提高整体生存率的。

# 病例 5　晚期 ALK 突变的肺腺癌治疗 1 例

**病情简介 1**

患者牟 ××，男，60 岁。于 2021 年 4 月 22 日因"胸闷、胸痛 13 年，再发 1 周"就诊于我院心内科。

**【现病史】**

患者于 2021 年 4 月 22 日因"胸闷、胸痛 13 年，再发 1 周"就诊于我院心内科。2021 年 4 月 26 日行胸部增强 CT 示右肺下叶占位并纵隔、右肺门淋巴结肿大，考虑恶性；双侧肾上腺结节，不除外转移；右侧胸腔少量积液。后转入肿瘤科。

**【既往史】**

高血压病史 3 年，血压最高达 185/105mmHg，自行服用"硝苯地平缓释片 20mg po qd"治疗，血压控制不佳；血糖升高病史，饮食控制，未系统治疗。

**【体格检查】**

T 36.2℃，P 92 次 / 分，R 18 次 / 分，BP 132/87mmHg，KPS 90 分，营养评分 1 分。浅表淋巴结未触及肿大。胸廓正常，双侧呼吸动度对称，双侧语音震颤无增强或减弱，无胸部摩擦感，双肺叩诊清音，听诊双肺呼吸音粗，未闻及明显干湿性啰音。心率 92次 / 分，律齐，各瓣膜听诊区未闻及病理性杂音。腹部膨隆，无胃肠蠕动波，腹壁软，无压痛、反跳痛，未触及包块；肝、脾肋下未触及，叩诊无移动性浊音；肠鸣音正常。双下肢无水肿。

**【影像学检查与诊断】**

患者胸部强化 CT（2021 年 4 月 26 日）：①右肺下叶占位并纵隔、右肺门淋巴结肿大，考虑恶性，建议进一步检查；②右肺下叶结节，建议结合病史复查；③肺内散在索条灶；④心影较大，建议结合临床病史；⑤主动脉钙化灶；⑥双肾囊肿；⑦双侧肾上腺结节，不除外转移，建议进一步检查；⑧右侧髂肌低密度影，结合临床；⑨胸膜增厚，右侧胸腔少量积液。

2021 年 4 月 26 日胸部 CT 肺窗（图 1-5-1）、纵隔窗（图 1-5-2）：右肺下叶见肿块影，截面约 29mm×24mm，可见分叶，其内见空洞影；纵隔窗可见右肺门及纵隔见多发肿大淋巴结。

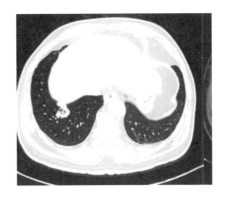

图 1-5-1  胸部 CT（2021 年 4 月 26 日）

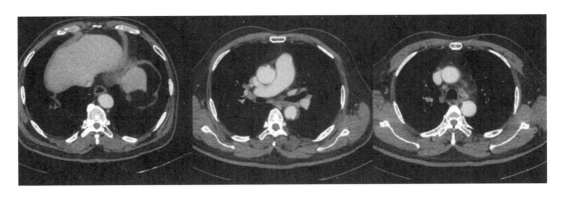

图 1-5-2  纵隔 CT（2021 年 4 月 26 日）

## 【提问 1】

患者的主要表现是什么？考虑原因是什么？

患者为中老年男性，无相关症状，既往高血压病史，行胸部增强 CT 示右肺下叶占位并纵隔、右肺门淋巴结肿大，临床考虑肺恶性肿瘤可能性大。

## 【提问 2】

为明确诊断，需要做哪些检查？

完善胸部 CT 等影像学检查，明确肿瘤部位、大小、侵及范围，有无肿大淋巴结及肿大淋巴结的数量、部位、大小；完善纤维支气管镜、超声支气管镜、纵隔镜及 CT 引导下穿刺等获取病理诊断；完善相关基因检测；完善锁骨上、腹部超声或 CT、骨扫描、脑部增强 CT 或 MRI 检查明确有无远处转移，有条件的患者可行全身 PET-CT 检查。

目前肺癌诊疗领域的特点是多个学科和多种方法并存，而现有的以治疗手段的分科诊疗体制与按照病种或机体系统实现有序规范的治疗之间存在一定的矛盾，因此，对于肺癌的诊疗，必须强调多学科团队（MDT）模式。尤其Ⅳ期 NSCLC 是高度异质性的一组疾病。通过有效的 MDT 模式，肺癌患者可以从规范化基础上的个体化，以临床证据为基础的临床治疗决策中更好地获益。所以本患者推荐进行 MDT，制订综合治疗方案。

### 病情简介 2

该患者行 MDT 结果如下。呼吸科：患者胸部 CT 见右肺下叶占位，各级支气管腔通畅，建议 CT 室评估能否进一步行右肺穿刺占位。肿瘤内科：结合患者胸部 CT 结果考虑右肺癌并纵隔淋巴结、双肾上腺转移。失去手术指征，建议综合治疗。影像科：患者胸部强化 CT 示右侧肺门、纵隔多发淋巴结增大，肿瘤继发转移可能性大，伴右肺上叶部分阻塞性肺炎，可完善 PET-CT 进一步评估病情。病理科：患者需要切取活检，明确病理诊断。

**病情简介 3**

患者于 2021 年 5 月 3 日行 CT 引导下右肺下叶占位穿刺，病理示：可疑黏液腺癌。2021 年 5 月 3 日行颅脑 MRI 示：①右侧基底节区、枕叶异常强化信号，结合病史，考虑转移瘤可能；②左侧额叶 DWI 稍高信号，建议随访；③双侧半球多发缺血灶；④脑白质脱髓鞘改变；⑤垂体偏右侧异常信号，囊肿改变；⑥颅脑 MRA 符合脑动脉硬化改变；⑦双侧颈内动脉海绵窦段形态欠规整，局部呈突起改变；⑧副鼻窦少许炎症。

【提问 3】

针对肺腺癌，尚需要完善哪些检查？

随着肺癌系列致癌驱动基因的相继确定，国际上多项研究表明靶向治疗药物大大改善了携带相应驱动基因的非小细胞肺癌的预后，延长生存期。肺癌的分型也由过去单纯的病理组织分类，进一步细分为基于驱动基因的分子分型。携带 EGFR 敏感突变、ALK 融合或 ROS1 融合的晚期 NSCLC 的靶向治疗疗效与分子分型的关系已得到充分证实。依照 2021 年中国临床肿瘤学会（CSCO）指南，对于不可手术的 IV 期 NSCLC 病理学诊断后应尽可能保留组织标本：进行分子检测，根据分子分型指导治疗；对于非鳞癌组织标本：进行 EGFR、BRAF V600 突变，ALK、ROS1、RET、NTRK 融合及 MET14 外显子跳跃突变检测，通过分子诊断明确驱动基因是否存在敏感突变而选择分子靶向治疗。免疫检查点抑制剂（PD-1 或 PD-L1 单抗）已经证实可用于治疗局部晚期或转移性 NSCLC，PD-L1 表达 > 50% 可一线选择免疫治疗。PD-L1 表达水平与免疫检查点抑制剂的疗效呈正相关，目前指南推荐对组织标本采用免疫组化法进行 PD-L1 表达水平检测。

**病情简介 4**

该患者基因检测提示 EML4（Exon1 ~ 6）-ALK（Exon 20 ~ 29）融合。

【提问 4】

该患者目前的诊断是什么？下一步诊疗方案是什么？

该患者目前诊断为：①右肺下叶腺癌（cT2N2M1b Ⅳ期），EML4-ALK 融合；②脑继发恶性肿瘤。

制订最终治疗方案：患者目前肺癌并脑转移，下一步拟行脑转移瘤放疗，暂行贝伐珠单抗靶向治疗，待基因监测结果回执后调整治疗方案。

【提问 5】

针对颅脑转移的 Ⅳ 晚期非小细胞肺癌该如何制定治疗措施？

1. 放疗 脑转移瘤可能起病缓慢，但进展迅速，因此推荐对生存状态良好的患者，首先对转移病灶进行放疗。脑转移瘤累及脑实质、脑脊膜等可导致中枢神经系统症状、视盘水肿，预后差，生存期短。对于孤立性脑转移瘤病灶可以进行外照射放疗、立体定向放疗、手术切除、全身化疗、激素治疗等。

2. 靶向治疗 ALK 融合阳性晚期 NSCLC 目前国内获批的药物有克唑替尼、阿来替尼和塞瑞替尼。在亚洲人群中进行的阿来替尼与克唑替尼头对头比较的 Ⅲ 期临床研究，ALESIA 的结果与 ALEX 研究一致，阿来替尼组无进展生存期（PFS）显著延长；颅内客观缓解率（ORR）阿来替尼组达 94.1%，显著优于克唑替尼组的 28.6%，降低脑转移发生风险 86%。基于该研究结果，我国国家药品监督管理局（NMPA）于 2018 年批准阿来替尼用于 ALK 阳性的局部晚期或转移性 NSCLC，包括一线及克唑替尼治疗进展后的二线用药。由于阿来替尼一线治疗中位 PFS 时间 34.8 个月，CSCO 指南将其作为 ALK 阳性患者一线治疗的 Ⅰ 级优先推荐。

贝伐珠单抗是一种抗血管内皮生长因子（VEGF）的重组人源化单克隆抗体，贝伐珠单抗联合化疗对于非鳞 NSCLC 脑转移患者是安全、有效的。回顾分析多项临床研究结果显示，无论是否应用贝伐珠单抗，脑转移患者出现脑出血的风险相似，因此可以联合贝伐珠单抗用于治疗 NSCLC 脑转移患者。

> **病情简介 5**
>
> 患者于 2021 年 5 月 13 日行贝伐珠单抗 800mg 靶向治疗 1 个周期；患者基因检测回示 ALK 阳性，于 2021 年 5 月 14 日始口服阿来替尼 600mg bid 靶向治疗；患者于 2021 年 5 月 10 日开始行脑转移瘤放疗，配合甘露醇、氢化可的松等脱水降颅内压治疗；患者于 2021 年 6 月 7 日复查头颅 MRI 示肿瘤明显缩小，予以再次定位，同时调整贝伐珠单抗至 600mg，于 2021 年 6 月 11 日、2021 年 7 月 2 日行贝伐珠单抗 600mg 联合口服阿来替尼 600mg bid 靶向治疗 2 个周期。

【提问 6】

脑转移瘤与哪些疾病相鉴别?

诊断脑转移癌时应注意与原发性脑瘤、脑脓肿及脑血管病等鉴别。①脑原发性肿瘤:以神经系统症状为首发表现,影像学检查发现单个占位性病灶,一般首先考虑脑转移瘤,可做 CT、MRI、PET-CT、PET-MRI 等检查帮助明确诊断。一般脑的良性肿瘤水肿较轻,症状较轻,发病过程缓慢;与恶性脑胶质细胞瘤有时难以鉴别,需要借助活组织病理检查方能明确诊断。②脑脓肿:根据既往有无肿瘤病史,有无近期感染史,血化验指标,必要时行腰穿检查较易鉴别。③脑梗死或脑出血:晚期恶性肿瘤患者由于凝血机制障碍,亦可发生严重脑血管病,大脑中动脉内如有大量瘤栓可引起脑软化,来自肺癌的瘤栓及化脓性栓子可形成转移瘤内脓肿,这时根据临床表现和 CT 检查往往难以与脑转移癌鉴别,从而延误脑转移癌的诊断,必要时可行立体定向穿刺活检、手术探查及脑血管造影检查。④小细胞肺癌患者也可有神经症状,主要症状为痴呆、精神障碍、重症肌无力等,肺癌切除后或化疗后,以上症状可自行消退或缓解。

## 病情简介 6

经脑转移瘤放疗,患者于 2021 年 6 月 7 日复查颅脑 MRI 示右侧基底节区、枕叶异常转移瘤,较 2021 年 5 月 3 日的肿瘤体积及周围水肿范围明显缩小,予以再次定位,自 23 次起复位。

【提问 7】

该患者的放疗靶区是如何设计的?

定位:给予患者大孔径 CT 定位,仰卧位,强化螺旋 CT 扫描,3mm/ 层。扫描范围为从颅顶至颌下。CT 图像显示:右侧基底节区、枕叶占位。靶区勾画:GTV,结合 MRI 及定位 CT 图像勾画靶区,勾画可见肿瘤;CTV,GTV 外扩 5mm 为 CTV,超出中线部分适当修回;PTV,GTV 各方向外扩 3mm。勾画危及器官。进行 SBRT 放疗,给予每周在线图像引导。处方剂量为 PTV 2.0Gy/ 次,5 次 / 周,计划 30 次,22 次后复位。

2021 年 5 月 3 日头颅 MRI(图 1-5-3、图 1-5-5):双侧大脑半球、小脑半球、脑干形态未见明显异常。右侧基底节区、枕叶见类圆形等长 T1、等长 T2 信号,DWI 呈高信号,T2WI flair 呈稍高信号,周围环以水肿信号,增强扫描病灶呈环状强化信号,边界尚清,较大者直径约 28mm,右侧脑室受压变窄,左侧额叶见斑点状长 T2 信号,

DWI 呈高信号，增强扫描未见明显强化。

2021 年 6 月 7 日头颅 MRI（图 1-5-4、图 1-5-6）：颅脑转移瘤治疗后复查示右侧基底节区、枕叶见类圆形等长 T1、等长 T2 信号，DWI 呈高信号，T2WI flair 呈稍高信号，周围环以水肿信号，增强扫描病灶呈环状强化信号，边界尚清，较大者直径约 19mm，较 2021 年 5 月 3 日体积明显缩小，右侧脑室受压较前减轻，左侧额叶见斑点状长 T2 信号，DWI 呈高信号，增强扫描未见明显强化。

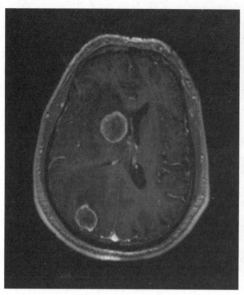
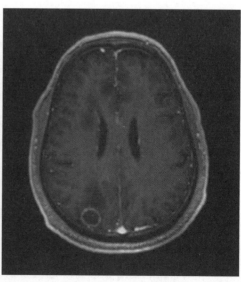

图 1-5-3　头颅 MRI（2021 年 5 月 3 日）　　图 1-5-4　头颅 MRI（2021 年 6 月 7 日）

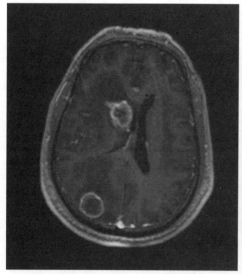

图 1-5-5　头颅 MRI（2021 年 5 月 3 日）　　图 1-5-6　头颅 MRI（2021 年 6 月 7 日）
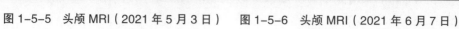

**病情简介 7**

　　患者 2021 年 9 月 4 日复查胸部 CT 示左肺上叶新增结节，评估局部进展。

【提问 8】

该患者为局部进展，肿瘤增大，其下一步诊疗方案如何制订？

　　该患者经放疗、靶向治疗后，复查 CT 示左肺上叶新增结节，评估为肺癌局部进展，并未发现远处转移，考虑全身治疗并局部治疗的综合治疗策略。由于正常肺组织对放射剂量的限制，常规放疗的剂量会受到影响。$^{125}$I 粒子植入瘤体内后，放射剂量被局限在瘤体内，1cm 外瘤周正常肺组织所受剂量迅速衰减，局部剂量甚至可达 160Gy。可用于体外放疗效果不佳的患者。

**病情简介 8**

　　与家属沟通病情，拟行原发灶 + 左肺结节粒子治疗。患者于 2021 年 9 月 13 日、2021 年 9 月 15 日分别行 CT 引导下粒子植入术 2 次，共植入 $^{125}$I 粒子 18 颗；同时继续联合阿来替尼 600mg bid 靶向治疗。其间定期复查病情稳定。2022 年 5 月 25 日患者复查示右肺病灶较前增大，遂前往上级医院就诊，后患者失访。

【提问 9】

该患者治疗后的随访原则如何？

一般治疗后每 3 个月复查 1 次或随诊，无进展时第 3 ～ 5 年内每半年复查 1 次。

【案例点评】

　　本例是初诊为Ⅳ期的非小细胞肺癌患者，合并颅脑转移，属于不可切除Ⅳ期 NSCLC。根据 2021 年 CSCO 指南推荐，首先进行 MDT 讨论，基本治疗策略为脑转移瘤适形放疗联合靶向、免疫治疗，即基于药物全身治疗联合局部治疗的综合治疗模式，治疗目的为延长生存期，患者后期出现疾病进展时治疗目的调整为提高生活质量的姑息性治疗。治疗方案可以参照Ⅳ驱动基因阴性 NSCLC 中的治疗方案进行选择。该患者经穿刺病理为腺癌，规范地进行了驱动基因等检测，为后续治疗提供基础，并按部就班地完成了 MDT 讨论，进行脑转移瘤放疗联合靶向、免疫的诊疗方案。整个诊疗思路完整、规范，相关辅助检查（胸部 CT、颅脑 MRI）精准，对患者进行了准确分期，并制订了规范的诊疗方案，是本案例的最大亮点。

该患者经评估无手术指征，遂进行了脑转移瘤放疗。目前 2023 年 CSCO 指南推荐，对于根治性放疗，至少应基于 CT 定位的体部立体定向放疗。推荐采用常规分割方式，靶区剂量 60 ～ 66Gy/30 ～ 33 次。本例患者按照规范完善颅脑 MRI 检查，明确原发病灶、脑转移情况，为靶区勾画提供了精准定位，并采用 SBRT 放疗，靶区设计、靶区剂量规范合理，符合当前诊疗规范，也是本案例的亮点之一。

该患者放疗结束 4 个月余后，出现病情进展，表现为原发病灶较前增大，但治疗方式并未止步于化疗，而是根据患者特点，表现为局部进展，选择了局部治疗方案，应用放射性 $^{125}$I 粒子植入术。$^{125}$I 粒子由于放射特性，放射距离短，半衰期长，对周围组织的影响小，在既往完成体外放疗的前提下，可保护正常组织，减轻放疗损伤。应不拘泥于常规治疗手段，根据患者个体情况，选择合适的治疗手段。

## 【启示与思考】

Ⅳ期非小细胞肺癌，病史通常为 6 个月或更长，少数病例可在体检时发现，临床表现各异。原发肿瘤（原发病灶和引流区转移淋巴结）分期为 T3 ～ 4、N2 ～ 3 多见。远处转移主要发生于骨骼、脑、肺、肾上腺、肝等器官，骨骼最常见，尤其是椎体。远处转移的临床症状可有可无，以影像确诊为主，具有多样性和特殊性，可借助病理诊断。治疗期间需要重视患者体重、贫血、凝血功能等变化。

# 第2章

# 食管癌

## 病例 1　1 例局部晚期食管癌的治疗

**病情简介 1**

患者陈××，男，79 岁。2022 年 4 月 11 日首次因进食吞咽困难就诊我院。

【现病史】

患者于 2023 年 3 月无明显诱因出现进食哽噎感，呈进行性加重直至出现吞咽困难，初为进食硬质食物明显，后有进食流质食物及饮水均困难，无胸闷、胸痛，无恶心、呕吐，无头晕、头痛，无腹痛、腹泻，无咳嗽、咳痰，无发热，2023 年 4 月 2 日于我院门诊行上消化道钡餐示食管中下段 6cm 管壁不规整，见充盈狭窄，局部见龛影，黏膜破坏中断，诊断为食管中下段占位（恶性可能性大）、胃炎、十二指肠憩室（图 2-1-1）。为求进一步治疗就诊我院。

【既往史】

脑血栓病史 2 年余，未遗留肢体活动不利、言语不利等情况，长期口服瑞舒伐他汀等药物，否认吸烟饮酒史。

【体格检查】

T 36.3℃，P 58 次 / 分，R 18 次 / 分，BP 117/63mmHg，KPS 80 分，营养评分 3 分。浅表淋巴结未触及肿大。胸廓正常，双侧呼吸动度对称，双侧语音震颤无增强或减弱，无胸部摩擦感，双肺叩诊清，呼吸音粗，未闻及明显干湿性啰音。心前区无隆起，心尖搏动无移位，无心包摩擦感，心率 58 次 / 分，律齐，各瓣膜听诊区未闻及杂音。腹软，无压痛、反跳痛，肝脾肋下未触及，移动性浊音（－），肠鸣音正常。四肢活动正常，双下肢无水肿。

【影像学检查】

食管钡餐检查见图 2-1-1。

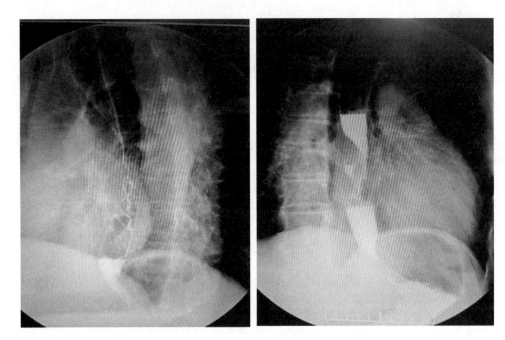

图 2-1-1　钡餐示食管中下段 6cm 管壁不规整，见充盈狭窄，局部见龛影，黏膜破坏中断

【提问 1】

患者的主要表现是什么？考虑原因是什么？

该患者为老年男性，表现为进行性加重的进食哽噎直至吞咽困难，行上消化道钡餐发现食管中下段占位，临床考虑为食管恶性肿瘤可能性大。

【提问 2】

为明确诊断，需要做哪些检查？

对于食管癌的诊断，消化道内镜活检为诊断金标准，对于内镜病理诊断明确者，一般需要完善强化 CT，颈段或胸段食管癌距环咽肌＜ 5cm 应行颈部 / 胸部 / 腹部 CT，食管胃交界癌应行颈部 / 胸部 / 腹部 / 盆腔 CT。推荐 CT 平扫 / 增强剂多角度重建，用于判断食管癌位置、肿瘤浸润深度、肿瘤与周围结构及器官的相对关系、区域淋巴结转移及周围血管侵犯。推荐颈部超声用于颈部淋巴结等转移灶诊断与鉴别诊断；强调肺部高空间分辨率重建图像，有利于肺转移瘤的诊断与鉴别诊断。邻近气管、支气管的肿瘤，需要判断是否受侵时，超声气管镜检查优于普通气管镜。超声内镜（EUS）有助于诊断 T 分期。有条件者可考虑行 PET-CT，可发现可能存在的更多转移灶，有助于指导临床策略。

　　该患者于 2022 年 4 月 13 日行胃镜检查（图 2-1-2）示食管距门齿 26cm、28cm 见片状黏膜糜烂，窄带内镜（NBI）见茶色改变，距门齿 29～34cm 见溃疡型改变，上覆污苔，表面渗血，管腔狭窄，分别于 26cm、28cm 及溃疡处病变活检，病理示（食管）黏膜组织慢性炎。另见溃疡坏死物及游离的异型鳞状上皮，考虑鳞状细胞癌。2022 年 4 月 12 日行胸腹部 CT（图 2-1-3）示：①食管中下段明显增厚，合并纵隔多发肿大淋巴结，符合恶性肿瘤表现；②双肺间隔旁气肿；③双肺多发结节灶，右肺下叶前基底段支气管内结节；④右肺上叶少许炎症，双肺散在慢性炎症；⑤主动脉及冠脉钙化；⑥前列腺增大并钙化灶；⑦腹腔、盆腔少量积液；⑧左肾小囊肿，肝内钙化灶。

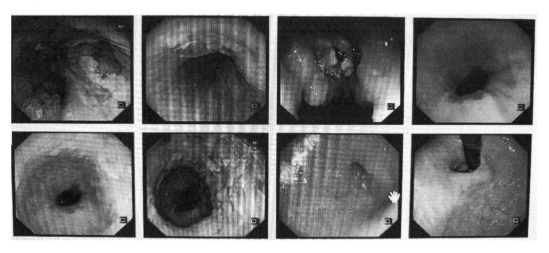

图 2-1-2　食管距门齿 26cm、28cm 见片状黏膜糜烂，NBI 见茶色改变；距门齿 29～34cm 见溃疡型改变，上覆污苔，表面渗血，管腔狭窄（彩图见第 214 页）

【提问 3】

该患者目前的诊断是什么及下一步诊疗方案是什么？

　　该患者目前的诊断为：食管胸下段恶性肿瘤（cT3N2M0，鳞癌，Ⅲ期）。依据

AJCC/UICC 联合发布的 2017 年第八版食管及食管胃交界部癌 TNM 分期，肿瘤部位按原发灶的中点界定。胸下段食管为自下肺静脉水平至食管胃结合部（EGJ），内镜检查距门齿 30 ~ 40cm。

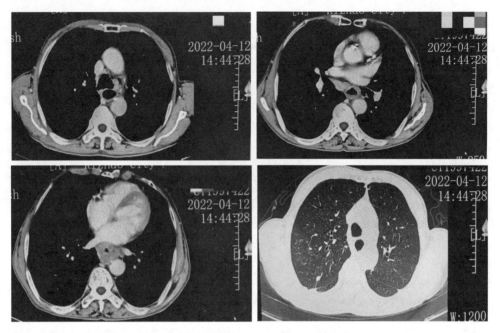

图 2-1-3　食管中下段明显增厚，合并纵隔多发肿大淋巴结，符合恶性肿瘤表现；双肺多发结节灶，右肺下叶前基底段支气管内结节

目前食管癌诊疗领域的特点是多个学科和多种方法并存，而现有的以治疗手段的分科诊疗体制与按照病种或机体系统实现有序规范的治疗之间存在一定的矛盾，因此，对于食管癌的诊疗，必须强调多学科团队（MDT）模式。尤其是该患者为局部晚期食管癌，异质性较大，且为老年患者，应综合患者年龄和身体状况情况决定诊疗策略。所以本患者推荐进行 MDT，制订综合治疗方案。

**病情简介 3**

　　2022 年 4 月 20 日行多学科团队会诊，建议：该患者影像学检查符合食管下段恶性肿瘤并纵隔淋巴结，肺内多发结节考虑为炎性可能性较大，临床诊断为食管胸下段恶性肿瘤（cT3N2M0，鳞癌，Ⅲ期），分期较晚，建议行术前新辅助化疗 2 ~ 4 个周期，评估后再行手术治疗，可考虑完善 PET-CT 等检查。

**【提问 4】**

新辅助治疗的方案如何选择？

对于局部晚期食管癌，有条件的医院建议术前行新辅助治疗。研究证实，对于可切除食管癌，术前新辅助治疗联合手术治疗的模式较单纯手术治疗可获得明显生存获益。而术前同步放化疗与术前化疗孰优孰劣尚无定论，虽然绝大部分研究认为术前放化疗较术前单纯化疗可提高局部区域控制率和根治性手术切除率，但两者长期生存并无明显差异。对于化疗方案的选择，可选择紫杉醇 + 卡铂 / 顺铂、顺铂 +5-FU 或卡培他滨或替吉奥，长春瑞滨 + 顺铂、奥沙利铂 +5-FU 或卡培他滨或替吉奥，紫杉醇 +5-FU 或卡培他滨或替吉奥。或老年患者可考虑单药卡培他滨或替吉奥。该患者虽为老年患者，但患者梗阻症状较明显，建议双药联合，以期快速控制肿瘤来缓解症状。

**病情简介 4**

2022 年 4 月 18 日至 2022 年 5 月 19 日行 TX 方案化疗第 1 ～ 2 个周期，具体方案：紫杉醇 90mg d1，8+ 卡培他滨 1.0g bid d1 ～ 14。2022 年 6 月 11 日复查 CT（图 2-1-4）示：食管癌灶及淋巴结较 2022 年 4 月 12 日均缩小，双肺多发结节灶，较前变化不大，右肺上叶前段支气管内病灶新发，不除外痰栓。2022 年 6 月 12 日复查上消化道钡餐（图 2-1-5）示：食管中下段 4cm 管壁不规整，见充盈狭窄，黏膜破坏中断，评估病情 PR。2022 年 6 月 12 日至 2022 年 7 月 10 日继续 TX 方案化疗第 3 ～ 4 个周期。2022 年 8 月 4 日复查 CT 示：①食管癌并纵隔淋巴结治疗后，较前 2022 年 6 月 11 日略缩小。②双肺炎症，双肺间隔旁气肿，双侧多发支气管扩张。③双肺多发结节灶，较前相仿；右肺上叶前段支气管内结节，较前缩小，不除外痰栓。④双肺散在慢性炎症。2022 年 8 月 6 日复查胃镜（图 2-1-6）示：食管中下段黏膜呈瘢痕样改变，余黏膜光滑柔软，血管纹理清晰，扩张度好。该患者经 4 个周期治疗后，患者进食哽噎感消失，临床评估疗效达 CR。

**【提问 5】**

该患者下一步的治疗方案如何选择？

该患者目前评估疗效达到 CR，根据胃镜检查，镜下表现呈现瘢痕样改变，未见肉眼肿瘤组织，且 CT 检查未发现明显肿大淋巴结，可以证明该患者新辅助化疗的效果非常好。根据 MDT 意见，可考虑行根治性手术治疗。

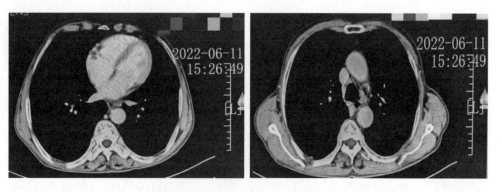

图 2-1-4　食管癌灶及淋巴结较 2022 年 4 月 12 日均缩小

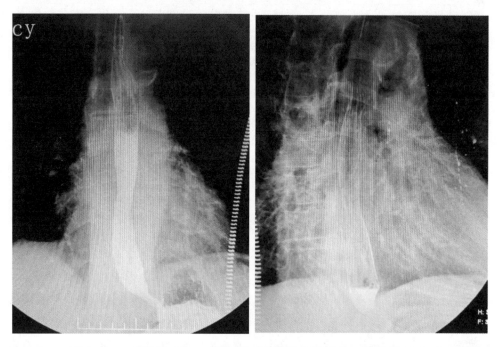

图 2-1-5　食管中下段 4cm 管壁不规整，见充盈狭窄，黏膜破坏中断

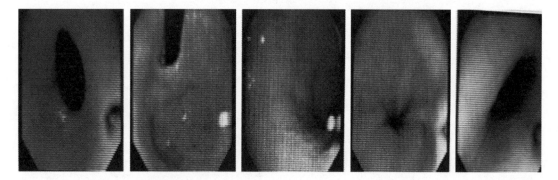

图 2-1-6　食管中下段黏膜呈瘢痕样改变，余黏膜光滑柔软，血管纹理清晰，扩张度好（彩图见第
214 页）

**病情简介 5**

根据 2022 年 8 月 4 日 CT 表现，发现双肺炎症，双肺间隔旁气肿，双侧多发支气管扩张，且患者出现咳嗽咳痰，给予头孢噻肟抗感染治疗，效果欠佳。2022 年 8 月 10 日行气管镜检查示：双肺各级支气管及各分级叶段支气管管腔通畅，未见新生物，左肺下叶基底段支气管管腔内可见白色分泌物，给予吸引并灌洗送检。于左肺下叶外基底段行肺组织活检，病理示：（左肺下叶）少许肺组织，间质纤维显著增生伴炭末沉积，可见少许以淋巴细胞为主的慢性炎细胞浸润。经呼吸科会诊，诊断为"机化性肺炎"，给予甲泼尼龙抗感染等治疗。2022 年 8 月 19 日再次复查 CT 示双肺炎症较前范围稍减少，双肺间隔旁气肿，双侧多发支气管扩张。评估患者年龄大，肺功能较差，表现为机化性肺炎、支气管扩张等，考虑手术治疗或根治性放疗的风险较高，与患者家属沟通后，患者家属拒绝手术治疗及放疗。

**【提问 6】**

该患者拒绝手术治疗或放疗，下一步的治疗方案如何选择？

针对 2022 年 CSCO 食管癌诊疗指南的推荐，初诊临床分期为 cT1b ～ cT2N+ 或 cT3 ～ cT4anyN 的食管鳞癌患者，目前推荐的治疗方案为根治性同步放化疗 + 化疗或新辅助治疗 + 食管切除术。该患者经 MDT 讨论后，给予 4 个周期新辅助化疗，疗效达到 CR。由于患者家属拒绝手术及放疗，推荐系统性药物治疗。该患者既往为双药化疗，考虑患者年龄大，且既往化疗效果较好，建议行卡培他滨单药口服化疗。

**病情简介 6**

该患者自 2022 年 9 月至 2023 年 5 月口服卡培他滨 1.0g bid d1 ～ 14 维持治疗，其间复查病情稳定，且患者耐受性良好，进饮食通畅，营养状况良好，未诉不适。

**【案例点评】**

我国大多数食管癌患者就诊时已属于中晚期，仅 20% 可行根治手术，绝大多数需要依靠放疗等多学科的综合治疗。放疗作为食管癌的重要治疗手段之一，由于损伤较小，受食管邻近重要组织器官的限制小，患者容易耐受，适应范围较手术治疗广泛。单纯放疗的中位生存期仅 6 ～ 12 个月，5 年生存率为 10% 左右。化疗在食管的治疗起步较晚，目前铂类联合氟尿嘧啶类药物或紫杉类药物为标准治疗方案，近期疗效为35%～55%，缓解期不到6个月。RTOG 85-01试验研究奠定了同步放化疗的地位，目前同步放化疗是不能手术或拒绝手术局部晚期食管癌患者的标准治疗模式。对于无法手术的中晚期食管癌，多数临床随机或非随机对照试验均显示，同步放化疗可在提高局部控制率的同时，可提高生存率，降低远处转移率。

对于可切除食管癌，术前新辅助治疗联合手术治疗的模式较单纯手术治疗可获得明显生存获益。而术前同步放化疗与术前化疗孰优孰劣尚无定论，虽然绝大部分研究认为术前放化疗较术前单纯化疗可提高局部区域控制率和根治性手术切除率，但两者长期生存并无明显差异。新辅助治疗后建议的手术时机是在患者身体条件允许的情况下，放化疗结束后4～8周，化疗结束后3～6周。对于拒绝手术或者不能耐受手术者，可以选择根治性同步放化疗、单纯放疗。关于放疗，对于有条件的医院，推荐采用调强放疗技术，相较于既往的二维或三维放疗技术，调强放疗在靶区剂量分布和正常组织、器官保护等方面均表现优异，可改善总生存、减少放疗相关不良反应。目前根治性同步放化疗的剂量推荐为50～60Gy，常规分割。前瞻性研究显示，低剂量与高剂量根治性放疗组的局部控制率、生存率差异均无统计学意义，而部分回顾性研究提示高剂量放疗有利于提高食管鳞癌的局部控制率和生存率，但有争议。60Gy可能带来更多的不良反应的发生，如放射性肺炎等。根治性单纯放疗的剂量推荐为60～70Gy，放疗每日1次，每周5次。对于化疗方案的选择，可选择紫杉醇＋卡铂/顺铂、顺铂+5-FU或卡培他滨或替吉奥，长春瑞滨＋顺铂、奥沙利铂+5-FU或卡培他滨或替吉奥，紫杉醇+5-FU或卡培他滨或替吉奥。或老年患者可考虑单药卡培他滨或替吉奥。该患者选用的紫杉醇联合卡培他滨，规范使用化疗方案，为本例亮点之一。

该患者经多学科会诊后，选择的方案为新辅助化疗，经新辅助化疗4个周期后，临床疗效达到CR，为后续的手术治疗提供了绝佳的治疗时机，或可考虑序贯根治性放疗。但此时患者出现了肺部感染，并且患者家属治疗意愿不够强烈，影响到患者手术治疗及放疗的实施。这也是我们临床工作中经常遇到的问题，并不是每个人都能按照标准治疗方案进行下去，如何选择替代方案，成为临床一线工作人员面临的重点问题。尤其是该患者经新辅助化疗后临床疗效达到CR，患者拒绝手术治疗及放疗，是继续观察还是维持化疗呢？目前食管癌中的维持化疗研究还是比较少，罗海涛等将46例Ⅲ/Ⅳ期的中晚期食管癌患者随机分成放疗/多西他赛/顺铂化疗及卡培他滨维持治疗（治疗组）和放疗/多西他赛/顺铂化疗（对照组），卡培他滨治疗在放疗结束后开始，持续6个月，结果表明卡培他滨维持治疗期间可提高中晚期食管癌患者的有效率，延长生存期，提高生活质量，且不良反应可耐受。LU等通过试验得出，与对照组比较，接受卡培他滨维持治疗的晚期胃食管结合部癌患者PFS和OS显著延长，表明单药卡培他滨维持治疗是有效的，并且耐受性良好。该患者采用了单药卡培他滨维持治疗，无疾病进展时间已经大于半年，也是本病例亮点之一。

【启示与思考】

局部晚期食管癌是食管癌分期中最多的类型，本例经确诊后，规范多学科会诊后制订了新辅助化疗方案，疗效显著，证明是最准确的诊疗策略。但我们也应发现患者的个体差异性，不能完全照搬指南，必须结合患者本人身体状况、自身意愿等，合理选择了单药维持化疗，仍可实现无疾病生存。

# 病例2 1例不可手术切除的局部晚期食管癌的治疗

**病情简介 1**

患者程××，男，54岁。2021年12月26日首次因无明显诱因出现进食梗阻就诊我院。

【现病史】

患者于2021年12月份开始无明显诱因出现进食梗阻不适感，初始进食粗硬食物明显，进食半流质食物、流质食物无明显异常感觉，无声音嘶哑，无饮水呛咳，无发热，无咳黄痰，无咯血，无胸闷及胸骨后疼痛，无腹痛，无呕血及黑便。2021年12月15日就诊临沂市某院，行胃镜检查示：距门齿25cm见隆起性肿块，病理示鳞状细胞癌；胸部CT示：左肺上叶、左肺下叶感染性病变，考虑结核可能性较大，食管中段壁增厚明显，管腔狭窄。为求进一步治疗就诊我院。

【既往史】

既往体健，否认吸烟、饮酒史。

【体格检查】

T 36.2℃，P 83次/分，R 17次/分，BP 118/69mmHg，KPS 80分，营养评分2分。浅表淋巴结未触及肿大。胸廓正常，双侧呼吸动度对称，双侧语音震颤无增强或减弱，无胸部摩擦感，双肺叩诊清，呼吸音粗，未闻及明显干湿性啰音。心前区无隆起，心尖搏动无移位，无心包摩擦感，心率 83 次 / 分，律齐，各瓣膜听诊区未闻及杂音。腹软，无压痛、反跳痛，肝脾肋下未触及，移动性浊音（−），肠鸣音正常。四肢活动正常，双下肢无水肿。

**【提问 1】**

该患者目前明确诊断为食管癌，尚需要完善哪些检查？

该患者为中年男性，胃镜病理明确是食管中段鳞癌，对于内镜病理诊断明确者，一般需要完善强化 CT，用于判断食管癌位置、肿瘤浸润深度、肿瘤与周围结构及器官的相对关系、区域淋巴结转移及周围血管侵犯。推荐颈部超声用于颈部淋巴结等转移灶诊断与鉴别诊断；食管钡餐可清晰显示自下咽至贲门的食管癌的上下界，既能显示轮廓、黏膜等形态的改变，又可观察扩张、蠕动等功能的改变，具有直观、全面、动静态结合的特点，对于发现病变、确定病灶长度、明确定位有重要作用。另外，食管钡餐在发现恶性溃疡方面作用独特，但无法显示食管癌外侵及其周边组织器官的关系；怀疑淋巴结转移时，尤其是颈部淋巴结，对于颈段、胸段食管癌，为高危转移区域，须完善颈部超声，必要时行淋巴结穿刺；如有条件，可完善 PET-CT，有助于分期诊断。

### 病情简介 2

该患者于 2021 年 12 月 26 日完善食管强化 CT（图 2-2-1）示：①食管中段占位并以上食管扩张，病变局部包绕降主动脉，病变侵及气管隆突下；②双肺多发结节，建议随诊；③右肺下叶支气管炎，双肺细支气管炎；④冠状动脉钙化灶；⑤肝右叶钙化灶。2021 年 12 月 26 日行颈部超声示左侧锁骨上窝淋巴结肿大，大小 1.18cm×0.51cm，内部结构清楚；2021 年 12 月 27 日行颅脑 MRI 示：颅脑平扫未见明显异常，颅脑 MRA 示脑动脉硬化性改变，右侧大脑中动脉 M1～2 段狭窄，骨扫描检查未见明显转移征象；2021 年 12 月 29 日行钡餐（图 2-2-2）示食管中下段管壁局部黏膜增粗、中断，边缘毛糙，局部管壁僵硬，可见小的充盈缺损。2021 年 12 月 30 日行多学科会诊，会诊结论如下。目前诊断：①食管胸中段恶性肿瘤（鳞癌，cT4N1～2M0，ⅣA 期）；②支气管炎；③脑血管狭窄；④动脉硬化。后续诊疗方案：①患者病理诊断明确，分期为 cT4N1～2M0，ⅣA 期，为局部晚期，外科评估无手术指征；②患者病变范围广，侵及气管、血管，治疗期间大出血、食管气管瘘等风险极高；③局部晚期患者一线治疗为根治性同步放化疗，但患者侵及气管、大血管，推荐行单纯化疗，根据后续治疗效果，必要时可联合放疗，须高度警惕穿孔、出血风险。一线化疗方案有 FP、TP 方案等，相关不良反应注意与家属沟通，若条件允许可联合免疫治疗。

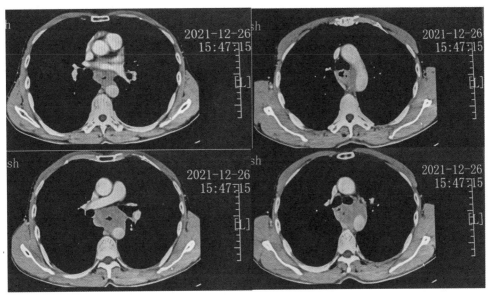

图 2-2-1 食管中段占位并以上食管扩张，病变局部包绕降主动脉，病变侵及气管隆突下

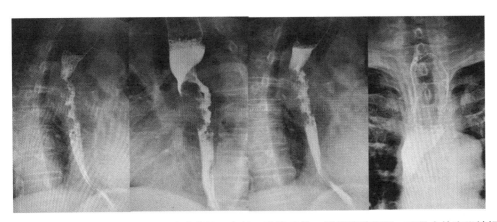

图 2-2-2 食管中下段管壁局部黏膜增粗、中断，边缘毛糙，局部管壁僵硬，可见小的充盈缺损

【提问2】

对于不可切除的局部晚期食管癌的治疗，目前指南是如何推荐的？

该患者经多学科会诊后为不可手术切除的局部晚期食管鳞癌，治疗方案为先行新辅助化疗，可联合免疫治疗。根据 2021 年 CSCO 食管癌诊疗指南推荐，对于 PS 0～1 分的不可切除的局部晚期食管癌患者，根治性同步放化疗为首选治疗方案，系统性药物化疗 + 序贯放疗也是Ⅰ级推荐，但对于侵犯气管、大血管、椎体、心脏的 T4b 患者，推荐药物治疗，同步放化疗其穿孔、出血风险高，Meta 分析显示同步放化疗在疗效方面比单纯化疗有优势，特别是病理类型为鳞癌的患者。对于不能耐受同步放化疗者，选择根治性放疗，为Ⅱ级推荐；根治性同步放化疗联合靶向治疗为Ⅲ级推荐，目前推荐的靶向药物主要为西妥昔单抗或尼妥珠单抗，但研究结果并不一致，部分研究提示有肿瘤降期和局部控制获益。目前同步放化疗联合免疫治疗的Ⅲ期正在研究（如 KEYNOTE-975、Rationale311、KUNLUN 等）中，尚缺乏充分的循证医学证据，但目前一些小样本的研究初步显示放化疗联合免疫治疗在不可手术食管癌的安全性及疗效较好。如 PALACE-1 研究，尽管入组病例数较少，但入组患者超过一半（55.6%）的原发肿瘤病灶及淋巴结均达到病理完全缓解（pCR），原发灶主要病理缓解率（MPR）为 89%。相较于单纯 CROSS 治疗方案，免疫联合放化疗为患者带来明显获益，但仍须扩大样本量来进一步证实新辅助同步放化疗联合免疫的疗效和安全性。

## 病情简介 3

经与患者家属沟通，患者于 2021 年 12 月 29 日至 2022 年 3 月 6 日行 4 个周期化疗联合免疫治疗，具体方案为：白蛋白紫杉醇 300mg d1+ 奈达铂 60mg d1 ～ 2+ 卡瑞利珠单抗 200mg d1。其间于 2022 年 2 月 11 日复查 CT（图 2-2-3）示：①食管癌治疗后改变，较 2021 年 12 月 26 日明显缩小；②双肺多发结节，较前相仿；③右肺下叶炎性改变；④冠状动脉钙化灶；⑤肝右叶钙化灶。2022 年 3 月 5 日复查钡餐（图 2-2-4）示：食管中下段管壁局部僵硬，黏膜欠规整，管腔略窄，较前 2021 年 12 月 29 日明显好转。

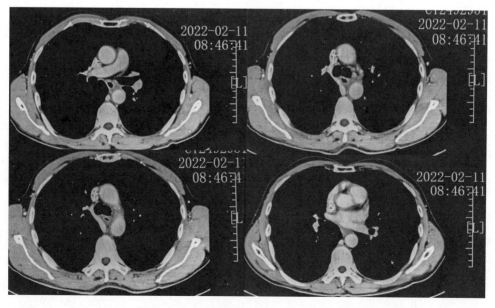

图 2-2-3　食管癌治疗后改变，较 2021 年 12 月 26 日明显缩小

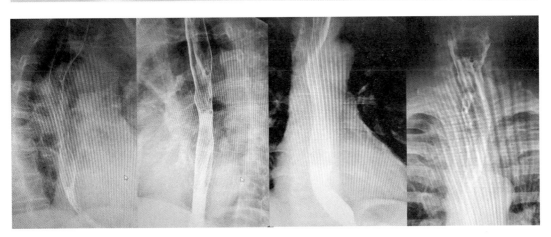

图 2-2-4　食管中下段管壁局部僵硬，黏膜欠规整，管腔略窄，较 2021 年 12 月 29 日明显好转

【提问 3】

该患者经化疗联合免疫治疗 4 个周期后，肿瘤缓解明显，其序贯放疗如何执行？

食管癌放疗可选择适形、调强、螺旋断层调强技术。适形放疗射线能量一般采用 6 ～ 8MV X 线，以 4 ～ 5 个射野为宜，前后野权重为主以减少肺受量，侧野避开脊髓；固定野调强建议采用 6MV X 线，一般设 5 ～ 7 个射野，尽量避开穿射两侧肩膀；旋转调强一般采用 6MV X 线，2 个弧等中心共面照射，为降低肺受量特别是低剂量照射体积，可以考虑用 2 个非全弧，即避免横向穿射肺组织；螺旋断层调强可以在靶区层面通过设置屏蔽角度的方式，避免射线从肺两侧横向穿射。食管癌 CT 模拟定位：患者仰卧于 CT 扫描床固定体架上，热塑膜固定，扫描条件设为轴位扫描，层厚一般为 3mm，扫描范围根据病变部位、范围设定。为了对呼吸运动进行管理，可以在进行 CT 扫描时配合如主动呼吸控制、四维 CT、呼吸门控等技术。

对于食管癌靶区的定义在国内外各中心存在着非常大的差异。RTOG85-01 建议行选择野放疗，照射范围包括全食管、全纵隔、锁骨上淋巴结引流区等，RTOG94-05 则采用累及野技术。目前国内尚无选择野与累及野的随机对照研究。①根治性放疗大体肿瘤靶体积（GTV）：包括原发肿瘤（GTVp）及转移淋巴结（GTVn）。GTVp 为可见的食管病灶，应综合影像学［食管造影、增强 CT、MRI 和（或）PET-CT］和内镜［电子上消化道内镜和（或）腔内超声］结果确定。GTVn 为可见的转移淋巴结，指 CT 和（或）MRI 显示的短径≥ 10mm（食管旁、气管食管沟≥ 5mm）的淋巴结，或 PET-CT 显示 SUV 高（炎性淋巴结除外），或者虽低于上述标准，但淋巴结有明显坏死、环形强化、强化程度与原发灶相仿、偏心钙化者，也作为 GTVn（2B 类证据）。临床靶体积（CTV）：根据 2020 年 NCCN 食管癌指南，根治性放疗推荐选择性淋巴结照射（ENI）；

对于靶区范围过大，或患者 PS 评分较差、病期较晚、心肺功能不能耐受者，可考虑行累及野照射（IFI）。IFI 时，CTV 定义为 GTVp 前后、左右方向均外放 5 ~ 6mm，上下方向各外放 30mm，GTVn 各方向均外放 5 ~ 6mm（外放后将解剖屏障包括在内时需要做调整）。ENI 时，除食管原发病灶和转移淋巴结区外，尚须包括淋巴结转移率较高的相应淋巴引流区域，以下可供参考（淋巴结引流区分组可参照日本 JES11th 标准）：

颈段：双侧 101、双侧 102、双侧 104、105、106rec；

胸上段：双侧 101、双侧 104、105、106、部分 108 组；

胸中段：105、106、107、108、部分 110，腹部 1、2、3、7 组；

胸下段：107、108、110，腹部 1、2、3、7 组；

上段跨中段：双侧 101、双侧 104、105、106、107、108 组；

中段跨上段：105、106、107、108、部分 110 组；

中段跨下段：部分 105、部分 106、107、108、110，腹部 1、2、3、7 组；

下段跨中段：107、108、110，腹部 1、2、3、7 组。

计划靶区（PTV）：在 CTV 各方向外放 5mm，纵向外放可至 8mm（实际外放可根据各中心质控数据自行决定）。一般 ENI 首程给予预防剂量之后需要重复定位。若无新发病灶，则后续仅做 IFI，至根治量。

### 病情简介 4

该患者于 2022 年 3 月 12 日开始行食管癌序贯调强放疗，以食管原发肿瘤、转移淋巴结区及高危淋巴结区（部分 105、部分 106、107、108、110，腹部 1、2、3、7 组）为靶区，食管原发肿瘤上下外扩 3cm，前后左右外扩 0.5cm，形成 CTV，CTV 边界外扩 0.5cm 形成 PTV，行 IMRT，1.8Gy/F，原发病灶 PGTV 2Gy/F，共30 次（图 2-2-5、图 2-2-6）。

【提问 4】

该患者经化疗 + 免疫治疗 + 根治性放疗后，肿瘤缓解明显，下一步的治疗是观察还是继续化疗或免疫治疗巩固呢？

针对不可手术切除的局晚期食管癌，RTOG 85-01 试验研究奠定了同步放化疗的地位，但总体疗效仍不乐观，同步放化疗后巩固化疗是否有利于食管癌患者的生存目前尚存在争议。也就是说根治性放化疗后的巩固化疗是否获益，目前没有高级别的证据，

PRODIGE-5 研究对比了不同化疗方案联合放疗的疗效，结果显示同步放化疗后巩固化疗的中位 OS 为 20.1 个月，3 年 OS 率为 26.4%，而同步放化疗组为 15.5%，该研究提示巩固化疗患者的 OS 有延长的趋势。但也有部分回顾性研究显示两组在局部复发和远处转移方面没有显著差异。但目前根据 2020 年 CSCO 食管癌指南推荐对于身体状况较好、淋巴结转移多、分期较晚、低分化的患者，建议巩固化疗。

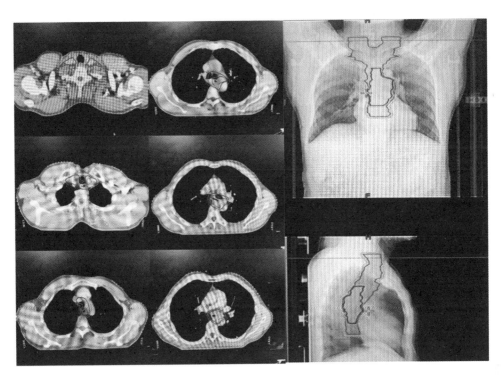

图 2-2-5　放疗靶区（彩图见第 214 页）

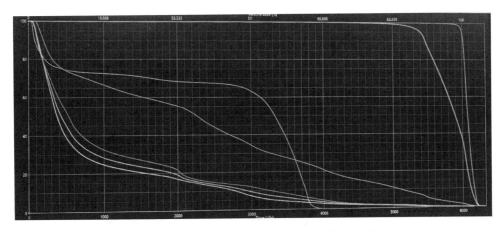

图 2-2-6　放疗计划 DVH 图（彩图见第 215 页）

免疫联合治疗无疑为中晚期食管癌患者带来了治疗方案的新选择。关于食管鳞癌根治性同步放化疗后采用 PD-1/PD-L1 治疗的报道也不多见。临床设计的出发点主要借鉴了非小细胞肺癌治疗领域 PACIFIC 研究成功的经验。日本学者的 TENERGY 研究针对不适合接受手术治疗的局部晚期食管鳞癌患者，根治性放化疗后应用阿替利珠单抗治疗12 个月或至进展，目前该项研究正在进行中。我国目前开展不可切除局部晚期食管鳞癌根治性同步放化疗后卡瑞利珠单抗巩固治疗的有效性和安全性研究，欧洲肿瘤内科学会（ESMO）壁报显示该研究的中位随访时间达到了 17 个月，PFS、OS 仍未达到，也期待有更好的结果。

**病情简介 5**

该患者于2022年6月24日给予白蛋白紫杉醇300mg d1+奈达铂60mg d1～2+卡瑞利珠单抗200mg d1化疗，因化疗后骨髓抑制较重，于2022年7月开始行卡瑞利珠单抗200mg q3w维持治疗至今，患者病情稳定，耐受性良好。

【案例点评】

本例是初诊为不可手术切除的局部晚期食管鳞癌患者，同步放化疗是不能手术或拒绝手术局部晚期食管癌患者的标准治疗模式。我国大多数食管癌患者就诊时已属于中晚期，仅 20% 可行根治手术，绝大多数需要依靠放疗等多学科的综合治疗。放疗作为食管癌的重要治疗手段之一，由于损伤较小，受食管邻近重要组织器官的限制小，患者容易耐受，适应范围较手术治疗广泛。原则上，颈段和胸上段食管癌手术创伤大，并发症发生率较高，目前建议首选放疗；胸下段食管癌容易发生腹腔内淋巴结转移，放疗效果差，首选手术治疗。胸中段食管癌放疗与手术治疗的疗效相当，应根据具体情况选择合适的治疗手段，但常因肿瘤侵犯气管、肺门或胸主动脉，不能完成手术切除。本例为不可手术切除的局部晚期食管鳞癌，根治性放化疗为标准治疗手段，经多学科会诊讨论后，结合本例患者特点，病变范围广，侵及气管、血管，治疗期间大出血，食管气管瘘等风险极高，采取了化疗序贯放疗的治疗方案，治疗前并完善相关检查，为临床准确分期提供了依据，经多学科会诊制订了规范的诊疗方案，既遵守了规范化，又体现了个体化，是本案例的最大亮点。

免疫治疗的出现为食管癌治疗带来了新的曙光。对于晚期食管癌，以免疫检查点抑制剂为代表的免疫治疗从后线向二线、一线不断推进，成为可供选择的标准治疗方案。

在此背景下，推进局部晚期食管癌的免疫治疗成为学界探索的热点之一。研究显示，晚期食管鳞癌中国患者从免疫治疗中的获益较为明显。由我国学者牵头开展的针对中国食管鳞癌患者的 ESCORT 研究，以 ESCORT-1st 研究证实了卡瑞利珠单抗的出色表现。开展的一项卡瑞利珠单抗用于局部进展期食管癌确定性同步放化疗后巩固治疗的临床研究公布了最新的中期分析结果。该研究中位随访时间达 17 个月，主要终点 PFS、次要终点 OS 均尚未达到。安全性方面，免疫治疗总体耐受性良好易于管理，不良反应主要为毛细血管内皮增生症（RCCEP）、肺炎、甲状腺功能减退等，且均为 1～2 级。该研究入选 2022 年 ESMO 年会壁报。该患者放疗前联合卡瑞利珠单抗免疫治疗，并进行巩固治疗，患者疗效明显，不良反应较轻。

放疗是食管癌患者重要的治疗手段，包括新辅助放疗、根治性放疗、术后辅助放疗以及姑息性放疗。相对于手术治疗，放疗创伤小，治疗副作用少，保留器官率高。当前临床研究表明，食管癌患者行根治性放疗联合同步放化疗的 5 年生存率为 40% 左右，不劣于手术治疗。因此，靶区的准确勾画在放疗中尤其重要。本例患者采用的选择性淋巴结照射，采用调强放疗技术，靶区设计、靶区剂量规范合理，符合当前诊疗规范，也是本案例的亮点之一。

【启示与思考】

1. 该患者入院后完善了各项检查，结合食管钡餐、强化 CT、胃镜等多种技术手段确定了食管癌病变的位置及病变长度。临床工作中，不能绝对依靠先进的 PET-CT、DWI-MRI 等技术，应当重视食管超声、钡餐等价值，如果有条件的话，可以使用钛夹标记肿瘤上下范围。

2. 该患者早期应用免疫治疗，为食管癌的治疗注入新的活力，提高了疗效，且在临床观察中发现，不良反应较轻，患者耐受性较好，为免疫治疗在食管癌的治疗上提供了新的证据支持。

# 第3章

# 胃　癌

## 病例 1　胃恶性肿瘤综合治疗 1 例

**病情简介 1**

患者凌×，男，68 岁。于 2021 年 3 月首次入院治疗。

【现病史】

患者于 2021 年 3 月开始无明显诱因出现乏力，无心慌、胸闷，无头晕、头痛，无腹痛、腹泻，无恶心、呕吐等不适，患者未给予重视及治疗。2021 年 4 月开始出现黑便，量较大，乏力较前加重，伴上腹部疼痛、头晕，无头痛，伴双下肢及双上肢水肿。2021 年 4 月 15 日就诊于日照市某院，查血红蛋白为 59g/L，癌胚抗原 8.47ng/ml，肝胆脾彩超提示腹膜后低回声结节及团块，给予止血、输血、补液等相关药物治疗。患者症状好转不明显，后转我院治疗。

【既往史、个人史】

高血压病史、痛风病史。有手术外伤史（右侧腹股沟疝术后 4 年；1 年余前行股骨骨折固定术，后行固定器取出术）。有吸烟史 20 年，平均 40 支 / 日；有饮酒史 20 年，6 瓶啤酒 / 天，已戒 1 年。

【体格检查】

T 36.6℃，P 108 次 / 分，R 21 次 / 分，BP 105/75mmHg，KPS 80 分，NRS 1 分。浅表淋巴结未触及肿大。胸廓正常，双侧呼吸动度对称，双侧语音震颤无增强或减弱，无胸部摩擦感，双肺呼吸音粗，未闻及明显干湿性啰音。心前区无隆起，心尖搏动无移位，无心包摩擦感，心率 108 次 / 分，律齐，各瓣膜听诊区未闻及杂音。腹部平坦，可见腹股沟手术瘢痕，上腹部轻压痛，无反跳痛，移动性浊音（－）。

**【提问 1】**

患者的主要表现是什么？考虑原因是什么？

患者为老年男性，首发症状为乏力，进而出现黑便、上腹部疼痛、头晕、水肿等症状，考虑为胃恶性肿瘤引起疼痛、出血，出血经消化道消化排出形成黑便，严重长期的出血引起严重贫血，进而乏力进行性加重，出现头晕等脑供血不足表现，水肿考虑肿瘤消耗引起的低蛋白血症。

**【提问 2】**

为明确诊断，需要做哪些检查？

根据 CSCO 胃癌诊疗指南 2021，胃癌的临床诊断包括内镜诊断和影像学诊断，用于胃癌的定性诊断、定位诊断和分期诊断。此外，体格检查、实验室检查、转移灶活检，以及诊断性腹腔镜探查和腹腔灌洗液评价也是明确诊断的重要技术手段。

内镜活检组织病理学诊断是胃癌确诊和治疗的依据。同时行免疫组化评价 HER-2 表达状态，为依据胃癌分子分型的抗 HER-2 靶向药物治疗的依据，所有经病理诊断证实为胃或食管胃结合部腺癌的病例均有必要进行 HER-2 检测。推荐胃癌组织中评估 MSI/dMMR 状态及检测 PD-L1 的表达情况，而二代 NGS 测序等在胃癌的应用处在探索和数据积累阶段。

胸、腹、盆部 CT 检查是治疗前分期的基本手段，MRI、腹腔镜探查及 PET 分别作为 CT 疑诊肝转移、腹膜转移及全身转移时的备选手段。腹水细胞学检查、转移灶活检也是诊断疾病的重要手段。

### 病情简介 2

患者于 2021 年 4 月于我院消化内科就诊。继续补血治疗后行胃镜检查考虑胃癌，活检病理示：胃（胃窦）低分化癌（图 3-1-1）。免疫组织化学：CK+，Ki-67+ 约 80%，HER-2（0）。CT 示胃窦占位性病变伴腹腔多发淋巴结转移，未见肝、肺等远处转移（图 3-1-2）。后转我科。

**【提问 3】**

该患者目前的诊断是什么及下一步诊疗方案是什么？

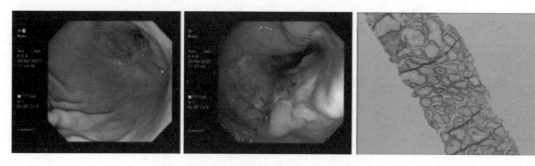

图 3-1-1　患者内镜及活检病理图像（彩图见第 215 页）

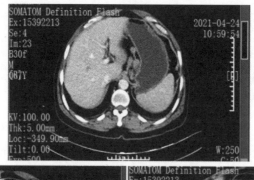

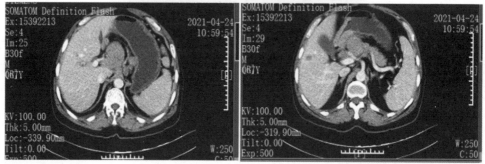

图 3-1-2　患者腹部 CT（2021 年 4 月 24 日）：胃窦明显增厚，并见肝胃间隙等腹腔多发淋巴结肿大，考虑肿瘤性病变可能

　　该患者目前诊断为：胃恶性肿瘤（cT4aN2 ～ 3M0，Ⅲ期）。目前胃癌诊疗领域的特点是多个学科和多种方法并存，手术治疗、介入治疗、放化疗、免疫治疗都是重要手段，需要根据临床分期决定患者的诊疗方案。对于早期胃癌，首选内镜治疗，即内镜下黏膜切除术（EMR）和内镜黏膜下剥离术（ESD）。对于不适合内镜治疗的患者，可行开腹手术或腹腔镜手术。对于非食管胃结合部进展期胃癌，目前治疗标准是 D2 手术切除联合术后辅助化疗；对于分期较晚（临床分期Ⅲ期或以上）者，可选择围术期化疗模式。本病例为Ⅲ期局部晚期患者，且腹腔多发淋巴结转移融合固定，外科会诊考虑无法清扫干净，首选化疗为主的综合治疗。在患者发病当年的 2021 年免疫治疗已被认为

对部分胃恶性肿瘤患者有效，纳武利尤单抗联合化疗的综合治疗方案已被纳入 CSCO 胃癌诊疗指南 2021 推荐，但因其高昂的价格难以在临床上被广泛推荐。经与患者及家属进行沟通，决定选用卡瑞利珠单抗这种国产化的 PD-1 抑制剂联合 SOX 方案进行化疗。后续根据患者肿瘤退缩情况及化疗、免疫治疗的相关反应再制订诊疗方案。

**病情简介 3**

　　于 2021 年 5 月 5 日、2021 年 5 月 28 日开始给予患者卡瑞利珠单抗 200mg 免疫治疗 +SOX（奥沙利铂 200mg ivgtt d1+ 替吉奥 60mg po bid d1～14 q3w）方案化疗 2 个周期。患者口服化疗药物替吉奥期间出现皮肤发黑、恶心呕吐等不适。2021 年 6 月 15 日开始更换方案为卡瑞利珠单抗 200mg 免疫治疗 + 奥沙利铂 200mg 化疗 3 个周期。于 2021 年 9 月 8 日再次入院，因第 5 次输注奥沙利铂化疗后出现颜面部水肿等不适，加之患者手足麻木等副作用较大，于 2021 年 9 月 12 日开始给予卡瑞利珠单抗 200mg 免疫治疗 + 替吉奥 60mg bid d1～14 方案化疗 2 个周期，第 2 个周期因口服替吉奥胶囊消化道反应重，停服替吉奥，后行卡瑞利珠单抗 200mg 免疫治疗 3 个周期。期间多次复查 CT，病情 PR（图 3-1-3）。卡瑞利珠单抗输注后有毛细血管增生症的副作用，尚可耐受。

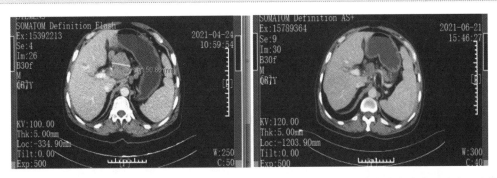

图 3-1-3　左图为 2021 年 4 月 24 日，右图为 2021 年 6 月 21 日，胃恶性肿瘤治疗后改变，肝胃间隙淋巴结较前病变体积明显缩小

**【提问 4】**

　　该患者化疗的主要副作用有哪些？目前面临化疗不耐受情况应如何调整治疗方案？

　　患者化疗的主要副作用有以下 3 点：①皮肤色素沉着，常见于应用替吉奥治疗的患者，个体差异较大，主要表现为颜面部及手足皮肤发黑。②消化道反应，恶心、呕吐等消化道反应为所有化疗药物常见的副作用，该患者于家中口服替吉奥期间此症状明显，给予昂丹司琼片、甲氧氯普胺、奥美拉唑等药物辅助治疗无明显好转，不能按时按期完成口服化疗方案。③手足麻木、颜面水肿，前者为奥沙利铂常见的神经毒性，尤其以天气寒冷时为著，治疗期间指导患者注意保暖，避免接触冷水、冷风，但患者随着奥沙利铂的剂量累积，副作用越发明显。第5次用药期间出现颜面部发红、水肿情况，伴有颈部、面部瘙痒，考虑过敏反应可能性大，因患者化疗剂量累积已较大，后续继续用药可持续性不强，随即停药。

患者在化疗药物使用中面临诸多不适，严重影响生活质量，但其治疗效果较好，周围淋巴结明显缩小，存在潜在可切除的可能，遂召开MDT会议，邀请影像科、介入科、普外科等科室共同讨论后续治疗方案。

## 病情简介 4

该患者行MDT结果如下：

普外科：以手术为主的综合治疗是胃癌首选的治疗方式，但由于该患者周围可疑转移淋巴结较多，难以清扫，目前经肿瘤科新辅助免疫治疗和化疗，周围淋巴结体积明显缩小，且目前受困于相关副作用，化疗面临难以持续的情况，可完善全身检查排除远处转移后进行手术。影像科：患者腹部强化CT示腹腔转移淋巴结均较前减小，胸腹部CT未见其余内脏转移，稳妥起见，如患者家庭情况允许，可完善PET-CT进一步排除转移。病理科：胃腺癌发病率高，预后较差，患者在内镜活检后对HER-2进行了检测，根据CSCO胃癌诊疗指南2021推荐PD-L1 CPS以及MSI/dMMR状态也是需要进行检测的项目，目前相关检测在我院已成熟开展，建议加做相关项目指导治疗。患者手术意愿强烈，制订最终治疗方案：转普外科手术治疗。于2021年12月30日在全身麻醉下行腹腔镜检查+胃大部切除伴胃-空肠吻合术（Billroth Ⅰ式手术）+腹腔淋巴结清扫+小肠小肠吻合+腹腔冲洗引流。2022年1月6日术后病理：胃窦溃疡型低分化腺癌（大小1.0cm×1.2cm×0.8cm），伴肝样腺癌分化，侵及黏膜下层；脉管内查见癌栓，小神经束未受累及；手术两侧切缘及另送（胃残端）及网膜组织均未查见癌（图3-1-4）。淋巴结查见癌转移：胃小弯侧1/13、（1组）1/1、（3组）1/2、（7、9组）3/3、（8组）4/4、（11P组）1/2、（12组）1/1，胃大弯侧0/2、（5组）0/1、（6组）0/1。免疫组化：HER-2（-）。术后分期YT1N3M0。患者手术成功，术后恢复好，但于2022年2月22日复查见腹腔多发淋巴结转移可能性大。

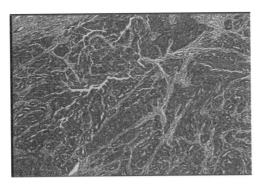

图 3-1-4　患者术后病理（2022 年 1 月）（彩图见第 215 页）

【提问 5】

患者术后很快复发，后续应如何进行治疗？

患者术后病理提示胃窦部病变缓解明显，新辅助后达到 T1 局部分期，考虑一线治疗方案效果较好。一线治疗中患者口服替吉奥消化道反应大，输注奥沙利铂已出现过敏性反应，建议更换化疗药物，氟尿嘧啶类除替吉奥外常用的还有卡培他滨、5-FU 等，在权衡安全性、使用方便性等条件后决定以卡培他滨片口服化疗替代一线中的替吉奥，奥沙利铂暂不给予。此外当时最新的 oreint-16 研究提示信迪利单抗免疫治疗联合化疗在晚期胃癌中的效果良好，且患者应用卡瑞利珠单抗的毛细血管增生症情况较重，与患者沟通后决定以信迪利单抗替代卡瑞利珠单抗继续免疫治疗。

**病情简介 5**

因既往不耐受替吉奥和奥沙利铂的副作用，2022 年 2 月开始更换为信迪利单抗 200mg d1 + 卡培他滨 1.5g d1 ～ 14 q3w 免疫联合化疗方案 14 个周期，复查病情好转，腹腔淋巴结明显缩小评价 PR（图 3-1-5）。治疗中主要副作用为手足综合征和轻度消化道反应。

【案例点评】

本文是一例初步临床诊断为 Ⅲ 期的胃恶性肿瘤患者，合并腹腔淋巴结多发转移，部分融合肿大，初始属于不可切除 Ⅲ 期患者。该患者经胃镜病理为腺癌，进行了 HER-2、微卫星情况等检测，为后续治疗提供基础。HER-2 阴性的晚期胃恶性肿瘤按照 CSCO 胃癌诊疗指南 2021 推荐给予了免疫治疗联合化疗，但因药物可及性问题以国产的 PD-1 抑制剂代替了纳武利尤单抗，配合 SOX 方案化疗。患者用药后效果显著，肿瘤迅速缩小，但化疗、免疫治疗都出现了一定的副作用，奥沙利铂和替吉奥先后停药，卡瑞利珠单抗也出现了毛细血管增生等不良作用。后及时组织了院内专家进行评估，转外科行手术切除。术后患者很快复发，遂进入术后治疗，以卡培他滨片口服化疗替代一线治疗中的替吉奥，联合最新临床试验得到验证过的信迪利单抗替代卡瑞利珠免疫治疗，该方案在术后治疗中成功再次达到 PR，副作用相对一线治疗中的药物有一定减轻，虽出现了手足综合征等新的副作用，但程度总体可控，很好地延长了患者的生命，提高了生活质量。总体来说整个诊疗思路完整、规范，相关辅助检查（腹部 CT 等）精准，对患者进行了准确分期，并按照 CSCO 胃癌诊疗指南 2021 推荐制订了规范的诊疗方案。

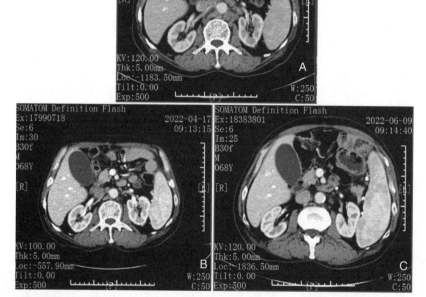

图 3-1-5　A 图为 2022 年 2 月 22 日，B 图为 2022 年 4 月 17 日，C 图为 2022 年 6 月 9 日，腹腔多发淋巴结转移经治疗后体积缩小

本案例中也存在不足，比如一直未行 PD-L1 检测。目前免疫检查点（PD-1）抑制剂的应用在晚期胃癌中的应用证据是充分的。PD-1 抑制剂能够通过阻断 T 淋巴细胞与抗原呈递细胞之间的抑制性信号通路，激活肿瘤特异性 T 淋巴细胞的抗肿瘤作用。但在 CheckMate-649 等多项临床研究中提示免疫治疗改善生存在 PD-L1 CPS ≥ 5 的患者中具有统计学意义，所以 CSCO 胃癌诊疗指南 2021 推荐纳武利尤单抗联合化疗方案用于 CPS ≥ 5 的患者。而该例患者受限于家庭条件及当时基因检测的相关费用未及时检测。

同时卡瑞利珠单抗也未纳入 CSCO 胃癌诊疗指南 2021 推荐，但受限于纳武利尤单抗高昂的费用，只能做此更经济性的选择。此外，在一线免疫治疗联合化疗因副作用难以继续进行后行 MDT 讨论转外科做了手术治疗，术后很快复发，手术可能也值得进一步选择。

【启示与思考】

晚期胃恶性肿瘤免疫治疗联合化疗的方式有较好的疾病控制率，显著延长患者生存时间，提高了生存质量。用药中针对患者的副作用合理调整化疗药物可提高患者的治疗依从性，并达到更好的治疗效果。

# 病例 2　胃恶性肿瘤新辅助治疗 1 例

**病情简介 1**

患者赵 ×，男，52 岁。于 2019 年 7 月首次入我院就诊。

【现病史】

患者于 2019 年 7 月开始无明显诱因出现腹痛、腹胀，进食后明显，无恶心、呕吐，无腹泻、便秘，无呕血、黑便等不适。初未给予重视及治疗，症状逐渐加重，2019 年 8 月 13 日就诊于当地医院。完善胃镜检查示：胃窦占位并幽门不全梗阻，活检病理示胃窦低分化腺癌（图 3-2-1）。为求手术治疗于 2019 年 8 月 18 日入我院。

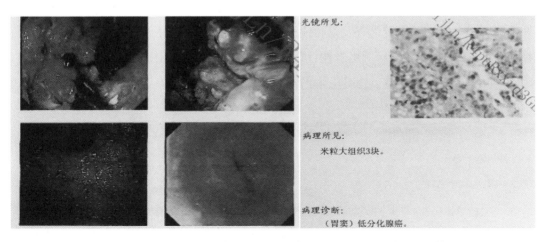

图 3-2-1　患者外院内镜图像及内镜病理（2019 年 8 月 15 日）（彩图见第 216 页）

**【既往史、个人史】**

既往健康状况良好，无高血压、糖尿病、冠心病、慢支合并肺气肿等常见慢性疾病史，无传染病病史。无手术外伤输血史，无食物、药物过敏史。有吸烟史 30 年，平均 10 支 / 日；无饮酒史。

**【体格检查】**

T 36.6℃，P 78 次 / 分，R 18 次 / 分，BP 142/102mmHg，KPS 80 分，NRS 2 分。浅表淋巴结未触及肿大。胸廓正常，双侧呼吸动度对称，双侧语音震颤无增强或减弱，无胸部摩擦感，双肺叩诊清音，呼吸音粗，未闻及明显干湿性啰音。心前区无隆起，心尖搏动无移位，无心包摩擦感，心率 78 次 / 分，律齐，各瓣膜听诊区未闻及杂音。腹部平坦，上腹部压痛，无反跳痛，上腹部正中扪及肿块，大小 8cm×6cm，移动性浊音（-）。

**【提问 1】**

患者的主要症状和体征是什么？考虑原因是什么？

患者为中年男性，主要症状是腹痛、腹胀等，主要体征为上腹部压痛，上腹部正中扪及 8cm×6cm 肿块。腹痛考虑为胃恶性肿瘤侵袭性生长引起的癌痛，腹胀因为该肿瘤位于胃窦部，引起幽门不全梗阻，进食后胃不能正常排空所致。患者上腹部压痛考虑为胃恶性肿瘤疼痛，上腹部正中所触及肿块则为胃窦占位及周围转移淋巴结可能性大。

**【提问 2】**

为明确诊断，患者还需要做哪些检查？

胃癌的临床诊断包括内镜诊断和影像学诊断，用于胃癌的定性诊断、定位诊断和分期诊断。患者已完善内镜检查及活检病理。影像学诊断方面胸、腹、盆部 CT 检查是治疗前分期的基本手段，本病例患者建议行胸腹部 CT 评估胸腹腔其余脏器转移情况。此外，因为特殊的淋巴引流关系，锁骨上淋巴结为胃恶性肿瘤常见的转移部位，所以浅表淋巴结彩超也是必需的检查项目。

### 病情简介 2

2019 年 8 月 18 日腹部 CT 示胃窦占位性病变伴腹腔多发淋巴结转移（图 3-2-2），未见肝、肺等远处转移。淋巴结彩超浅表淋巴结未见转移。2019 年 8 月 25 日为解除幽门梗阻全身麻醉下行剖腹探查＋胃空肠吻合术，术中见胃窦部肿物，大小约 10cm×8cm×6cm，侵出浆膜，累及幽门及胃体，幽门梗阻。后方与横结肠系膜、胰腺浸润生长，胃周围可见多发肿大淋巴结，最大约 7cm×6cm×5cm，位于胰颈部，经小网膜囊向前方突出，与肝圆韧带粘连。无法 R0 切除，行胃空肠吻合术。

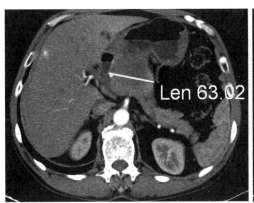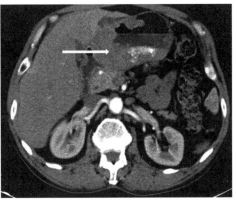

图 3-2-2　患者腹部 CT（2019 年 8 月 18 日）：胃窦明显增厚并周围多发淋巴结肿大，考虑肿瘤性病变

【提问 3】

该患者目前的诊断是什么及下一步诊疗方案是什么？

该患者目前诊断为：胃恶性肿瘤（cT4bN2 ～ 3M0 Ⅳa 期）。目前胃癌诊疗领域的特点是多个学科和多种方法并存，手术治疗、介入治疗、放化疗、免疫治疗都是重要手段，需要根据临床分期决定患者的诊疗方案。本例患者属于非食管胃结合部进展期胃癌，目前治疗标准是 D2 手术切除联合术后辅助化疗，对于分期较晚（临床分期Ⅲ期或以上）者，可选择围术期化疗模式，本例患者经剖腹探查发现无法一期 R0 切除。术前给予新辅助化疗降期成为了必需的选择，后续根据患者肿瘤退缩情况决定手术时机。

**病情简介 3**

2019 年 9 月 8 日因"恶心、呕吐、黑便"来诊。完善检查血红蛋白数值下降至 67g/L，给予止血等治疗后病情稳定，后于我院介入科行胃十二指肠动脉造影＋灌注化疗栓塞术 1 次，具体用药为雷替曲塞 4mg＋洛铂 50mg。2019 年 10 月 7 日开始行 SOX 方案（奥沙利铂 200 mg d1＋替吉奥 60mg bid d1 ～ 14）化疗 5 个周期，腹腔前方淋巴结明显缩小，评价 PR（图 3-2-3）。

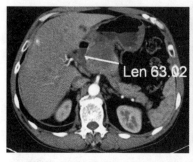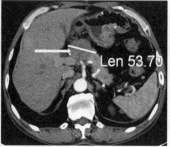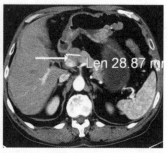

图 3-2-3　左图为 2019 年 8 月 18 日，中图为 2019 年 12 月 2 日，右图为 2023 年 3 月 4 日，胃恶性肿瘤治疗后改变，胰腺前方淋巴结较前病变体积明显缩小

【提问 4】

该患者化疗的主要的副作用有哪些？经 6 个周期术前新辅助化疗后患者是否可以进行手术治疗？术前需要完善哪些检查？

患者化疗的主要副作用有以下 3 点：①皮肤色素沉着，考虑替吉奥治疗的副作用，主要表现为颜面部及手足皮肤发黑。②消化道反应，恶心、呕吐等消化道反应为化疗药物常见的副作用，SOX 方案消化道反应较大，有时不能按时按期完成口服化疗方案，出现疗程延长的情况。③化疗后骨髓抑制，患者疗程中出现轻度白细胞计数减少，总体反应可控，经升白针和口服升白药物处理后好转。④手足麻木，遇冷明显，考虑为奥沙利铂的神经毒性，注意保暖后可有一定缓解。

患者 6 个周期新辅助化疗效果较好，腹腔淋巴结明显缩小，存在可切除的可能。为更好地保证手术安全性和手术效果，应在术前 CT 检查的基础上再次行胃镜检查评估原发肿瘤情况，常规进行肺功能检测、心脏功能检查等术前麻醉风险评估。

> **病情简介 4**
>
> 术前患者再次行胃镜检查示：①胃体隆起型病变；②幽门口处不规则新生物形成。病理示：胃体黏膜组织中度慢性炎（图 3-2-4）。肺功能检测、心脏功能检查等检查无明显异常。2020 年 3 月 28 日在全身麻醉下行"根治性远端胃大部切除 +Roux-en-Y 吻合 + 小肠部分切除 + 腹腔灌洗化疗 + 冲洗引流术"（图 3-2-5），术后病理回示：（远端胃）低分化腺癌（溃疡型，大小 4.0cm×3.3cm×1.2cm，Lauren 分型为弥漫型），侵及浆膜下纤维脂肪组织；脉管内查见癌栓，小神经束受累及；肌层及浆膜下层纤维组织增生并泡沫细胞聚集和多核巨细胞反应，符合化疗

后反应（TRG 分级：2 级）；手术上、下两侧切缘、送检（胃残端）及网膜组织均未查见癌。淋巴结查见癌转移：（8 组）1/1，伴纤维化、泡沫细胞聚集及坏死，符合化疗后反应；（胃大弯侧）0/9、（1 组）0/6、（3 组）0/1、（4 组）0/4、（6 组）0/5、（7、9 组）0/7、（5 组、12 组）均为脂肪组织，未查见癌。免疫组化：HER-2（胃肿瘤 1+、淋巴结转移癌 0）、Ki-67+ 热点区约 70%、CD31 及 D2-40 染色示脉管内癌栓形成（+）、S-100 染色示神经侵犯（-）。术后分期 YT3N1M0。患者手术成功，术后恢复好。

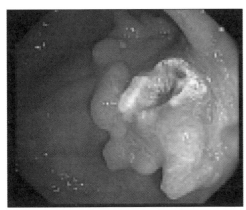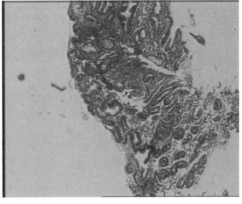

图 3-2-4　术前胃镜检查及活检病理图像（彩图见第 216 页）

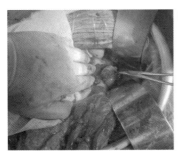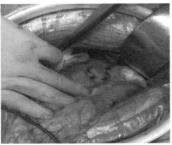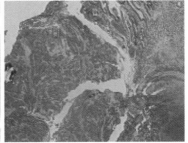

图 3-2-5　手术中胰腺前方淋巴结切除前后及术后病理图像（彩图见第 216 页）

【提问 5】

根据患者术后应如何进行治疗？

胃癌围术期治疗模式（新辅助放化疗 + 手术治疗 + 辅助放化疗 / 化疗）已被多项研究证实与单纯手术治疗相比，可使肿瘤降期、提高 R0 切除率和改善整体生存，且不会增加术后并发症及病死率。有研究显示对 cT4aN+M0 或 cT4bNxM0 局部进展期胃癌患者，术前给予3个周期SOX新辅助化疗,以及术后5个周期SOX方案联合3个周期S-1单药,较术后XELOX辅助化疗组可显著提高3年DFS,并提高R0切除率,ESMO因此将3个周期SOX新辅助化疗,术后5个周期SOX联合3个周期S-1单药方案推荐为胃癌的围术期治疗方案,但具体术前术后方案的周期数需要具体病例具体分析。目前来看术前新辅助化疗+D2手术治疗+术后辅助化学治疗模式为目前推荐的治疗方式。再说到放疗,D2基础上的围术期放化疗对于进展期胃癌整体生存的影响,尤其是对比术后辅助化疗模式的优势,还需要等待进一步研究,目前暂不推荐加入围手术治疗中,仅用于未达到R0切除或D2淋巴结清扫的手术情况的术后治疗方案。本例患者的术前新辅助治疗效果可,CT对比达到PR,术中所见腹腔淋巴结转移明显缩小,术后病理提示胃部病变缓解明显,考虑一线治疗方案效果较好,术后决定继续该方案3个周期。

## 病情简介 5

2020年5月5日开始患者行SOX方案(奥沙利铂200 mg d1+替吉奥60mg bid d1～14)术后化疗3个周期,加强止吐、升白、营养神经等对症治疗,叮嘱注意保暖,顺利完成治疗方案,复查未见复发转移。

【案例点评】

本文是一例初步临床诊断为Ⅳ期的胃恶性肿瘤患者,合并腹腔淋巴结转移,属于进展期的胃恶性肿瘤。该患者经胃镜病理为腺癌并有幽门不全梗阻表现,为解除幽门梗阻全身麻醉下行剖腹探查+胃空肠吻合术,术中探查见胃周多发肿大淋巴结,最大者与肝圆韧带粘连,无法R0切除,遂行胃空肠吻合术。术后根据CSCO胃癌诊疗指南2021推荐进行围手术期治疗,以SOX方案新辅助化疗5个周期。患者用药后效果显著,肿瘤迅速缩小,化疗出现了一定的副作用,但总体可控。后经胃镜及胸腹强化CT评估后认为手术机会成熟,遂行手术治疗。术后继续行SOX方案化疗3个周期,复查病情稳定。总体说整个诊疗思路完整、规范,相关辅助检查(腹部CT等)精准,对患者进行了准确分期,并按照指南推荐制订了规范的诊疗方案。

本案例中也存在不足,比如首次行胃镜检查时未对胃镜标本进行HER-2情况的检测。HER-2是重要的胃癌免疫组化指标,对于HER-2(3+)患者应用曲妥珠单抗是晚期胃癌的重要治疗方式,HER-2阳性胃癌也是一类特殊类型的胃癌。目前,在围术期治疗中也有很多抗HER-2治疗的探索,包括双药或三药化疗,联合单抗或双抗HER-2

治疗，初现成效，但是尚未成为标准治疗策略，但仍推荐进行相关检测，在传统化疗辅助效果不佳时可考虑联用抗 HER-2 靶向药物。

## 【启示与思考】

进展期胃癌通过围术期治疗（新辅助化疗 + 手术治疗 + 辅助化疗）模式可以使部分患者的肿瘤降期，能提高 R0 切除率和改善整体生存，使部分患者达到治愈的可能。初治患者要准确评估患者分期，对于Ⅲ期以上潜在可切除患者应及时进行辅助化疗。

# 第4章

# 肝　癌

## 病例1　Ⅲ期肝恶性肿瘤治疗

**病情简介1**

患者李××，男，68岁。2022年9月首次入我科住院。

【现病史】

患者于2022年8月无明显诱因出现双下肢水肿，就诊于当地医院，行CT检查提示肝多发占位，考虑恶性肿瘤可能，肝门部分结构不清，腹腔及腹膜后淋巴结肿大。后行强化CT提示肝癌表现，并门静脉癌栓、肝硬化、腹腔积液。2022年8月13日患者就诊于上海某院，复查CT提示左右肝多发肝癌，门静脉左右支癌栓，左肝管受侵可能，肝门区及腹膜后淋巴结显示，食管下段胃底静脉曲张。于2022年8月16日行TACE术，于2022年8月21日行信迪利单抗200mg免疫治疗1个周期。

【既往史】

慢性乙型肝炎病史10余年，口服恩替卡韦抗病毒治疗。有吸烟史10余年，约20支/天；有饮酒史10余年，约200ml/d。

【体格检查】

T 36.2℃，P 85次/分，R 20次/分，BP 119/80mmHg，KPS 90分，营养评分1分。全身皮肤黏膜无黄染，无肝掌，无蜘蛛痣。浅表淋巴结未触及肿大。胸廓正常，双侧呼吸动度对称，双肺叩清音，呼吸音清，未闻及明显干湿性啰音。心前区无隆起，心尖搏动无移位，无心包摩擦感，心率85次/分，律齐，各瓣膜听诊区未闻及杂音。腹部平坦，无腹壁静脉曲张，腹壁柔软，无压痛，无反跳痛，无肿块，肝肋下未触及，剑突下未触及，Murphy 征阴性，脾肋下未触及；肾无叩痛，移动性浊音阴性，肠鸣音 3 次 / 分。四肢活动正常，双下肢 I 度水肿。

【辅助检查】

AFP 221.00ng/ml；肝功能 ALT 57U/L，AST 89U/L，白蛋白 40.0g/L。

【提问 1】

患者的主要表现是什么？考虑原因是什么？

该患者为老年男性，双下肢水肿，既往慢性乙型肝炎病史 10 余年，行腹部强化 CT 发现肝多发占位，临床考虑为肝恶性肿瘤可能性大。患者双下肢水肿的原因，考虑与乙肝后肝硬化导致门静脉高压，进而引起静脉血液回流不畅有关。也有部分原因是患者营养不良伴低蛋白血症，进而引起双下肢水肿。

【提问 2】

为明确诊断，需要做哪些检查？

根据 2022 年 CSCO 肝癌诊疗指南，肝癌的临床诊断包括病理学诊断和影像分期诊断。病理学检查包括 EBUS/EUS、经皮穿刺、淋巴结活检、体腔积液细胞学检查等；影像分期诊断包括腹部增强 CT 或 MRI、头部增强 CT 或 MRI、颈部淋巴结 B 超或 CT、骨扫描、胸部 CT、PET-CT 等。

病情简介 2

该患者于 2022 年 9 月 13 日行腹部强化 MRI 示：肝内多发团块状异常强化灶，边界尚清，病灶周围环形低信号包膜，动态增强，动脉期病灶中度异常强化，门脉期及延迟期呈相对低信号，后期可见环形包膜强化，考虑肝内转移瘤；肝右叶异常信号影，考虑肝介入术后改变；门静脉左支内见条状长 T2 信号影，考虑门静脉癌栓（图 4-1-1）。

【提问 3】

该患者目前的诊断及下一步的诊疗方案如何？

该患者强化 MRI 具有典型的原发性肝癌的影像学特征：综合患者影像学表现，该患者临床诊断为：肝恶性肿瘤，CNLC 分期Ⅲ a 期，BCLC 分期 C 期，合并门静脉癌栓。

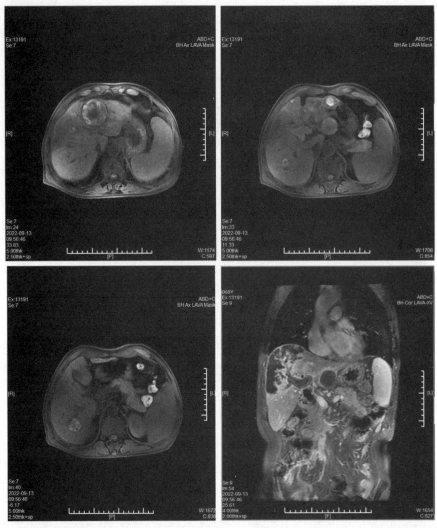

图 4-1-1　患者腹部强化 MRI（2022 年 9 月 13 日）：增强扫描动脉期，肝占位呈不均匀明显强化，门脉期和延迟期，肿瘤强化明显减弱，符合"快进快出"表现

目前肝癌诊疗领域的特点是多个学科和多种方法并存，因此，对于肝癌的诊疗，必须强调多学科团队（MDT）模式，通过有效的 MDT 模式，肝癌患者可以从规范化基础上的个体化，以临床证据为基础的临床治疗决策中更好地获益。所以本患者经我院肝胆肿瘤 MDT 团队讨论，根据 NCCN、ESMO、EASL、AASLD、JSH 等多个肝癌治疗指南推荐，针对该期患者可给予 TACE、系统抗肿瘤治疗、手术切除、放疗。本例患者肝内多发占位，合并门脉癌栓，无法手术切除。最后针对该患者制订综合治疗方案，给予肝动脉栓塞化疗控制肝内病灶，针对门静脉癌栓行放疗，同时行靶向药物联合 PD-1 抑制剂的系统治疗。

　　患者首先于 2022 年 8 月 16 日行 TACE 术 1 次，于 2022 年 8 月 21 日行信迪利单抗 200mg 免疫治疗 1 个周期。之后，根据我国推出的《肝细胞癌合并门静脉癌栓多学科诊治中国专家共识》中的推荐，2022 年 9 月 19 日针对门静脉癌栓进行放疗，放疗剂量为 200cGy×25F。放疗结束时间为 2022 年 10 月 26 日。于 2022 年 9 月 21 日、2022 年 10 月 19 日行信迪利单抗 200mg 免疫治疗 2 个周期，并联合口服仑伐替尼（8mg qd）靶向治疗。

　　经过上述治疗后，患者于 2022 年 11 月 10 日复查腹部强化 MRI 提示：肝右叶病灶较前（2022 年 9 月 13 日）缩小；肝多发异常强化灶，较大者较前缩小；门静脉栓子形成（图 4-1-2）。

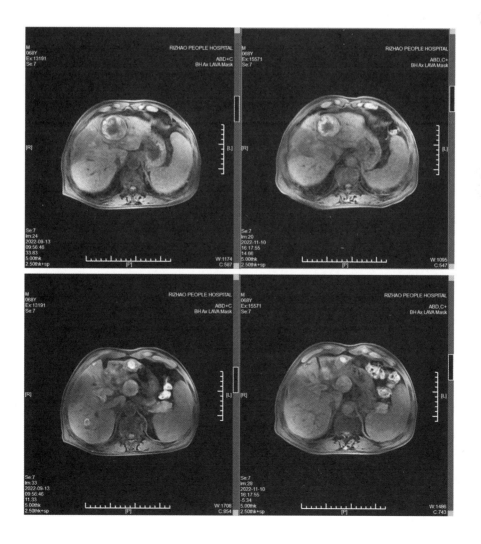

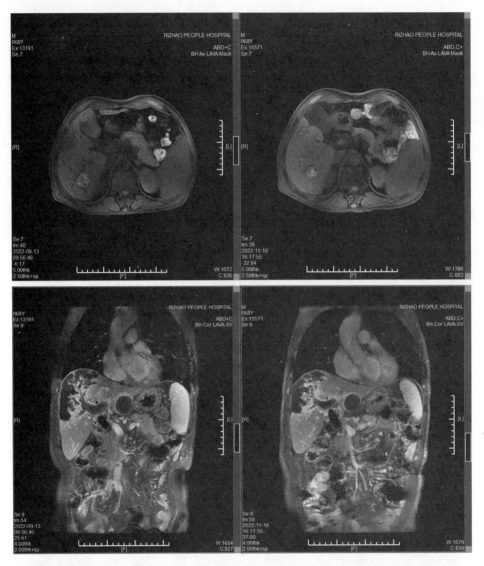

图 4-1-2　患者腹部强化 MRI，左边 4 个图为 2022 年 9 月 13 日，右边 4 个图为 2022 年 11 月 10 日，肝右叶病灶治疗后改变，较前缩小；肝多发异常强化灶，较大者较前缩小；门静脉癌栓较前有所缩小

【提问 4】

该患者放疗靶区是如何设计的?

定位：给予患者大孔径 CT 定位，仰卧位，强化螺旋 CT 扫描，3mm/ 层。靶区勾画：GTV，CT 图像显示肝癌介入术后并门静脉左支癌栓；结合 MRI 及定位 CT 图像勾画靶区，勾画门脉左支及部分门脉主干为 GTV，周围外放 5mm，上下外放 1cm 为 PTV。处方剂量为 DT（PTV）2Gy/ 次，5 次 / 周，计划 50Gy×25F。计划：采用 IMRT 技术，95% 等剂量曲线包绕靶区 PTV，6MV-X 线。给予每周在线图像引导。

**病情简介 4**

患者于 2022 年 11 月 12 日继续行信迪利单抗 200mg 免疫治疗 1 个周期, 联合口服仑伐替尼 (8mg qd) 靶向治疗。2022 年 12 月 6 日行 TACE 术 1 次, 于 2022 年 12 月 9 日继续行信迪利单抗 200mg 免疫治疗 1 个周期。后因感染新冠病毒, 未按期返院治疗。2023 年 2 月 13 日返院复查腹部强化 MRI 提示: 肝右叶病灶较前 (2022 年 11 月 10 日) 强化减轻; 肝多发异常强化灶, 部分病灶强化减轻; 门静脉栓子 (图 4-1-3)。

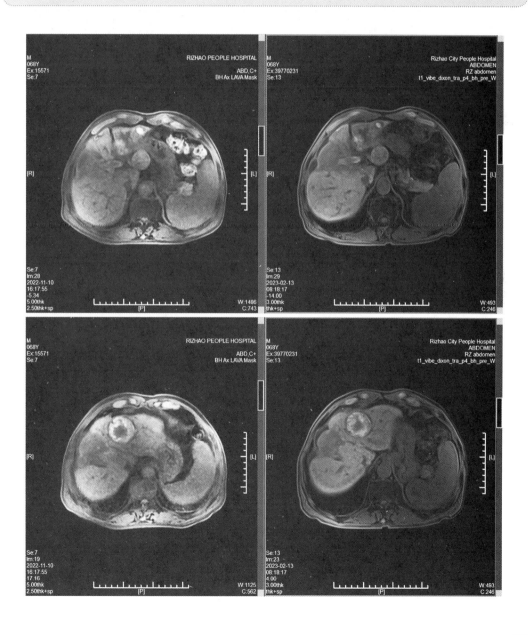

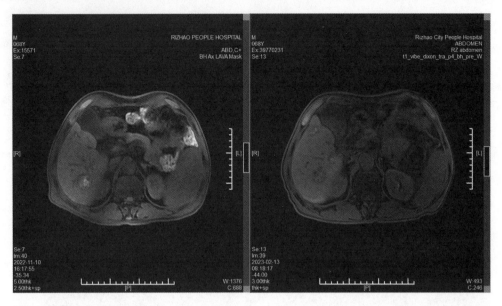

图 4-1-3　患者腹部强化 MRI，左边 3 个图为 2022 年 11 月 10 日，右边 3 个图为 2023 年 2 月 13 日，肝右叶病灶治疗后改变，较前强化减轻；肝多发异常强化灶，部分病灶强化减轻

综合评价病情稳定，继续行信迪利单抗 200mg 免疫治疗 1 个周期，联合口服仑伐替尼（8mg qd）靶向治疗。2023 年 2 月 15 日行 TACE 术 1 次。患者于 2023 年 2 月 20 日开始出现乏力、纳差，完善甲功及皮质醇测定示：促甲状腺素 30.5mU/L，皮质醇 34.73nmol/L，请内分泌科会诊考虑甲状腺功能减退症、肾上腺皮质功能减退，给予口服强的松片早 2.5mg，下午 4∶00 2.5mg bid 治疗，并口服左甲状腺素钠片 25μg qd。患者症状逐渐好转，于 2023 年 3 月 7 日、2023 年 3 月 29 日继续行信迪利单抗 200mg 免疫治疗 2 个周期，联合口服仑伐替尼（8mg qd）靶向治疗。于 2023 年 4 月 18 日复查腹部强化 MRI 提示：肝右叶病灶较前（2023 年 2 月 13 日）相仿；肝多发异常强化灶，较前相仿；门静脉栓子（图 4-1-4）。

综合评估病情稳定，于 2023 年 4 月 19 日、2023 年 5 月 13 日继续行信迪利单抗 200mg 免疫治疗 2 个周期，联合口服仑伐替尼（8mg qd）靶向治疗。同时行激素替代治疗，患者耐受性良好。经过上述多学科联合治疗，患者病情稳定，肝内肿瘤逐渐缩小，门静脉癌栓得到控制，AFP 下降在小范围内波动（图 4-1-5），甲状腺功能减退及肾上腺皮质功能减退症状得到控制。

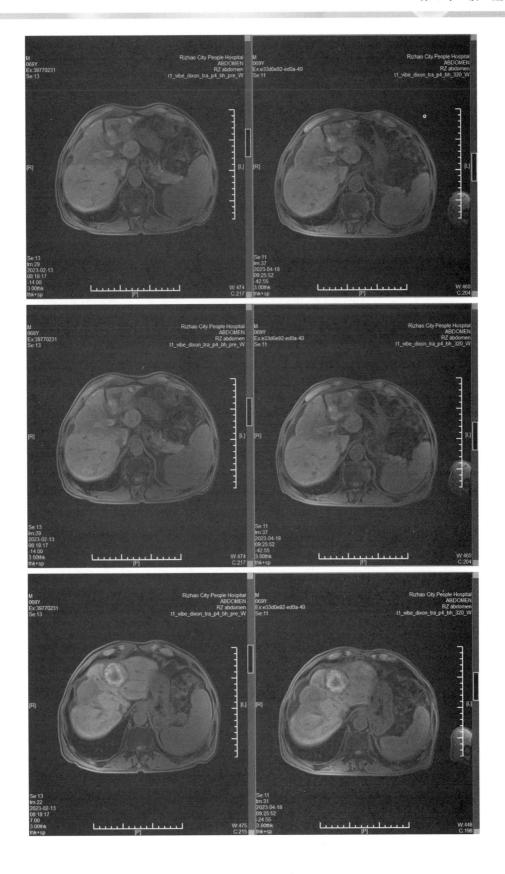

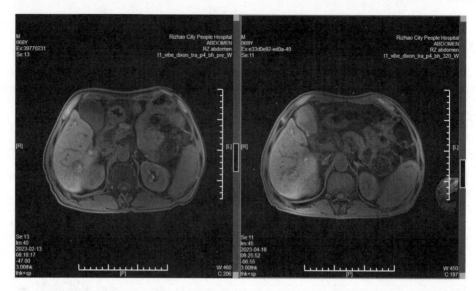

图 4-1-4  患者腹部强化 MRI，左边 4 个图为 2023 年 2 月 13 日，右边 4 个图为 2023 年 4 月 18 日，肝右叶病灶治疗后改变，肝多发异常强化灶，均较前相仿

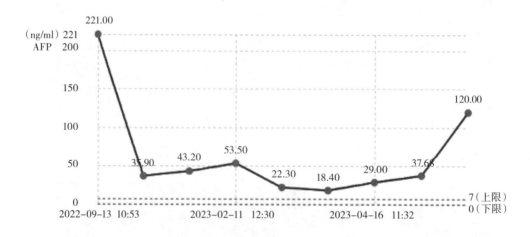

图 4-1-5  患者治疗期间 AFP 下降

【案例点评】

本例是初诊为Ⅲa期的原发性肝癌（HCC）患者，合并门脉癌栓，属于不可切除Ⅲa期 HCC。HCC 是全世界范围内常见的消化系统恶性肿瘤。根据 GLOBOCAN 2018 公布的新数据，全球肝癌的年新发病例数居于恶性肿瘤第 6 位，死亡人数居于恶性肿瘤第 2 位，在我国尤其高发，是第 4 位的常见恶性肿瘤和第 2 位的肿瘤致死病因。我们知道肝癌外科手术治疗是肝癌患者获得长期生存的重要手段，但是仅有少数患者确诊时具

有手术治疗的机会，对于不可切除的肝癌，术前可行 TACE、外放疗等获得降期后再行切除。该患者根据 2022 年 CSCO 肝癌诊疗指南推荐，首先进行多学科团队讨论，制订的治疗策略为 TACE、系统抗肿瘤治疗、放疗。多项研究证实，TACE 联合放疗被推荐用于门静脉主干癌栓的治疗，且对于肝癌伴门静脉癌栓患者，采用 TACE 联合靶向药物治疗的疗效明显优于单用靶向治疗。指南推荐针对不可切除的门静脉癌栓，推荐姑息放疗，可延长患者生存期（Ⅰ B 类证据）

该患者评估无手术指征，进行了 TACE 治疗、门静脉癌栓放疗，以及靶免联合治疗。目前指南推荐，对于门静脉癌栓的姑息放疗，至少应基于 CT 定位的三维适形放疗。推荐采用常规分割方式，靶区剂量 50Gy/25 次。已有研究结果提示免疫检查点抑制剂联合放疗，两者可能起相互协同增效。本例患者按照规范精准定位，采用 IMRT，靶区设计、靶区剂量规范合理，放疗期间同步进行一次免疫治疗，并同时应用恩替卡韦抗病毒治疗，防止放疗时乙肝病毒被激活，符合当前诊疗规范，是本案例的亮点之一。

近年来晚期肝癌靶向、免疫治疗方案不断涌现，众多小分子 TKI、免疫检查点抑制剂的单药或联合治疗方案、介入联合方案等不断刷新晚期肝癌一线治疗格局。靶向联合免疫治疗已成为中晚期肝癌治疗的标准选择方案之一。REFLECT 研究确立了仑伐替尼一线治疗的地位。已有研究表明，仑伐替尼可通过抗血管生成作用增加肿瘤微环境中 T 淋巴结细胞的抗肿瘤活性，从而增强抗 PD-1 抗体的抗肿瘤作用。信迪利单抗在肝癌领域凭借 ORIENT-32 研究联合贝伐单抗各疗效终点显著优于索拉非尼的表现成功上市。目前已有多项临床研究证实仑伐替尼联合信迪利单抗一线治疗晚期肝癌的疗效。基于前期的研究积累，发现局部介入治疗与系统治疗的联合或可发挥更大的临床效用，目前靶免联合 TACE 的三联方案有很多研究正在进行中。

该患者放疗结束后综合评估病情稳定，继续应用信迪利单抗免疫治疗、仑伐替尼靶向治疗，并联合 TACE 局部治疗，采用了三联方案的治疗模式，治疗期间出现了由免疫药物导致的甲状腺功能减退及肾上腺皮质功能减退，行激素替代治疗后症状得到控制，总体耐受性良好。目前该患者仍在维持治疗中，定期复查显示肿瘤控制稳定，提示了局部介入治疗联合以靶向免疫治疗为主的全身系统治疗可成为晚期肝癌安全有效的治疗方式。

【启示与思考】

该患者从发病至今 10 个月，先后接受了 TACE、放疗、靶免联合 TACE 治疗，回顾该患者的治疗历程，有几点值得总结和思考：①放疗是伴有门静脉癌栓的晚期肝癌重要的局部治疗方式，其作用不仅在于控制癌栓，还在于促进免疫相关抗原的释放，诱导趋化 T 细胞，提高后续免疫治疗疗效；②靶免联合治疗已成为晚期肝癌治疗的重要模式，靶免联合局部治疗的三联方案前景可期；③在进行多种模式联合治疗的过程中，应加强患者随访，密切监测不良反应的发生；④多模式、多手段结合和多学科协作仍是肝癌综合治疗的重要手段，如介入（TACE、HAIC、SIRT）+ 靶免、消融或放疗 + 靶免等局部联合系统治疗。多学科联合诊疗模式可发挥各自的学科优势，为肝癌患者提供最为优化的个体化治疗方案。

# 病例 2  晚期肝癌合并骨转移治疗 1 例

## 病情简介 1

患者陈 ××，男，84 岁。2023 年 2 月首次入我科住院。

【现病史】

2023 年 2 月患者无明显诱因出现双下肢乏力，两侧髋骨疼痛，进食量较前明显减少，体检中心血液学检查示：癌胚抗原 2.43ng/ml，甲胎蛋白 1204ng/ml ↑；肝脏彩超示：肝硬化超声改变；肝内实性肿块，性质待查。后就诊我科，全腹部增强 CT：肝内见数枚不规则稍低密度灶，边缘欠清，部分融合，最大病灶约 98mm × 52mm，增强后动脉不均匀强化。检查结论：肝占位性病变，符合肝恶性肿瘤 CT 表现。MRI 检查提示 $L_1$、$L_2$、$L_5$ 椎体病理性骨折，转移瘤可疑。骨扫描示左侧第 9 肋及 $L_5$ 椎体放射性浓集，符合骨转移表现。外科行椎骨成形术 + 椎体组织活检术，术后病理提示：（腰 1 腰 5 椎体组织）送检骨、纤维及坏死组织内查见少许异型细胞，结合病史及免疫组织化学结果，符合癌细胞。于 2023 年 3 月 6 日行经导管肝动脉栓塞术，术中给予奥沙利铂 50mg 灌注治疗。于 2023 年 3 月 7 日开始行信迪利单抗 200mg d1+ 贝伐单抗 400mg d1 联合治疗至今。

【既往史】

慢性乙型肝炎病史 20 余年，未系统治疗。有吸烟史 30 余年，约 20 支 / 天；有饮酒史 30 余年，约 200ml/d。

## 【体格检查】

T 36.6℃，P 93 次 / 分，R 17 次 / 分，BP 136/86mmHg，KPS 90 分，营养评分 1 分。全身皮肤黏膜无黄染，无肝掌，无蜘蛛痣。浅表淋巴结未触及肿大。胸廓正常，双侧呼吸动度对称，双肺叩清音，呼吸音清，未闻及明显干湿性啰音。心前区无隆起，心尖搏动无移位，无心包摩擦感，心率 93 次 / 分，律齐，各瓣膜听诊区未闻及杂音。腹部平坦，无腹壁静脉曲张，腹壁柔软，无压痛，无反跳痛，无肿块，肝肋下未触及，剑突下未触及，Murphy 征阴性，脾肋下未触及；肾无叩击痛，移动性浊音阴性，肠鸣音 4 次 / 分。四肢活动正常，双下肢 I 度水肿。

## 【辅助检查】

AFP 1204ng/ml；肝功能 ALT 50U/L，AST 75U/L，白蛋白 36.7g/L，血清总胆红素 38.53μmol/L，凝血酶原时间 14.1 秒。

## 【提问 1】

患者的主要表现是什么？考虑原因是什么？

患者男性，84 岁，主因"双下肢乏力"，体检中心血液学检查示：癌胚抗原 2.43ng/ml，甲胎蛋白 1204ng/ml，考虑肝恶性肿瘤可能性大。

## 【提问 2】

基于什么原因要做什么检查？

根据 2022 年 CSCO 原发性肝癌诊疗指南，原发性肝癌高危人群的筛查建议至少每隔 6 个月检查一次血清 AFP 和肝脏超声，对于超声或血清 AFP 阳性患者，应进一步完善腹部增强 MRI 或 CT 扫描，明确病理诊断需要完善肝穿刺活检、病理组织学或细胞学检查。本案患者甲胎蛋白显著增高，需要进一步进行肝脏彩超及腹部增强 CT 或 MRI。

### 病情简介 2

辅助检查结果报告如下：

2023 年 2 月 5 日 肝脏超声：肝内探及几个实性肿块，大小约 6.2cm×4.6cm、4.2cm×3.0cm、7.0cm×6.5cm，边界欠，内部回声不均质。检查结论：弥漫性肝损害，考虑肝硬化超声改变，肝内多发实性占位性病变，考虑肝癌。

> 2023年2月5日 全腹部增强CT：肝内见数枚不规则稍低密度灶，边缘欠清，部分融合，最大病灶约98mm×52mm，增强后动脉不均匀强化（图4-2-1）。检查结论：肝占位性病变，符合肝恶性肿瘤CT表现。
>
> 2023年2月6日 肝内肿块穿刺活检：高分化肝细胞癌。免疫组化：Glypican-3（局灶+）、CD34显示肝细胞毛细血管化、CK7（-）、Hepatocyte（+）、Ki-67+约5%（图4-2-2）。

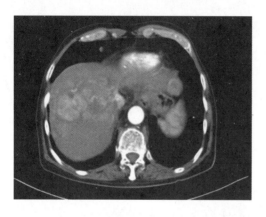

图4-2-1　全腹部增强CT：肝内见数枚不规则稍低密度灶，边缘欠清，部分融合，最大病灶约98mm×52mm，增强后动脉不均匀强化

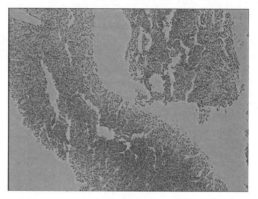

图4-2-2　患者肝穿刺病理示：高分化肝细胞癌。免疫组化：Glypican-3（局灶+）、CD34显示肝细胞毛细血管化、CK7（-）、Hepatocyte（+）、Ki-67+约5%（彩图见第217页）

【提问3】

考虑诊断是什么？鉴别诊断？还需要做什么检查？

该患者强化CT具有典型的原发性肝癌的影像学特征，综合肝脏超声检查、血清AFP，以及病理诊断，该患者临床诊断为原发性肝细胞肝癌。原发性肝癌的鉴别诊断包括以下方面。①转移性肝癌：有肝外肿瘤病史，临床上以原发肿瘤表现为主，血清AFP一般为阴性，可有CEA等其他肿瘤标志物升高，CT扫描见肝内多发低密度占位，增强扫描可见"环状强化"征象。②肝血管瘤：病程长，发展慢，无肝炎、肝硬化病史，AFP不升高，一般直径小于4cm，CT扫描动脉期呈均匀强化。③肝囊肿：常为多发，并合并肾囊肿，亦常有家族史，一般无症状，超声检查见液性暗区可诊断，增强CT扫描造影剂不进入病灶。结合患者病史及现有检验检查结果，以上鉴别诊断均可排除。目前还需要做颅脑MRI、全身骨扫描或PET-CT，排除有无肝外脑转移、骨转移或其他部位转移。

2023 年 2 月 15 日 ECT 检查报告：左侧第 9 肋及 $L_5$ 椎体放射性浓集，符合骨转移表现；左侧第 3 肋、$L_1$ 椎体放射性浓集，符合骨折表现；右侧第 5、6、7 肋轻度放射性浓集。

2023 年 2 月 13 日 腰椎 MRI：$L_1$、$L_5$ 椎体异常信号，病理性骨折，考虑转移瘤；$L_{2\sim3}$、$L_{4\sim5}$ 椎间盘突出；腰椎骨质增生（图 4-2-3、图 4-2-4）。

2023 年 2 月 11 日 颅脑 MRI：双侧半球多发缺血灶，未见明显异常强化。

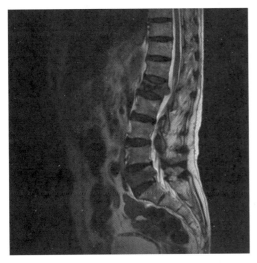 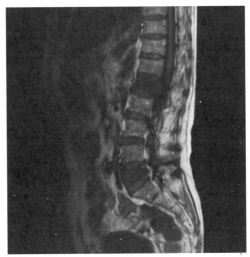

图 4-2-3　腰椎 MRI：$L_1$、$L_5$ 椎体异常信号，病理性骨折，考虑转移瘤　　图 4-2-4　腰椎 MRI：$L_{2\sim3}$、$L_{4\sim5}$ 椎间盘突出；腰椎骨质增生

【提问 4】

该患者的分期及下一步的诊疗方案如何？

根据辅助检查结果及查体，患者无肝性脑病及腹水，血清总胆红素在 34.2 ～ 51.3μmol/L 区间，血清白蛋白 ≥ 35g/L，凝血酶原时间 14.1 秒，肝功能分级依据 Child-Pugh 肝功能分级标准，患者肝功能评定为 A 级，PS 评分为 1 分，患者存在肝外椎骨转移，根据临床病理中国肝癌分期（CNLC），综合评定为 Ⅲ b 期。目前肝癌的治疗手段包括：外科手术治疗、化疗、放疗、介入治疗、局部消融治疗、靶向治疗、免疫治疗等，不同的治疗方法存在各自的优势和缺陷，任何单一的治疗方法均难以取得令人满意的疗效，因此，对于肝癌的诊疗，需要多个学科精诚合作，充分发挥集体智慧，以做出符合患者利益的最

佳诊疗决策。本例患者经我院肝胆肿瘤 MDT 团队讨论，根据多个肝癌诊疗指南推荐，本例患者肝内多发占位，合并骨转移，已无手术机会。针对该患者制订综合治疗方案：给予肝动脉栓塞化疗控制肝内病灶，针对骨转移灶行姑息性放疗控制症状，同时一线应用抗血管生成药贝伐珠单抗联合 PD-1 抑制剂信迪利单抗的系统治疗。

【提问 5】

本例患者骨转移灶行椎骨成形术，若对患者骨转移灶行放疗，放疗靶区是如何设计的？需要注意什么？

给予患者大孔径 CT 定位，仰卧位，强化螺旋 CT 扫描，3mm/ 层。靶区勾画：GTV，CT 图像显示肝癌椎骨转移灶；结合 MRI 及定位 CT 图像勾画靶区，勾画 $L_1$、$L_5$ 转移灶及上下半个椎体为 GTV，周围外放 5mm，上下外放 1cm 为 PTV。处方剂量为 DT（PTV）3Gy/ 次，5 次 / 周，计划 30Gy/10F。计划：采用 IMRT 技术，95% 等剂量曲线包绕靶区 PTV，6MV-X 线。给予每周在线图像引导。对于已发生骨折的患者在考虑放疗的不良反应时，一般考虑近期不良反应，应积极对症处理。

患者治疗 4 个周期后评估治疗效果，影像学检查显示患者肝内病灶得到有效控制，AFP 显著下降，从最高 81 123.00ng/ml 降到 32.50ng/ml（图 4-2-5）。患者症状也较前明显改善，两侧髋骨疼痛减轻，食量较前增加，综合评估治疗效果达到预期。

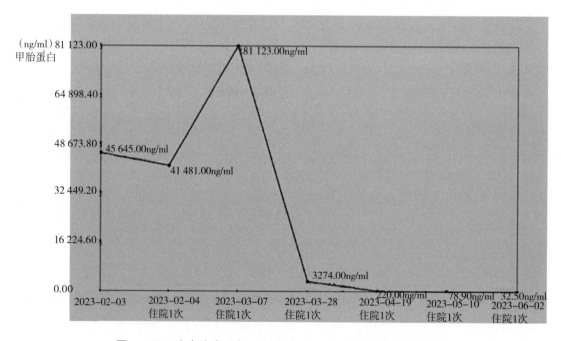

图 4-2-5　患者治疗至今 AFP（0 ～ 7ng/ml）趋势图，显著下降

**病情简介 4**

患者于 2023 年 3 月 6 日行经导管肝动脉栓塞术，术中给予奥沙利铂 50mg 灌注治疗；于 2023 年 3 月 24 日始行左侧股骨颈放射治疗，放疗剂量：30Gy/10F。于 2023 年 3 月 7 日、2023 年 3 月 29 日、023-04-20、2023 年 5 月 11 日、2023 年 6 月 3 日行多周期信迪利单抗 200mg d1+ 贝伐单抗 400mg d1 治疗。

【提问 6】

该患者现有治疗方案进展后，下一步怎么治疗？

随着肝癌治疗手段愈加丰富，我国肝癌患者总生存时间（OS）不断延长，尽管如此，晚期肝癌患者的 5 年 OS 率也仅为 14.1%，仍需要继续探索更为有效的治疗方案。肝癌一线治疗后肿瘤生物学特性发生改变，治疗难度加大，二线方案的选择成为延长 OS 的关键。瑞戈非尼作为肝癌二线标准治疗方案，其靶点丰富，能够深度阻断 Cross Talk，有效克服 TKI 耐药，并且全面抑制血管生成，改善免疫抑制性微环境。有研究显示，一线使用仑伐替尼治疗进展后，瑞戈非尼二线中位 OS 15.9 个月，全程 OS 接近 30 个月。RESORCE Ⅲ期临床试验证明了索拉非尼序贯瑞戈非尼的全程 OS 长达 26 个月。基于这项研究，瑞戈非尼也成为晚期肝细胞癌的二线标准治疗方案。在 2022 年肝癌 NCCN 指南，对于一线治疗耐药患者，除瑞戈非尼外，二线治疗使用的药物还有纳武利尤单抗、卡博替尼、雷莫芦单抗和帕博利珠单抗，但是患者并非只能选择常规二线治疗药物，一线靶向治疗的疗效同样可观，如果 Child-Pugh A 级，可以接受仑伐替尼或索拉非尼作为二线治疗，可根据患者自身情况选择合适的治疗方案。

【案例点评】

原发性肝癌是全球发病率、死亡率非常高的一种恶性肿瘤。早期肝癌在患者肝功能较好时行肝切除术可以彻底切除癌灶，获得根治性效果；早期小肝癌可进行射频消融术（RFA）或 TACE，也可获得较好的治疗效果。但大部分的患者都处于晚期，且伴有明显的肝硬化，肝功能较差，对这类患者，应精准评价肝功能，采取综合治疗措施，实施全身治疗配合放化疗。

作为中晚期原发性肝癌的基础治疗，TACE 虽然短期疗效很好，但长期疗效并不理想，且肝癌存在高度异质性，加上肝癌栓塞以后带来的缺氧、肝功能损害等一系列问题，仅仅依靠介入治疗是不够的，相当一部分患者仍需要联合治疗，以进一步提高生存获益。靶向和免疫治疗的出现使肝癌治疗手段更加丰富，TACE 联合靶向、免疫的治疗模式已在临床广泛应用。正如 CHANCE001 研究结果所示，在 TACE 基础上联合靶免治疗，中位 PFS 及 OS 分别为 9.5 个月和 19.2 个月，ORR 为 60.1%，可以使中晚期原发性肝癌患者获得更好的疗效、更长期的生存，同时安全性可控，可以说是"锦上添花"。

本例是初诊为Ⅲb期的原发性肝癌患者，合并骨转移，属于不可切除Ⅲb期原发性肝癌。该患者根据指南推荐，首先进行多学科团队讨论，该患者评估无手术指征，进行了 TACE 治疗以及贝代珠单抗联合免疫治疗，骨转移灶放疗。患者接受治疗的 3 个月以来，肝脏肿瘤原发灶得到有效遏制，肿瘤标志物 AFP 显著下降，骨转移灶症状得到有效缓解，是晚期不可切除肝癌在 TACE 基础上联合靶免治疗成功的经典案例。

【启示与思考】

该患者从发病至今 4 个月，先后接受了放疗、靶免联合 TACE 治疗，治疗效果显著，靶免联合治疗已成为晚期肝癌治疗的重要模式，贝伐珠单抗联合免疫作为晚期肝癌治疗的一线方案强强联合，从而达到了"1+1 > 2"的治疗效果，也为肝癌治疗领域开启了新篇章，奠定了整体的发展和研究模式。从单药转变成联合治疗模式，这势必是今后中晚期肝癌治疗的发展方向，通过不同抗肿瘤作用机制的治疗方法，协同产生 1+1 > 2 的效益，弥补过往单药治疗的局限性。全程化的管理、联合治疗的新方案，能够有效改善晚期肝癌患者的预后，提高患者的总生存期。而后，晚期肝癌患者也将迎来"生存时间久、生存质量优"的新未来，到时候，肝癌或许将真正成为一种慢性病。

# 第5章

# 胰腺癌

>> (decorative chevron)

## 病例1 晚期胰腺神经内分泌癌治疗

**病情简介 1**

患者王××，男，66岁。2022年9月首次入我科住院。

【现病史】

患者于2022年8月无明显诱因出现腹痛，主要位于上腹部，为持续性，呈阵发性加重，夜间重，进食后可减轻，伴纳差、消瘦，近1个月体重下降约4kg，无胸痛，无肩背部放射痛，无呕吐、呕血，无黑便，遂就诊于我院，于2022年9月23日门诊行腹部彩超示胰腺体积增大，建议进一步检查。患者2022年9月24日完善胸腹部强化CT（图5-1-1）示：纵隔不规则肿块，考虑恶性可能大，原发与转移待鉴别；右肺门、纵隔肿大淋巴结；胰腺多发低密度灶，考虑恶性肿瘤可能性大；双侧肾上腺软组织灶，考虑转移可能性大；胆总管下端区结节，考虑肿瘤病变，胰腺来源可能性大；腹腔、胰腺周围、腹膜后多发肿大淋巴结、结节灶，考虑转移。

【既往史】

吸烟史30余年，约20支/天；饮酒史30余年，约200ml/d。

【体格检查】

T 36.4℃，P 85次/分，R 20次/分，BP 106/67mmHg，KPS 90分，营养评分1分。浅表淋巴结未触及肿大。胸廓正常，双侧呼吸动度对称，双侧语音震颤无增强或减弱，无胸部摩擦感，双肺叩诊清，呼吸音清，未闻及明显干湿性啰音。心前区无隆起，心尖搏动无移位，无心包摩擦感，心率85次/分，律齐，各瓣膜听诊区未闻及杂音。腹部平坦，无腹壁静脉曲张，腹壁柔软，上腹部轻压痛，无反跳痛，无肿块，肝肋下未触及，剑突下未触及，Murphy征阴性，脾肋下未触及，肾脏无叩痛，移动性浊音（−），肠鸣音正常。

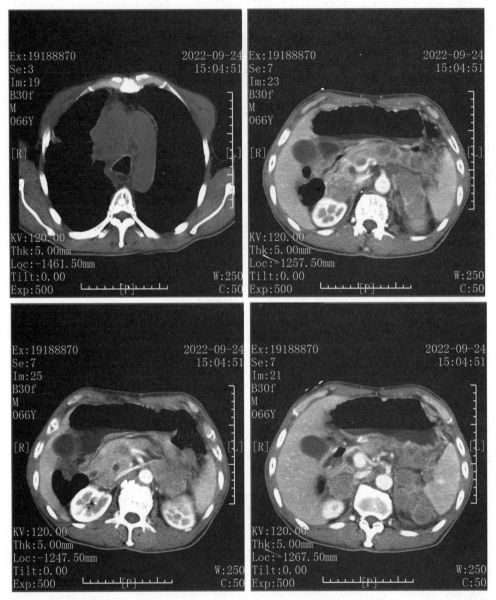

图 5-1-1　患者胸腹部 CT（2022 年 9 月 24 日）：纵隔不规则肿块；右肺门、纵隔肿大淋巴结；胰腺体积增大，见多发低密度影，增强扫描呈轻度强化；双侧肾上腺正常形态显示不清，相应区域见软组织密度影，增强扫描强化不均

【提问 1】

患者的主要表现是什么？考虑原因是什么？

该患者为老年男性，既往长期吸烟饮酒史，行胸腹部 CT 发现胰腺占位，临床考虑为胰腺恶性肿瘤伴多发转移可能性大。

【提问 2】

为明确诊断，需要做哪些检查？

根据 2022 年 CSCO 胰腺癌诊疗指南，影像学检查是胰腺恶性肿瘤诊断、定位、分期及疗效评估的重要手段，并可协助肿瘤定性及鉴别诊断。常见的影像学检查方法包括 EUS、经皮穿刺、淋巴结活检、CT、MRI、PET-CT、生长抑素受体显像（SRI）等。

**病情简介 2**

　　该患者于 2022 年 9 月 28 日行彩超引导下肾上腺占位穿刺活检，病理示：（肾上腺占位）查见癌细胞，结合免疫组化结果，考虑神经内分泌癌（图 5-1-2）。

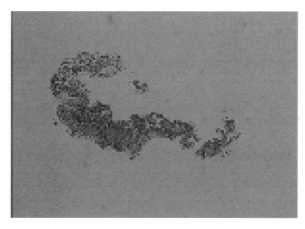

图 5-1-2　患者肾上腺穿刺病理（2022 年 9 月 28 日）示：（肾上腺占位）查见癌细胞，结合免疫组化结果，考虑神经内分泌癌（彩图见第 217 页）

【提问 3】

该患者目前的诊断是什么及下一步的诊疗方案如何？

结合病理及影像学检查结果，该患者目前诊断为：胰腺神经内分泌癌Ⅳ期，纵隔、肺门、肾上腺、胆管、腹腔淋巴结继发恶性肿瘤。

胰腺神经内分泌肿瘤是一类相对少见的肿瘤，胰腺是常见的发病部位。近年来，胰腺神经内分泌肿瘤（pNEN）的发病率明显上升。pNEN 生物学行为呈高度异质性，既可表现为惰性生长，亦可表现为侵袭性生长，甚至早期发生转移，且生物学特性可能随着疾病的进展而发生变化。因此，pNEN诊断与治疗决策的制订需要经过综合而全面的考量。

可切除的胰腺神经内分泌肿瘤的首选治疗方案是手术，该患者确诊时已有全身多发转移，没有手术机会。对于局部不可切除和转移性胰腺神经内分泌肿瘤患者的治疗目标包括控制肿瘤激素分泌的治疗和抗肿瘤生长的治疗两个方面，具体方案需要在全面考虑患者的一般情况、器官功能状态、疾病进展速度、是否存在功能性症状、肿瘤负荷、肿瘤分级、肿瘤标志物水平、转移灶治疗可及性等问题后，由多学科团队共同参与制订。对于肿瘤负荷较大或疾病进展较快的局部进展期、转移性胰腺神经内分泌癌，优先推荐进行系统治疗。而化疗是胰腺神经内分泌癌首选的系统治疗方案，对于不可切除的晚期胰腺神经内分泌癌，依托泊苷联合卡铂（EC）是一线化疗方案。有临床研究显示，对于晚期神经内分泌癌，联合免疫治疗也是可行的尝试，尤其是肿瘤存在TMB-H、MSI-H、PD-L1表达的情况下。

**病情简介 3**

该患者于2022年10月4日、2022年10月25日行EC方案（依托泊苷0.1g d1～5+卡铂0.4g d1）化疗联合信迪利单抗0.2g免疫治疗2个周期。

2022年11月18日复查胸腹部CT（图5-1-3）示：纵隔不规则肿块，较前（2022年9月24日）明显缩小；右肺门及纵隔肿大淋巴结；胰腺体尾部萎缩，密度欠均，见片状稍低密度影，较前明显缩小，胰头饱满，增强后密度不均，见低密度影，较前缩小；双侧肾上腺软组织灶，考虑转移，较前明显缩小；腹腔、胰腺周围、腹膜后多发肿大淋巴结、结节灶，考虑转移，较前缩小。

综合评估疗效评价PR，2022年11月19日、2022年12月17日、2023年1月31日继续行EC方案（依托泊苷0.1g d1～5+卡铂0.4g d1）化疗联合信迪利单抗0.2g免疫治疗3个周期。2023年2月25日复查胸腹部CT（图5-1-4）示：纵隔不规则肿块，病灶范围较前（2022年11月18日）缩小；右肺门及纵隔肿大淋巴结，较前缩小；胰腺体尾部萎缩，密度欠均，见片状低密度影，胰头饱满，增强检查密度不均，低密度影较前稍缩小；双肾上腺增粗，较前相仿；腹腔、胰腺周围、腹膜后多发淋巴结、结节灶，考虑转移灶，较前缩小。

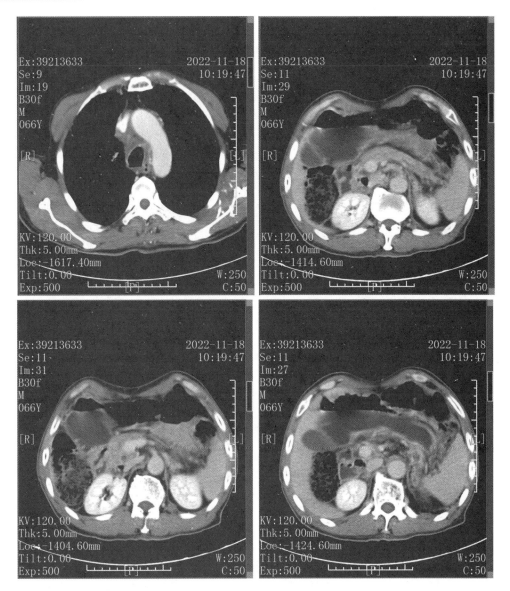

图 5-1-3　患者胸腹部强化 CT 2022 年 11 月 18 日：与 2022 年 9 月 24 日（图 5-1-1）比较，纵隔不规则肿块较前明显缩小，胰腺肿瘤范围较前明显缩小，双侧肾上腺转移灶较前明显缩小

综合评估疗效评价 PR，2023 年 2 月 26 日继续行 EC 方案（依托泊苷 0.1g d1 ～ 5+卡铂 0.4g d1）化疗联合信迪利单抗 0.2g 免疫治疗 1 个周期。

【提问 4】

该患者已行 6 个周期 EC 方案联合免疫治疗，是否调整下一步治疗方案？

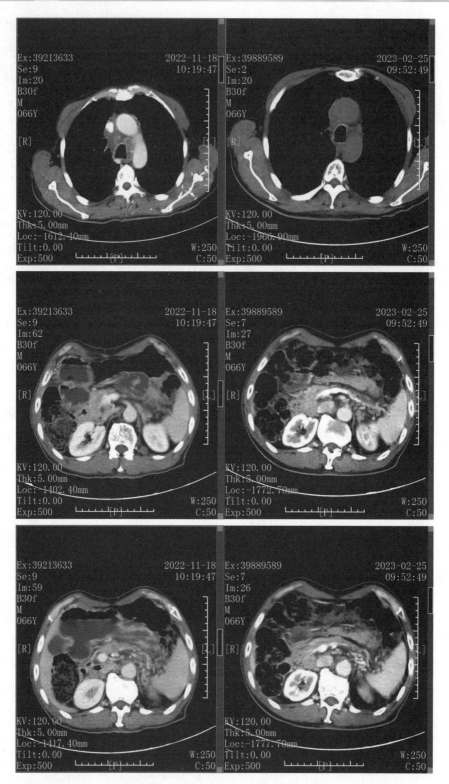

图 5-1-4　患者胸腹部强化 CT：左边 3 个图为 2022 年 11 月 18 日，右边 3 个图为 2023 年 2 月 25 日，纵隔不规则肿块较前缩小；胰腺肿瘤范围较前稍变小；双侧肾上腺增粗，较前相仿

该患者已完成 6 个周期 EC 方案（依托泊苷 0.1g d1 ～ 5+ 卡铂 0.4g d1）化疗联合信迪利单抗 0.2g 免疫治疗，疗效评价 PR，主要不良反应为 Ⅱ 度化疗后骨髓抑制，行对症治疗后恢复，不良反应可控。患者 2023 年 2 月 25 日复查胸腹部 CT 提示肿瘤负荷仍较大，患者化疗耐受性好，可尝试口服化疗药物维持治疗。有研究显示，对于晚期且既往已接受规范系统治疗而仍有持续进展可能的胰腺神经内分泌癌，联合免疫治疗的维持治疗是可行的尝试。

**▶ 病情简介 4**

2023 年 3 月 26 日、2023 年 4 月 25 日行口服依托泊苷软胶囊 50mg qd d1 ～ 10 化疗 + 信迪利单抗 0.2g 免疫维持治疗 2 个周期。2023 年 5 月 29 日复查胸腹部 CT（图 5-1-5）示：纵隔不规则肿块，病灶范围较前（2023 年 2 月 25 日）缩小；右肺门、纵隔肿大淋巴结，部分较前略缩小；胰腺恶性肿瘤治疗后改变，较前相仿；双侧肾上腺增粗，较前相仿；腹腔、胰腺周围、腹膜后多发淋巴结、结节灶，大致同前。患者治疗期间肿瘤标志物神经元特异性烯醇化酶（NSE）（图 5-1-6）明显下降，并保持在正常范围内波动。

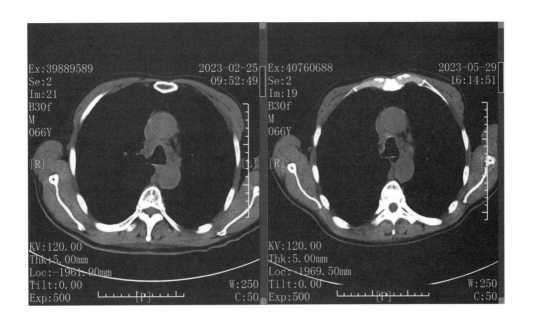

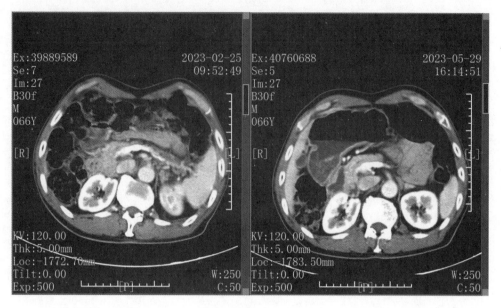

图 5-1-5　患者胸腹部强化 CT：左边 2 个图为 2023 年 2 月 25 日，右边 2 个图为 2023 年 5 月 29 日，纵隔不规则肿块，病灶范围较前缩小；胰腺肿瘤范围较前相仿；双侧肾上腺增粗，较前相仿

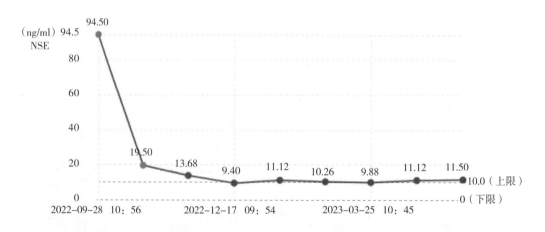

图 5-1-6　患者治疗期间 NSE 趋势图

## 【提问 5】

外周血生物标志物的意义是什么？

NSE 是神经内分泌肿瘤重要的通用肿瘤标志物，不仅可用于协助诊断，亦可用于评估部分患者的疗效及预后。NSE 在部分高级别神经内分泌瘤或者神经内分泌癌患者中显著升高，且 NSE 的基线水平及治疗后变化与患者预后显著相关，有助于神经内分泌癌及晚期高级别神经内分泌瘤患者的诊断及随访。该患者 NSE 的基线水平较高，治疗初期明显下降至正常，维持治疗阶段保持在正常范围内波动，与该患者较好的治疗

效果相符。

**【案例点评】**

本例是初诊为Ⅳ期的胰腺神经内分泌癌患者，合并纵隔、肾上腺、胆管、腹腔淋巴结多发转移，属于不可手术切除的 pNEN。

pNEN 是具有特征性神经内分泌分化且表达神经内分泌标志物的一类肿瘤，pNEN 相对少见，占胰腺肿瘤的 2% ～ 5%。从组织病理学角度，pNEN 可分为高分化神经内分泌瘤（pNET）、低分化神经内分泌癌（pNEC）及混合性神经内分泌 - 非神经内分泌肿瘤。pNEC 恶性程度高，具有高度侵袭性，超过 50% 的患者在确诊时已有远处转移，且针对 pNEC 的系统治疗策略有限，疗效欠佳，存在远处转移的 pNEC 患者不能接受治疗，最短生存期仅为 1 个月，即使接受系统治疗，中位生存期也仅为 12 ～ 19 个月。

以手术治疗为主的综合治疗是使 pNEN 患者获得良好远期预后的最佳方法。手术指征目前参考胰腺癌治疗的相关标准，通过 CT 检查对 pNEN 的可切除性进行评估。主要分为：可切除性 pNEN、交接可切除性 pNEN 和不可切除性 pNEN。pNEN 的可切除性评估旨在安全地实现 R0 切除，其主要取决于肿瘤与周围血管的关系。评估为局部进展期或转移性 pNEN 患者，可通过新辅助治疗和转化治疗来实现肿瘤降期，提高手术切除及 R0 切除率，进而改善患者预后。目前尚缺乏针对进展期 pNEN 患者进行新辅助治疗和转化治疗的前瞻性研究，从已有研究证据和其他肿瘤的治疗经验来看，此类治疗可能具有一定临床意义，但其对 pNEN 的时机效果仍有待进一步探索。对于肿瘤分级较高、肿瘤负荷较大或疾病进展较快的局部进展期、转移性 pNEC 患者，优先推荐进行系统化疗。可选择以铂类为基础的联合化疗方案，且该方案可能在 Ki-67 ≥ 55% 的患者中的有效率更高，铂类联合伊立替康对晚期 pNEC 也有较好的疗效。

该患者经穿刺病理确诊为 pNEC，对于不可切除的晚期 pNEC，化疗是首选系统治疗方案，依托泊苷联合顺铂（EP）、依托泊苷联合卡铂（EC）和伊立替康联合顺铂（IP）是一线治疗方案。在靶向治疗方面，在 NEN 治疗中，目前临床上使用的靶向药物包括依维莫司、舒尼替尼和索凡替尼。在Ⅲ期临床研究中，以上靶向治疗药物对分化好的 NET 均显示出了一定疗效，但目前并无研究报道这些靶向药物单药治疗 NEC 具有疗效。因此，该患者未尝试靶向药物治疗。在免疫治疗方面，PD-1、PD-L1 与细胞毒性 T 淋巴细胞抗原 4 抗体（CTLA-4）在 NEC 中的应用正在探索中。研究显示，NEC 在 PD-L1 表达、CD8+ 淋巴细胞浸润及肿瘤突变负荷等方面常高于 NET，因此，免疫治疗是可行的尝试。有此类相关研究显示，单药免疫治疗在 pNEC 中的疗效欠佳，因此目前的研究方向集中于联合治疗。该患者经过 MDT 讨论，制订了 EC 方案化疗联合 PD-1 免疫治疗的一线治疗策略。患者经 6 个周期联合治疗后，疗效评价达到 PR，因转移灶多，肿瘤负荷较大，后续治疗尝试了口服依托泊苷单药化疗联合免疫治疗的维持治疗，经过 2 个周期的维持治疗后，肿瘤仍继续缩小，总体疗效评价 PR。

**【启示与思考】**

Ⅳ期不可切除的胰腺神经内分泌癌主要治疗模式是系统治疗，化疗是目前首选的一线治疗方案。本例患者一线治疗方案选择了 EC 方案化疗联合 PD-1 免疫治疗，疗效评价达到 PR，目前仍在维持治疗中，定期评价疗效，肿瘤控制较理想。因此，化疗联合免疫的治疗模式在该患者的治疗中取得了不错的效果，提示免疫治疗在神经内分泌肿瘤中具有良好的治疗前景，后续需要多中心的Ⅲ期临床进一步探索确认。

# 病例 2    晚期胰腺癌治疗

**病情简介 1**

患者焦××，女，55 岁。因"腹痛 2 个月"于 2023 年 1 月就诊。

**【现病史】**

患者于 2022 年 12 月患者无明显诱因出现右侧腹痛，逐渐加重，就诊于当地医院，行腹部 CT 示：胰腺占位，考虑恶性。

**【既往史】**

糖尿病病史 2 个月，口服二甲双胍治疗。否认家族肿瘤疾病史。

**【体格检查】**

T 36.7℃，P 82 次 / 分，R 20 次 / 分，BP 130/75mmHg，PS 1 分，NRS 1 分。神志清。浅表淋巴结未及明显肿大。双肺呼吸音清，未及明显干湿啰音。心率 82 次 / 分，心律齐，无杂音，无心包摩擦音。腹软，上腹部轻压痛，无反跳痛。双下肢无明显水肿。

**病情简介 2**

　　腹部 CT（2023 年 1 月）示：胰腺体部最大截面约 4.6cm×3.7cm 软组织肿块影，周围脂肪间隙模糊（图 5-2-1）。

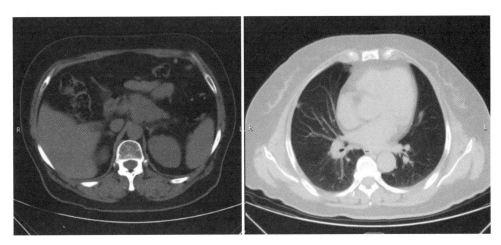

图 5-2-1　经 CT 评估疾病基线（2023 年 1 月）：胰腺体部见约 4.6cm×3.7cm 软组织肿块影，周围脂肪间隙模糊

【提问 1】

胰腺癌的主要表现是什么？

　　胰腺癌恶性程度较高，进展迅速，但起病隐匿，早期症状不典型，临床就诊时大部分患者已属于中晚期。首发症状往往取决于肿瘤的部位和范围，如胰头癌早期便可出现梗阻性黄疸。而早期胰体尾部肿瘤一般无黄疸。主要临床表现包括：①腹部不适或腹痛；②消瘦和乏力；③消化道症状；④黄疸；⑤其他症状。

【提问 2】

为明确诊断，需要做哪些检查？

　　CT 检查是目前检查胰腺最佳的无创性影像检查方法，主要用于胰腺癌的诊断、鉴别诊断和分期。平扫可显示病灶的大小、部位，但不能准确定性诊断胰腺病变，对肿瘤与周围结构关系的显示能力较差。三期增强扫描能够较好地显示胰腺肿物的大小、部位、形态、内部结构及与周围结构的关系，并能够准确判断有无肝转移及显示肿大淋巴结。MRI 及磁共振胰胆管成像检查在显示胰腺肿瘤、判断血管受侵犯、准确进行临床分期等方面均显示出越来越高的价值，同时 MRI 具有多参数、多平面成像，无辐射的特点，胰腺病变鉴别诊断困难时可作为 CT 增强扫描的有益补充。MRI 还可监测胰腺癌并可预测胰腺癌的复发、血管的侵袭，也可以预测胰腺肿瘤的侵袭性。PET-CT 和 PET-MRI：显示肿瘤的代谢活性和代谢负荷，在发现胰外转移、评价全身肿瘤负荷方面具有明显优势。

血液学检查血常规、肝肾功能、凝血系列等。临床上常用的与胰腺癌诊断相关肿瘤标志物有糖类抗原 19-9（CA19-9）、癌胚抗原（CEA）、糖类抗原 125（CA125）等，其中 CA19-9 是胰腺癌中应用价值最高的肿瘤标志物，可用于辅助诊断、疗效监测和复发监测。CA19-9 测定值通常与临床病程有较好的相关性，外科根治术（Ⅰ期）后 2～4 周内，升高的 CA19-9 可恢复正常水平；肿瘤复发、转移时，CA19-9 可再次升高。胰腺癌术后血清 CA19-9 水平升高虽可提示复发或转移，但需要结合影像学检查证据等综合判断。组织病理学或细胞学检查可确定胰腺癌诊断。

病理结果（2023 年 1 月 20 日）：（胰腺穿刺活检）中分化腺癌，符合导管腺癌。

## 【提问 3】

该患者目前的诊断是什么及下一步的诊疗方案是什么？

胰腺癌仅有 15% 的患者为局部早期可切除，肿瘤与腹腔大血管关系密切时手术切除困难，被认为是局部晚期。因此，临床中胰腺癌被分为可切除、临界可切除和不可切除及有转移，这样更有利于制订具体治疗方案。

**病情简介 3**

> 该患者目前诊断为胰腺癌（cT3N0Mx）。

## 【提问 4】

如何进行治疗决策？

胰腺癌治疗需要结合患者的肿瘤分期以及患者的自身条件和治疗意愿。放疗具有较好的肿瘤控制率及镇痛效果，但胰腺癌对单纯化疗疗效不佳，目前同步放化疗是局部晚期胰腺癌的标准治疗方案。

目前放疗技术多采用三维适形放疗（3D-CRT）、调强放疗（IMRT）、立体定向放疗（SBRT）。根据影像学检查勾画 GTV，CTV 为 GTV 外放 5mm，高剂量放疗不建议包括淋巴结引流区，PTV 为考虑内脏器官移动及摆位误差。有条件的单位建议采用图像引导放疗（IGRT）技术和呼吸门控技术，有利于危及器官的保护。

## 病情简介 4

一线治疗：2023 年 1 月 18 日患者行白蛋白紫杉醇 200mg d1、8+ 吉西他滨 1.6g d1、8 化疗 1 个周期。2023 年 2 月 9 日开始行胰腺病灶调强放疗，处方剂量 95%PTV：50Gy/25F。2023 年 3 月 15 日放疗结束。2023 年 3 月 28 日复查 CT 示：胰腺体部团块影，较前相仿，腹腔内稍大淋巴结；肝右叶及尾状叶低密度灶（3 月份 CT 片丢失），建议 MRI 检查或强化检查。2023 年 3 月 29 日、2023 年 4 月 27 日行原方案化疗 2 个周期。肿瘤评估最佳疗效为 SD。

## 病情简介 5

患者住院期间出现髋部疼痛，2023 年 4 月 26 日、2023 年 5 月 28 日复查 CT 示：①胰腺体尾部恶性肿瘤治疗后，包绕腹腔干、肠系膜上动脉、脾静脉，周围多发小淋巴结；②肝内多发占位，符合转移表现（图 5-2-2）；③$T_{11}$ 椎体局灶性骨密度增高，转移待排（图 5-2-3）。2023 年 4 月 29 日查 ECT：左侧第 5 后肋、$T_{11}$ 椎体、右侧髋骨、左侧股骨上段局灶性放射性浓集，考虑多发骨转移。患者出现骨转移，2023 年 4 月 30 日行帕米膦酸二钠保骨治疗，特瑞普利单抗 240mg 免疫治疗。患者及家属拒绝化疗，2023 年 5 月 27 日行特瑞普利单抗 240mg 免疫治疗。

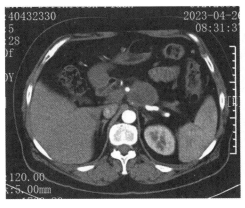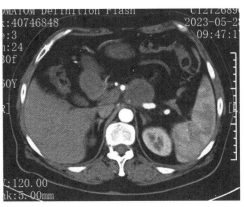

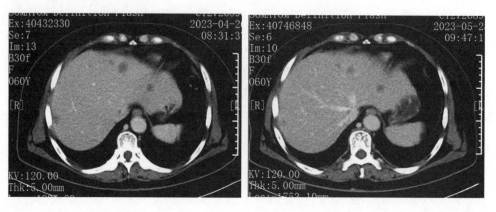

图 5-2-2　腹部 CT 评估病灶（2023 年 4 月 26 日、2023 年 5 月 28 日）：胰腺体尾部恶性肿瘤治疗后，包绕腹腔干、肠系膜上动脉、脾静脉；肝内多发占位，符合转移表现

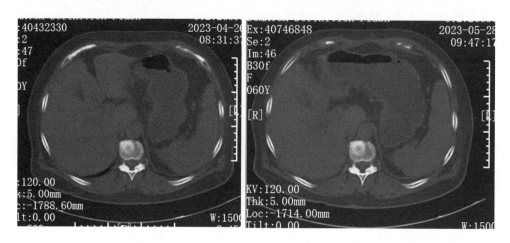

图 5-2-3　骨窗评估病灶（2023 年 4 月 26 日、2023 年 5 月 28 日）：T$_{11}$ 椎体局灶性骨密度增高，转移待排

【案例点评】

胰腺癌多发生于 40 岁以上，病因目前尚不完全清楚，可能与吸烟、饮酒、高脂肪和高蛋白饮食、环境污染等相关。胰头癌占 60% ～ 70%，胰体癌占 20% ～ 30%，胰尾癌占 5% ～ 10%。80% ～ 90% 为腺癌。最常见浸润部位为肠系膜根部血管或腔静脉。增强 CT 扫描是分期的首选手段，能较好地显示胰腺肿物的大小、部位、形态及与周围结构的关系。CA19-9 是胰腺癌的重要肿瘤指标。约 60% 的胰腺癌患者在确诊时已发生远处转移，其中 25% 为局部晚期，不能进行根治性手术，中位生存时间仅为 6 ～ 9 个月。多学科综合诊治是任何分期胰腺癌的治疗基础，采用多学科会诊模式，根据患者身体状况、肿瘤部位、侵及范围、临床症状，有计划、合理地应用现有的诊疗手段，以求

最大限度地根治、控制肿瘤，减少并发症和改善患者生活质量。胰腺癌的治疗主要包括手术治疗、放疗、化疗、介入治疗和最佳支持治疗等。对拟行放、化疗的患者，应作 Karnofsky 或 ECOG 评分。

手术切除是胰腺癌患者获得治愈机会和长期生存的唯一有效方法。然而，超过80% 的胰腺癌患者因病期较晚而失去手术机会。外科手术应尽力实施根治性切除（R0）。外科切缘采用 1mm 原则判断 R0/R1 切除标准，即距离切缘 1mm 以上无肿瘤为 R0 切除，否则为 R1 切除。在对患者进行治疗前，应完成必要的影像学检查及全身情况评估，多学科会诊应包括影像诊断科、病理科、化疗科、放疗科等。

外科手术治疗前对肿瘤情况进行评估具有重要的临床意义。术前依据影像学检查结果将肿瘤分为可切除、可能切除和不可切除三类而制订具体治疗方案。判断依据肿瘤有无远处转移，肠系膜上静脉或门静脉是否受侵；腹腔干、肝动脉、肠系膜上动脉周围脂肪间隙是否存在肿瘤等。

胰腺癌内科药物治疗可应用于各个期别的患者，包括可切除和临界可切除患者的术前新辅助 / 转化治疗、根治术后患者的辅助治疗，以及局部晚期或转移复发患者的治疗。内科药物治疗不仅可以延长患者的生存时间，同时可减轻晚期患者的疼痛、提高生存质量。根治术后的胰腺癌患者如无禁忌证，均应行辅助化疗。辅助化疗方案推荐以吉西他滨或氟尿嘧啶类药物（5-FU、卡培他滨或替吉奥）为基础的治疗。体能状态良好的患者，建议联合化疗，包括吉西他滨 + 卡培他滨、mFOLFIRINOX 等；体能状态较差的患者，建议给予吉西他滨或氟尿嘧啶类单药，并予以最佳支持治疗。辅助化疗起始时间尽可能控制在术后 12 周内，持续时间为 6 个月。不可切除的局部晚期或合并远处转移的胰腺癌总体治疗效果不佳，建议开展相关临床研究。目前，治疗不可切除的局部晚期或转移性胰腺癌的常用化疗药物包括：吉西他滨、白蛋白结合型紫杉醇、5-FU/LV、顺铂、奥沙利铂、伊立替康、替吉奥、卡培他滨。靶向药物包括厄洛替尼。

对于一般状况好的患者建议联合化疗。常用含吉西他滨的两药联合方案，包括 GN（吉西他滨 / 白蛋白结合型紫杉醇）、GP（吉西他滨 / 顺铂）、GX（吉西他滨 / 卡培他滨）、GS（吉西他滨 / 替吉奥）等。

放疗是胰腺癌的重要局部治疗手段之一，贯穿各个分期。可手术切除局限性胰腺癌，如因内科疾病不耐受手术或拒绝手术，推荐精准根治性放疗结合同期化疗增敏，是提高这部分患者长期生存的新选择。临界可手术切除患者可直接接受高剂量放疗或联合化疗，根据治疗后疗效决定是否行手术切除。同期放化疗是局部晚期胰腺癌的首选治疗手段。对于寡转移（转移灶数目及器官有限）的胰腺癌患者，可通过同时照射原发灶、转移灶，实现缓解梗阻、压迫或减轻疼痛以及提高肿瘤局部控制的目的。胰腺癌的术后放疗的作用尚存争议，对于胰腺癌术后局部残存或切缘不净者，术后同步放化疗可以弥补手术的不足。

在 2022 版我国胰腺癌诊疗指南中，对于无法手术根治的晚期或转移性胰腺癌患者，在一、二线治疗失败后，可进行免疫治疗。已经明确推荐具有错配修复分子缺陷特征或高度微卫星不稳定性的患者可选择 PD-1 的治疗。在 KEYNOTE-158 研究中，22 例晚期 MSI-H 型胰腺癌患者在应用帕博利珠单抗治疗后，客观缓解率（ORR）为 18.2%（95%$CI$：5.2% ~ 40.3%），中位无进展生存时间（PFS）为 2.1 个月（95%$CI$：1.0 ~ 3.4 个月），中位总生存期（OS）为 4 个月（95%$CI$：2.1 ~ 9.8 个月）。大样本研究发现，PD-L1 表达水平在胰腺癌患者组织中的阳性比例较其他肿瘤低，为 10% ~ 40%，这也许是胰腺癌对 PD-1/PD-L1 免疫治疗响应不佳的原因之一。因此 PD-1 抑制剂在胰腺癌免疫治疗方面的应用仍须行进一步的研究，以发现更多的作用机制，挖掘更好的治疗方式。

【启示与思考】

该患者为不可切除局部晚期胰腺癌，应用放疗及一线化疗方案治疗后疗效评价为稳定，后发现骨转移，加用抑制骨转移及免疫药物治疗。本案例中也存在不足，治疗前未充分评估病情，未及时发现骨转移，未能及时进行 PD-L1 检测，而且治疗过程中，患者依从性较差，未继续行化疗及免疫治疗。

# 第6章

# 结肠癌

⌄⌄

## 病例 1　结肠癌肝转移治疗

**病情简介 1** ▶

患者滕××，男，38 岁。因"结肠癌术后 1 个月"于 2022 年 5 月 30 日入院。

【现病史】

患者于 2022 年 3 月 28 日因"间断性腹痛 1 个月余"就诊我院普外科，2022 年 3 月 28 日行胸腹部 CT 提示结肠占位性病变（图 6-1-1），考虑恶性肿瘤可能，请结合肠镜检查。肠镜所示见图 6-1-2。

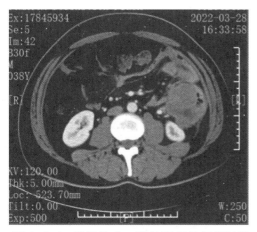

图 6-1-1　结肠脾曲 - 降结肠见软组织肿块影，围绕肠壁约 3/4 圈，呈非均匀强化，周围间隙模糊，见多发淋巴结影，呈均匀强化

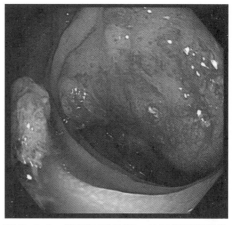

图 6-1-2　进镜至升结肠，见不规则隆起性病变，表面破溃糜烂，管腔狭窄，无法继续进镜（彩图见第 217 页）

于 2022 年 4 月 5 日行腹腔镜左半结肠切除术、腹腔镜腹腔淋巴结清扫术、横结肠 - 乙状结肠吻合术、小肠部分切除术、小肠小肠吻合术、腹腔冲洗检查。术后病理：部位

降结肠肿瘤及部分小肠及侧腹壁（结肠）中分化腺癌（隆起型，大小 7.5cm×6cm×5cm）伴坏死，侵透浆膜并由外向内侵犯小肠肌层；脉管癌栓（＋），神经侵犯（－），肿瘤出芽（1 级）；（左侧肾周脂肪组织）增生的纤维、脂肪组织内查见癌浸润。结肠近肿瘤侧切缘黏膜面未查见癌，浆膜下脉管内查见癌栓（＋）；远肿瘤侧切缘及小肠手术两侧切缘均未查见癌；淋巴结内查见癌转移（＋）：肠周（3/19）、（253 组）0/2。免疫组织化学：MSH2+、MSH6+、MLH1+、PMS2+、ki-67+ 约 70%、Desmin 显示肿瘤侵犯肌层、CK+。pT4bN1M0 ⅢC 期。基因检测：KRAS p.G12V 突变，MSS，dMMR。为行术后辅助化疗入我科。

**【体格检查】**

浅表淋巴结未触及肿大。双肺叩诊清音，呼吸音清晰，未闻及明显干湿性啰音。心率 78 次/分，律齐，各瓣膜听诊区未闻及杂音。腹平坦，左上腹部可见纵行长约 10cm 手术瘢痕，腹软，无压痛。双下肢无水肿。

**【提问 1】**

结直肠癌及其肝转移的相关基因检测有哪些?

1.RAS 检测　推荐所有结直肠癌肝转移患者均进行 KRAS 第 2、3、4 外显子以及 NRAS 第 2、3、4 外显子的检测。RAS 基因是否突变不仅具有预测预后意义，更是预测抗表皮生长因子受体（EGFR）治疗有效性的重要生物学标志物。其中 KRAS G12C 突变还有助于后线治疗对靶向药物的选择。

2.BRAF 检测　推荐结直肠癌肝转移患者进行 V600E 突变检测，作为预后的评估指标以及疗效预测因子，以指导治疗方案的选择。

3. 错配修复基因（MMR）/ 微卫星不稳定性（MSI）检测　推荐结直肠癌患者均检测 MMR/MSI，以便更精准地制订治疗策略。通过采用 PCR 方法比较肿瘤组织与正常组织中微卫星序列长度的差异来检测微卫星状态，是 MSI 检测的金标准。免疫组化检测 MMR 的蛋白表达（包括 MLH1、MSH2、MSH6 和 PMS2），可达到与 PCR 检测 90%～95%，甚至以上的一致率。

4.UGT1A1 检测　UGT1A1 蛋白是伊立替康的药物代谢酶，其基因的多样性会显著影响该酶的活性。非野生型 UGT1A1 患者接受伊立替康化疗，可能会增加Ⅲ度以上骨髓抑制以及腹泻风险。

5. 人表皮生长因子受体 2（HER-2）检测　在标准治疗失败的转移性结直肠癌患者中，抗 HER-2 治疗逐渐受到重视，建议转移性结直肠癌患者进行 HER-2 检测，为晚期患者后线治疗的临床决策提供依据。HER-2 检测可采用免疫组化、荧光原位杂交或高通量测序（NGS）的方法，但其在结直肠癌组织中阳性的判断标准中目前未经过权威机构认证，可参考乳腺癌相关评估流程及标准进行判断。

6. 其他  可通过 NGS 检测肿瘤突变负荷（TMB）、神经营养因子受体酪氨酸激酶（NTRK）融合基因等，这些指标均可作为潜在的预测免疫治疗或靶向药物治疗效果的生物标志物。

**病情简介 2**

**入院检查**

2022 年 5 月 4 日腹部 CT：肝多发转移（图 6-1-3）。

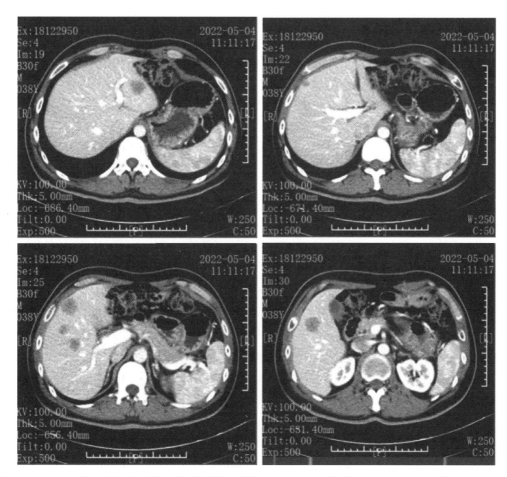

图 6-1-3  肝实质内见多处大小不等的类圆形稍低密度影，CT 值约 43HU，边界不清，较大者直径约 30mm，增强扫描示病灶廓清，可见中度强化

**补充诊断**

乙状结肠癌肝转移（cT4bN1M1，Ⅳ期）。

【提问2】

结直肠癌肝转移的定义是什么？

同时性肝转移是指结直肠癌确诊前或确诊时发现的肝转移；而结直肠癌根治术后发生的肝转移称为异时性肝转移。

**病情简介3**

第一次 MDT 意见：肝转移瘤潜在可切除，患者年轻、体力状况佳，建议行贝伐珠单抗 +cmFOLFOXIRI 方案转化治疗。

【提问3】

结直肠癌肝转移 MDT 意义？

MDT 根据患者的体力状况、年龄、器官功能、并发症等进行评估，针对不同的治疗目标，给予患者最合理的检查和最恰当的综合治疗方法。

（1）患者全身状况较差，不适合进行高强度治疗时，建议单药（或联合靶向药物）、减量的两药方案或最佳支持治疗，以提高生活质量并尽量延长生存时间。如全身情况好转，可以再进行高强度治疗。

（2）对于适合高强度治疗的患者，应依据肝转移的具体情况和是否伴有其他转移等，制订不同的治疗目标，给予个体化的治疗方案。

①对于肝转移灶初始即可以完全（R0）切除，且手术难度不大、肿瘤生物学行为良好的患者，其治疗目的是获得治愈，应围绕手术治疗进行相应的新辅助和（或）辅助治疗，以降低手术后复发的风险。肝转移灶是否可以 R0 切除应由肝外科、肿瘤外科、影像科专家联合判断。肝转移灶可以 R0 切除，但手术切除难度较大时，也应积极联合其他肿瘤局部毁损手段，如射频消融和（或）立体定向放疗等，以达到无疾病状态（NED）。

②对于肝转移初始无法切除，但经过一定的治疗有望转为 NED，且全身情况允许接受包括转移灶切除手术在内的局部治疗和高强度治疗的患者，治疗目的主要是最大限度地缩小瘤体或增加残肝体积，应采用最积极的综合治疗，即转化治疗。

③对于肝转移灶可能始终无法切除或达到 NED，但全身情况允许接受较高强度治疗的患者，以控制疾病进展为目的，应该采用较为积极的联合治疗手段。

贝伐珠单抗 +cmFOLFOXIRI 方案 4 个周期评价 PR（图 6-1-4），不良反应为Ⅱ度骨髓抑制。

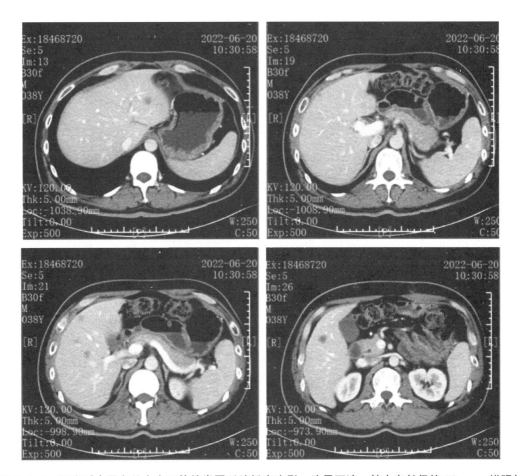

图 6-1-4　肝实质内见多处大小不等的类圆形稍低密度影，边界不清，较大者长径约 16mm，增强扫描示动脉期强化不明显

第二次 MDT 意见：肝转移瘤较前明显缩小，具备切除指征，后行 cmFOLFOXIRI 化疗 2 个周期。

【提问 4】

结直肠癌肝转移切除适应证有哪些？

结直肠癌肝转移灶是否适合手术切除的标准一直在演变，但主要应从以下三方面来判断。

（1）结直肠癌原发灶能够或已经根治性切除。

（2）根据肝脏解剖学基础和病灶范围，肝转移灶可 R0 切除，且要求保留足够的功能性肝组织（肝脏残留体积 ≥ 30%；采用三维 CT、三维数字成像技术等有助于评估残肝体积）。

（3）患者全身状况允许，没有不可切除或毁损的肝外转移病变，或仅为肺部结节性病灶，但不影响肝转移灶切除决策。

随着技术的进步，肝转移灶的大小、数目、部位等已不再是判断结直肠癌肝转移患者是否适宜手术的单一决定因素。此外，目前已将切缘不足 1cm、可切除的肝门淋巴结转移、可切除的肝外转移病灶（包括肺、腹腔）等也纳入了适宜手术切除的范畴。

## 【提问 5】

可以达到 NED 状态的肿瘤局部毁损包括哪些？

除了手术切除肝转移灶外，有些治疗手段（如射频消融、微波消融和放疗）也能使病灶彻底毁损，所以对于手术切除难度较大的个别肝转移灶应积极联合此类手段，以使更多的患者有机会达到 NED，提高 5 年生存率。

### 病情简介 5

患者于 2022 年 8 月 22 日行肝转移瘤部分切除术（S3 段 1 灶，S5 段 3 灶）+ 部分射频消融术（S5 段 2 灶、S6 段 1 灶）。术后病理送检肝组织可见腺癌浸润，符合肠癌肝转移。免疫组化：HER-2（0）、MLH1（+），MSH2（+），MSH6（+），PMS2（+）。基因检测：KRAS 突变、HRD（-）、TMB4.93Muts/Mb、MSS；MRD 检测：ctDNA 阳性，突变数量 1/7。

2022 年 9 月 23 日始行 CAPEOX+ 贝伐单抗：奥沙利铂 240mg+ 卡培他滨 2.0g bid d1 ～ 14+ 贝伐单抗 0.6g（第 1 个周期未联合贝伐单抗）治疗 5 个周期。

2022 年 11 月 6 日复查 MRI 示肝实质内见多处大小不等的类圆形 FST2W 稍高信号影，边界不清，较大者大小约 16mm×20mm，增强扫描示动脉期强化不明显，静脉、延迟后呈轻度环形强化，内见无强化区（图 6-1-5）。

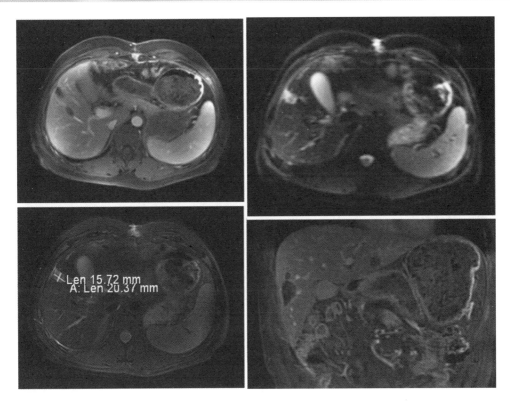

图 6-1-5 肝实质内见多处大小不等的类圆形 FST2W 稍高信号影，边界不清，较大者大小约 16mm×20mm，增强扫描示动脉期强化不明显，静脉、延迟后呈轻度环形强化，内见无强化区

患者后期定期随访复查，未见复发转移。

【提问 6】

肝转移灶切除术后如何辅助治疗？

建议肝转移灶完全切除的患者接受术后辅助化疗。特别是对于未进行过术前化疗及辅助化疗的患者，推荐手术前后的化疗时间总长不超过 6 个月，可考虑同时联合肝动脉灌注化疗。术前化疗（包括联合分子靶向药物）证实有效的方案，术后如无禁忌应作为首选的辅助治疗方案。

【提问 7】

ctDNA 指导意义有哪些？

基于循环肿瘤 DNA（ctDNA）指导的微小残留病灶（MRD）评估可有效提示结直肠癌患者接受治疗后的治愈情况。MRD 有助于判断预后和制订下一步治疗策略，但目前仍存在诸多困难。

**【案例点评】**

本文是异时性肝转移结肠癌病例，肝是结直肠癌血行转移最主要的靶器官，结直肠癌肝转移是结直肠癌治疗的重点和难点之一。有15%～25%的结直肠癌患者在确诊时即合并有肝转移，而另15%～25%的患者将在结直肠癌原发灶根治术后发生肝转移，其中绝大多数（80%～90%）的肝转移灶初始无法获得根治性切除。未经治疗的肝转移患者的中位生存期仅6.9个月，无法切除患者的5年生存率低于5%。而肝转移灶能完全切除或可以达到NED患者的中位生存期为35个月，5年生存率可达30%～57%。研究表明，有一部分最初肝转移灶无法根除的患者，经治疗后可以转化为可切除或达到NED。因此，通过MDT对结直肠癌肝转移患者进行全面的评估，个性化地制订治疗目标，开展相应的综合治疗，以预防结直肠癌肝转移的发生，提高肝转移灶手术切除率和5年生存率。该患者术后进行相应的基因检测，指导后续治疗，并进行MDT，确定肝转移瘤为潜在可切除，依据患者体力状况制订三药化疗联合分子靶向药物治疗方案，治疗8周时评估肝转移灶转化成可切除或有望NED时，采取手术联合射频消融术局部毁损。整个诊疗思路完整、规范，相关辅助检查精准，对患者进行了准确分期，并制订了规范的诊疗方案。

该患者术后接受辅助治疗，目前2023年CSCO结直肠癌诊疗指南推荐手术前后的化疗时间总长不超过6个月，经过术前化疗（包括联合分子靶向药物）证实有效的方案，术后如无禁忌应该作为首选的辅助治疗方案。同时本例通过ctDNA指导的MRD检测评估判断后续治疗及预后，虽然目前存在争议，也是本案例的亮点之一。

**【启示与思考】**

近年来，由于肝脏外科技术的提高、化疗方案的优化、靶向药物的联合应用以及MDT的深入开展，转移性结直肠癌的治疗目标，已经从过去单一延长生存期、提高生活质量转变为以增加治愈性为目的的积极治疗目标，达到长期生存。目前可切除性结直肠癌肝转移患者经综合治疗后的疗效已接近接受根治性手术Ⅲ期结直肠癌患者，可获得＞40%的5年生存率，远高于未能手术切除患者。而对于肝转移灶有潜在NED可能的患者进行的转化治疗至关重要。转移灶出现的早期退缩更是预后的重要指标之一。以cmFOLFOXIRI为代表的三药化疗方案有较高的切除转化率。在分子靶向药物无法使用且综合患者年龄、体能状况及肝功能状态等因素均适宜的情况下应该作为首选，但该方案的不良反应较多，应予以关注。目前，三药化疗方案联合贝伐珠单抗的研究有了较好的临床数据，可在选择性的患者中谨慎地应用。本例患者年轻、体力状况佳，采用三药化疗联合贝伐珠单抗的方案成功转化，并取得 NED 近 1 年的结果，目前仍在随访中。

# 病例 2　晚期结肠癌治疗

**病情简介 1**

　　患者李 ××，男，于 2021 年 6 月因"腹痛、血便 1 个月"就诊外科。

## 【现病史】

　　2021 年 6 月 28 日行腹部 CT 示，乙状结肠占位，邻近多发淋巴结肿大，符合结肠癌表现，请结合肠镜检查；肝多发转移瘤；肝多发低密度灶，考虑囊肿（图 6-2-1）。2021 年 6 月 30 日肠镜：距肛缘约 25cm 乙状结肠可见一环肠腔约 1/2 周的溃疡型病变；肠镜病理（乙状结肠）腺癌。CEA：62ng/ml。2021 年 7 月 2 日全身麻醉下行腹腔镜下乙状结肠癌根治 + 腹腔镜下左肝外叶切除 + 腹腔镜下肝肿瘤切除 + 肝肿瘤微波消融术，术后病理示：（乙状结肠）溃疡型中分化腺癌（大小 2.8cm×2.5cm×0.5cm），侵及全层；脉管内查见癌栓，小神经束未受累及；手术两侧切缘及另送（远切缘）均未查见癌。（肝右后叶）肝转移性中分化腺癌（3 灶，直径 0.5cm、2cm、3.8cm），伴大片肿瘤性坏死，结合免疫组织化学，符合来源于消化道，手术切缘未查见癌（肿瘤局手术切缘约 0.2cm）。（右肝转移瘤）肝组织内查见腺癌。淋巴结查见癌转移：肠系膜 3/16、（253 组）为纤维脂肪组织，未查见癌。免疫组织化学：MSH2+、MSH6+、MLH1+、PMS2+、CDX-2+、Villin+、CK20 部　分 +、CK7–、Hepatocyte–、Glypican-3–、Ki-67+ 约 60%。基因检测：KRAS/NRAS/BRAF 野生、MSI-L（13.64%）、TMB-L（6.6muts/Mb）、PD-L1（TPS < 1%）、APC 突变（44.2%）、TP53 突变（33%）、SMAD4 突变（17.7%）、ERBB2（–）、NTRK（–）。

## 【提问 1】

　　初始可切除转移性结肠癌风险分层怎样定义？此患者评分如何？

　　复发风险评分（CRS）5 个参数：原发肿瘤淋巴结阳性，同时性转移或异时性转移距离原发灶手术时间 < 12 个月，肝转移肿瘤数目 > 1 个，术前 CEA 水平 > 200ng/ml 和转移肿瘤最大直径 > 5cm，每个项目为 1 分。0 ～ 2 分为 CRS 评分低，3 ～ 5 分为 CRS 评分高。CRS 评分越高，术后复发风险越大，围术期化疗越有获益。此患者评分为 3 分。

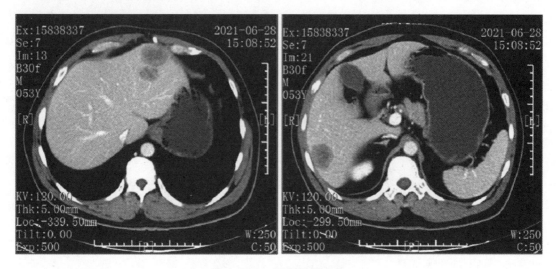

图 6-2-1　肝多发转移瘤

**病情简介 2**

　　术后 2021 年 7 月 28 日复查 CT 示：肝内多发转移，部分较 2021 年 6 月 28 日增大，部分较前新发（图 6-2-2）。

　　第 1 次 MDT 意见：全身内科治疗，方案 FOLFOX＋西妥昔单抗共 8 个周期（2021 年 7 月至 2022 年 1 月），6 个周期评价 PR，8 个周期 2022 年 2 月 26 日评价 PD（图 6-2-3）。

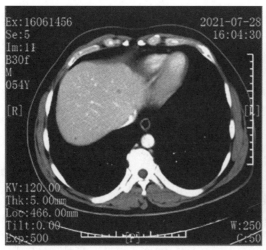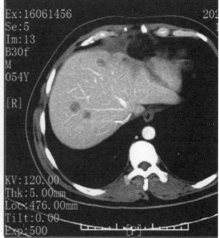

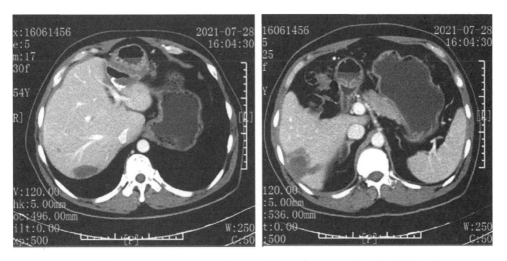

图 6-2-2 CT 示肝转移瘤部分较 2021 年 6 月 28 日增大，部分较前新发

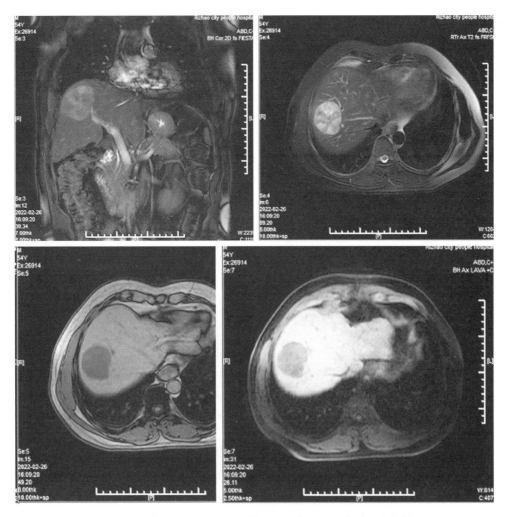

图 6-2-3 肝右叶见多发类圆形长 T1 长 T2 信号，大者位于肝右叶，大小约 52mm×43mm

第 2 次 MDT 意见：外科意见，肝转移瘤技术上可切除，考虑病情持续进展，建议全身治疗后评估手术指征；内科意见，病情进展，更换全身治疗方案为 FOLFIRI+ 贝伐珠单抗；放疗，暂无放疗指征。综合意见应用 FOLFIRI+ 贝伐珠单抗全身治疗。

【提问 2】

结直肠癌肝转移新辅助治疗意义如何？

对于可达到 NED 的结直肠癌肝转移患者可考虑进行新辅助治疗，主要基于以下几方面原因。

新辅助化疗提供了"窗口期"，以观察有无新的无法切除的转移灶的出现，减少非必要的手术；

新辅助治疗可增加 R0 手术机会，增加术后残余肝的体积；

新辅助化疗可作为评价化疗方案敏感性的依据，指导术后化疗方案的选择；

新辅助化疗的疗效可作为患者预后评估的指标之一；

新辅助化疗结合辅助化疗可能改善接受治愈性手术患者的预后。

**病情简介 3**

患者于 2022 年 3 月至 2022 年 5 月行 FOLFIRI+ 贝伐珠单抗治疗 4 个周期后复查 MRI 示肝内多发异常强化灶，考虑转移瘤复查，数量及大小较 2022 年 2 月 26 日增多增大，评估 PD（图 6-2-4）。

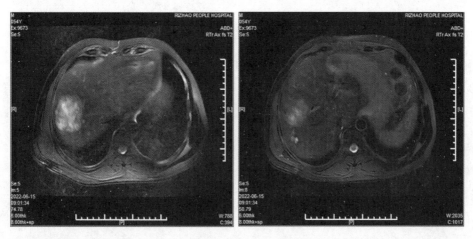

图 6-2-4　肝右叶见多发类圆形长 T1 长 T2 信号，大者位于肝右叶，大小约 6.4cm×4.9cm，病灶周围可见多发结节卫星灶，数量及大小较前有增多增大

第 3 次 MDT 意见：外科意见，病情持续进展，仍建议全身治疗后评估手术指征；内科意见，病情进展，需要更换方案行全身治疗，配合局部损毁治疗；可再次完善组织基因检测。

2022 年 5 月 6 日患者行肝穿刺，组织基因检测：BRAF p.V600E 突变；TMB，11.96 个突变 /Mb；MSI，MSS。

## 【提问 3】

目前对于晚期大肠癌三线治疗指南推荐哪些方案？

2017 年 5 月，我国 CFDA 已经批准瑞戈非尼分别用于治疗既往接受过以氟尿嘧啶、奥沙利铂和伊立替康为基础的化疗，以及既往接受过或不适合接受抗 VEGF 治疗、抗 EGFR 治疗 (RAS 野生型 ) 的转移性结直肠癌 (mCRC) 患者。以中国为主的亚洲临床研究（CONCUR）证明了瑞戈非尼的生存期延长较西方人群更有优势。瑞戈非尼第 1 个周期可采用剂量滴定的方法，即第 1 周 80mg/d，第 2 周 120mg/d，第 3 周 160mg/d。

呋喹替尼是 2018 年 9 月获得国家药品监督管理局批准的另一个晚期结直肠癌的小分子抗血管生成靶向药物。适用于既往接受过氟尿嘧啶类、奥沙利铂和伊立替康为基础的化疗，以及既往接受过或不适合接受抗 VEGF 治疗、抗 EGFR 治疗（RAS 野生型）的转移性结直肠癌患者。

曲氟尿苷替匹嘧啶（TAS-102，FTD/TPI）是 2019 年 8 月获得国家药品监督管理局批准的治疗晚期结直肠癌的药物。该药适用于既往接受过氟尿嘧啶类、奥沙利铂和伊立替康为基础的化疗，以及既往接受过或不适合接受抗 VEGF 治疗、抗 EGFR 治疗（RAS 野生型）的转移性结直肠癌患者。

## 【提问 4】

目前对于 BRAF p.V600E 突变晚期大肠癌患者指南推荐哪些治疗方案？

参考 SWOG S1406 研究结果推荐伊立替康 + 西妥昔单抗 + 维莫非尼在 RAS 野生 /BRAF V600E 突变患者的二线及二线以后治疗。参考 BEACON 及 2021 版 NCCN 指南推荐 BRAF 抑制剂 + 西妥昔单抗用于 RAS 野生 /BRAF V600E 突变患者的二线及二线以后治疗；对于转移部位广泛及瘤负荷较重、伴随肿瘤相关症状的患者可考虑 BRAF 抑制剂 + 西妥昔单抗 +MEK 抑制剂。

## 【提问 5】

BRAF 状态有何意义？

BRAF 的状态是重要的预后指标，BRAF V600E 突变的结直肠癌肝转移患者大多预后较差，有数据提示，对该类患者化疗联合抗 EGFR 治疗的获益比较有限。因此，对 BRAF V600E 突变的结直肠癌肝转移患者，初始治疗采用化疗联合抗 VEGF 单抗也是值得考虑的选择。有数据提示，对于 RAS 野生型的结直肠癌肝转移患者，抗 EGFR 治疗的疗效与肿瘤部位存在相关性。原发灶位于左半结肠（脾曲至直肠）肝转移患者使用抗 EGFR 单抗在客观缓解率和总生存期上优于抗 VEGF 单抗，而原发灶位于右半结肠（回盲部至脾曲）肝转移患者，抗 EGFR 单抗在客观反应率上优于抗 VEGF 单抗，但总体生存不如抗 VEGF 单抗。

### 病情简介 4

于 2022 年 6 月至 2022 年 11 月行达拉非尼 150mg bid+ 曲美替尼 2mg qd+ 西妥昔单抗 0.9g q14d（因出现Ⅲ度皮疹剂量调整至 0.5g）治疗，其间患者拒绝肝转移瘤局部治疗。

2022 年 11 月复查上腹部 MRI：肝内多发异常强化灶，病变较前片比较均略增大，肝 S6、S8 新发病灶（图 6-2-5）；疗效评价 PD。

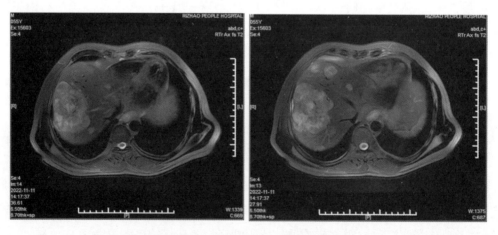

图 6-2-5　肝内多发异常强化灶，病变较前片比较均略增大，肝 S6、S8 新发病灶

第 4 次 MDT 意见：新发病变，提示病情进展，需更换方案行全身治疗，结合 TMB：11.96 个突变 /Mb 结果，建议行曲氟尿苷替匹嘧啶 + 贝伐单抗 + 免疫治疗，择期行局部治疗。

后续于 2022 年 11 月至 2023 年 6 月行贝伐单抗 0.4g q2w+ 曲氟尿苷替匹嘧啶 60mg

bid d1 ～ 5 q2w＋恩沃利单抗 0.15g qw 治疗。评价 SD。

【提问 6】

此患者肝转移是否具备局部治疗指征？

对于肝转移为主的肿瘤负荷较大且药物治疗效果不明显的患者，或者难治性患者，或者不能耐受系统治疗的患者，可在适当时机联合应用肝动脉灌注化疗（HAIC）或肝动脉化疗栓塞（TACE），有助于延长疾病无进展时间和总体生存期，尤其是药物洗脱微球动脉化疗栓塞（DEB-TACE），可以进一步提高疗效。但是单独应用这些治疗并不比全身化疗更具优势。

## 病情简介 5

于 2023 年 5 月 10 日行肝动脉化疗栓塞（TACE）治疗。2023 年 5 月 31 日复查 MRI 提示部分增大部分缩小（图 6-2-6），目前仍在维持治疗中，并于 2023 年 6 月 14 日行射频消融＋粒子植入术。

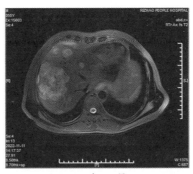

2022 年 11 月

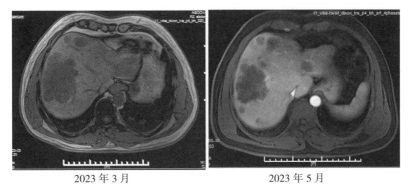

2023 年 3 月　　　　　　　　　2023 年 5 月

图 6-2-6　肝内见多发类圆形长 T1 长 T2 信号，大者位于肝右叶，最大截面约 10cm×6.5cm，病灶周围可见多发结节卫星灶，病灶较前比较，大病灶较前缩小，大部分病灶较前增大

【案例点评】

本例是同时性肝转移结肠癌患者，初诊肝转移瘤评估为可切除，但 CRS 评分 3 分，术后复发风险高，更适合围术期化疗，此病例采取手术治疗，术后短时间内出现复发，此为不足之处。患者后续采取常规双药化疗＋靶向治疗方案，进展后再次进行肝转移瘤穿刺活检、基因检测，发现 BRAF V600E 突变，是本案例的亮点之一。BRAF V600E 突变的转移性结直肠癌恶性度较高，发生率不足 5%，整体来看总生存期（OS）较短，对于体能状况较好的患者，2020 年 CSCO 结肠癌指南中推荐双药或三药化疗 ± 贝伐珠单抗作为标准的治疗模式。BEACON CRC 研究为二、三线多靶联合靶向 BRAF V600E 突变转移性结直肠癌（mCRC）提供有利证据。这项 III 期研究结果显示与对照组（伊立替康＋西妥昔单抗或 FOLFIRI＋西妥昔单抗）相比，三靶（康奈非尼＋比美替尼＋西妥昔单抗）和双靶治疗组（康奈非尼＋西妥昔单抗）均改善患者 OS。三靶组（$n=224$）中位 OS 为 9.3 个月，对照组（$n=221$）中位 OS 为 5.9 个月，死亡风险降低 40%；双靶组（$n=220$）中位 OS 为 9.3 个月，相比对照组死亡风险下降 39%。客观缓解率（ORR）三靶组为 26.8%，双靶组为 19.5%，对照组为 1.8%。虽然三靶和双靶联合对总生存的改善均非常突出，但考虑到双靶的毒性更小，因此双靶方案被纳入 2020 年 NCCN 结直肠癌指南的二线治疗推荐。结合我国药物的可及性，2022 年 CSCO 结肠癌指南推荐达拉非尼＋曲美替尼＋西妥昔单抗用于 RAS 野生/BRAF V600E 突变患者的二线及二线以后治疗。该例患者应用达拉非尼＋曲美替尼＋西妥昔单抗三靶联合治疗，确实较好地控制了病情，为患者争取了 5 个月 PFS。BRAF V600E 突变分为细胞周期相关和免疫微环境相关亚型，结合患者相对高的 TMB 结果，四线治疗采取贝伐单抗＋曲氟尿苷替匹嘧啶＋恩沃利单抗治疗，既阻断细胞周期，又调节免疫微环境，应用此方案显著获益，目前 PFS 已达 7 个月，为局部治疗创造了机会。

【启示与思考】

BRAF V600E 突变结直肠癌患者预后差，对常规治疗不敏感。既往研究显示，在抗 EGFR 基础上联合 BRAF 抑制剂是此类患者的有效治疗方式。但患者在三靶联合治疗中取得 PFS 有限。四线治疗采取贝伐单抗＋曲氟尿苷替匹嘧啶＋恩沃利单抗，除了细胞毒作用外，干扰细胞周期等分子机制及免疫微环境调节可能在疗效中起到重要作用。因此，有必要进一步探索药物的作用机制，寻找潜在分子通路，筛选优势患者，为 mCRC 患者带来更佳生存获益。

# 第7章

# 乳腺癌

## 病例 1　三阳性乳腺癌肺转移的鉴别诊断及治疗 1 例

**病情简介 1**

患者，女，52 岁。乳腺癌术后 2 年余，胸闷 1 个月余于 2022 年 6 月 16 日就诊本院。

【现病史】

患者 2019 年 9 月 17 日曾因发现左侧乳腺肿物就诊我院，行术前乳腺彩超定位示：左乳 12 点钟实性结节，复合 BI-RADS 3 类（图 7-1-1）；左乳 4 点实性结节，复合 BI-RADS 5 类：于左乳内可见单发结节，结节位于约 4 点钟方向，大小约 2.5cm×1.6cm，方位与皮肤不平行，呈不规则形，结节边缘不光整，可见成角，内部为低回声，可见细点样强回声，结节后方回声无明显改变，周围腺体结构扭曲，结节周围导管无扩张，局部皮肤未见增厚及内陷。CDFI：结节边缘及内部可见血流信号，RI：0.7。2019 年 9 月 18 日行乳腺 X 线摄片：双侧乳腺腺体型，左乳外后见一结节，约 2.6cm×2.4cm，边缘不清，可见分叶征（图 7-1-2）。左乳结节，建议手术切除，BI-RADS 4C。2019 年 9 月 20 日全身麻醉下行左侧乳腺癌改良根治术，术后病理：（左侧）乳腺浸润性导管癌（NOS，组织学 II 级，大小 2.5cm×2.5cm×1.5cm），其内可见导管原位癌（高级别，粉刺型及筛孔型，约占 20%），脉管内查见癌栓，小神经束未受累及，肿瘤间质淋巴细胞浸润（TILS）约 60%，乳头、皮肤切缘及手术底切线均未查见癌。淋巴结查见癌转移：腋窝 9/19，（胸肌间淋巴结）为纤维脂肪组织，未查见癌。免疫组织化学：ER+（中等强度，90%）。PR+（中等强度 90%），HER-2（3+），CK5/6-，EGFR-，P120 膜 +，E-cad+，P63 示肌上皮缺失，D2-40 示脉管癌栓 +，Ki-67 阳性肿瘤细胞数约 30%。病理学分期：pT2N2M0，HER-2 阳性（HR 阳性），III A 期。患者的方案为 AC-TH：2019 年 10 月

24 日至 2020 年 1 月 17 日行表柔比星和环磷酰胺 4 个周期化疗，2020 年 2 月 12 日至 2020 年 4 月 25 日行紫杉醇脂质体 210mg+ 曲妥珠单抗 360mg 4 个周期靶向联合化疗。期间复查病情平稳。患者 1 个月前无明显诱因出现胸闷，表现为轻度体力活动后出现前胸部不适，呼吸不畅，休息后可患者，伴阵发性咳嗽，无咳痰，无其他伴随症状。

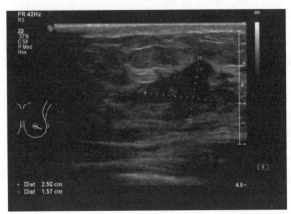

图 7-1-1　术前彩超定位：双侧乳腺结构清晰，于左乳内可见单发结节，结节位于约 12 点钟方向，乳晕区，大小约 1.1cm×0.7cm，方位与皮肤平行，呈椭圆形，结节边缘光整，清晰，内部为低回声，未见明显钙化灶，结节后方回声无明显改变，周围腺体结构未见扭曲，结节周围导管无扩张，局部皮肤未见增厚及内陷。CDFI：结节内未见血流信号（彩图见第 217 页）

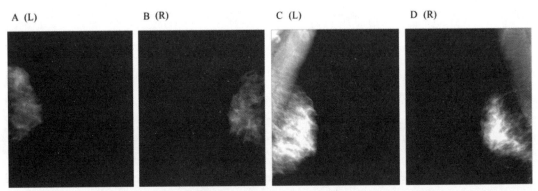

图 7-1-2　双侧乳腺腺体型，左乳外后见一结节，约 2.6cm×2.4cm，边缘不清，可见分叶征

## 【既往史】

2019 年 9 月 20 日行左侧乳腺癌改良根治术。

## 【体格检查】

查体未发现明显异常。

【提问 1】

患者的主要表现为什么？考虑原因是什么？

此患者为女性，52 岁，主因乳腺癌术后 2 年余，胸闷 1 个月余，考虑乳腺恶性肿瘤肺转移。

【提问 2】

基于什么原因要做什么检查？

检测乳腺癌的生物标志物，如 CEA、CA125、CA153，若水平显著增加，考虑肿瘤进展转移。基于患者胸闷、咳嗽的呼吸系统症状，需要行胸部 CT 检查，若 CT 检查结果发现肺部有异常结节或肿瘤，可考虑行肺穿刺活检。

**病情简介 2**

辅助检查结果报告如下：

2022 年 6 月 16 日复查 CT 示左肺结节灶（图 7-1-3）。

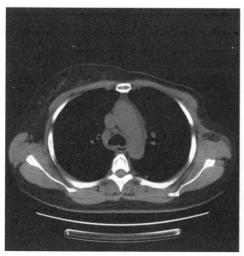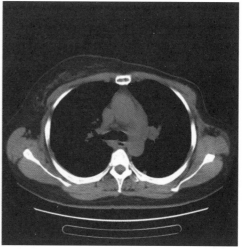

图 7-1-3　CT 示左肺多发结节样、小斑片影

【提问 3】

考虑诊断是什么？鉴别诊断？还需要做什么检查？

考虑乳腺癌肺转移。

【鉴别诊断及进一步检查】

1. 鉴别诊断

（1）原发性肺癌：肺癌是一种常见的恶性肿瘤，需要通过病理学检查来确定肿瘤的起源。一些肺癌的病理特征可能与乳腺癌的转移性肿瘤类似，需要通过细胞形态学和免疫组化来鉴别。

（2）肺部感染：如肺炎、肺结核等，这些病症在影像学上可能与肺转移癌表现相似。通过临床表现、病史、实验室检查和治疗反应的观察可以进行鉴别。

（3）肺结节：多数肺结节是良性的，但有些可能是恶性的。如肺部肉芽肿、良性肿瘤或肺炎病灶等，可以通过 CT 扫描、活检等方式进行鉴别。

（4）肺部疾病：如肺纤维化、肺栓塞等，这些病症的影像学表现可能模拟肿瘤。

（5）其他肿瘤的肺转移：除了乳腺癌外，许多其他类型的癌症（如结肠癌、肾癌、黑色素瘤等）也可能转移到肺部。

2. 进一步检查　考虑患者既往乳腺癌病史，可能出现肺、骨、脑等远处转移灶或病灶复发，还需要进一步完善以下检查：

（1）生物标志物检测：检测乳腺癌的生物标志物，如 CEA、CA125、CA153。这些标志物水平可能在癌症进展和转移时升高。但是，这些测试并不具有 100% 的特异性和敏感性，因此需要结合其他检查结果使用。

（2）PET-CT：是一种可以显示身体各部位细胞代谢活动的影像学检查，有助于更全面地评估是否有转移，同时辅助评估肺部病灶的性质。

（3）MRI：有助于详细检查脑部和脊柱，检查是否有癌症转移到这些区域。对于一些患者，脑转移可能出现在肺转移之后或者同期，因此进行 MRI 检查有助于全面评估疾病的情况。

（4）活检：肺部活检是取出肺部组织进行病理学检查的方法，这可以确定组织是否为癌症。同时病理学检查还可以确定癌症的类型和来源，如乳腺癌的肺转移与肺的原发性癌症在病理形态上可能存在差异，免疫组化染色也可能显示不同的结果。活检可以为治疗决策提供更精确的信息。

（5）分子遗传学检测：部分乳腺癌患者可能在初次诊断或复发时进行分子遗传学检测。这种检测有助于识别患者癌细胞中的特定基因突变，从而有助于指导个性化的治疗策略。

**病情简介 3**

　　2022 年 6 月 24 日行肺穿刺活检，活检结果：（肺）条索样肺组织内查见癌细胞巢（图 7-1-4），结合病史及免疫组化结果，诊断为转移性乳腺浸润性导管癌。

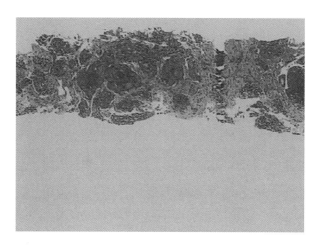

图 7-1-4　左肺结节穿刺活检病理结果（彩图见第 217 页）

　　肉眼所见：条索样组织 2 条，长均 1cm，横径 0.05cm。

　　病理诊断如下。

　　穿刺活检组织：（肺）条索样肺组织内查见癌细胞巢，结合病史及免疫组化结果，诊断为转移性乳腺浸润性导管癌。

　　免疫组化：GATA-3+，GCDFP-15+，Mammaglobin+，GATA-3+，P120 膜 +，E-cad +，ER+（中度强度 – 强 70%），PR+（中等强度 20%），CerbB-2（1+），Ki-67 阳性肿瘤细胞数约 30%。

【提问 4】

　　评估进展前诊疗方案，为什么？

　　2019 年 9 月 20 日行左侧乳腺癌改良根治术，术后病理：（左侧）乳腺浸润性导管癌；病理学分期：pT2N2M0，HER-2 阳性（HR 阳性），ⅢA 期。根据《中国临床肿瘤学会（CSCO）乳腺癌诊疗指南 2019 版》推荐，术后辅助化疗适应证（具备以下之一者）：①腋窝淋巴结阳性；②三阴性乳腺癌；③ HER-2 阳性乳腺癌（T1b 以上）；④肿瘤大小＞ 2cm；⑤组织学分级为 3 级。该患者腋窝淋巴结阳性、HER-2 阳性乳腺癌且肿瘤大小＞2cm，符合术后辅助化疗适应证。2019 年 10 月 24 日至 2020 年 1 月 17 日行表柔比星和环磷酰胺 4 个周期化疗，2020 年 2 月 12 日至 2020 年 4 月 25 日行紫杉醇脂质体 210mg+ 曲妥珠单抗 360mg 靶向联合化疗 4 个周期。对于存在高危因素的 HER-2 阳性乳腺癌：①N1 及以上；②或 T2 及以上且合并其他危险因素。指南 I 级推荐 AC-TH（证据级别 I A），我们使用了序贯方案治疗，已有研究显示序贯方案不仅能降低毒不良反应，而且疗效与联合治疗效果相当。

**【提问 5】**

三阳性乳腺癌的特点是什么？

ER、PR、HER-2 三阳性乳腺癌是指乳腺癌细胞表面的雌激素受体（ER）、孕激素受体（PR），雌孕激素受体（HR），以及 HER-2 均为阳性，发病概率约 10%，组织学分级多为 II 级或 III 级，TNM 分期多为 II 期以上；易发生脉管侵犯和淋巴结转移。三阳性乳腺癌对比其他亚型乳腺癌，主要是由于 HER-2+/HR+ 与 HER-2+/HR- 导致的化疗敏感性与预后差异，这可能是因为 HER-2+/HR+ 乳腺癌的基质浸润淋巴细胞的水平较低。HER-2+/HR+ 早期乳腺癌患者相较 HR- 亚型 5 年生存率更高，但 HR+ 同时意味着更高的复发风险。在药物敏感性方面，三阳性乳腺癌患者虽然在新辅助化疗联合抗 HER-2 药物的敏感性低于 HER-2+/HR- 患者，但辅助化疗中联合曲妥珠单抗被证实具有生存获益。同时，三阳性乳腺癌还具有较多的治疗选择，这是因为三阳性乳腺癌既可以接受内分泌治疗（如他莫昔芬），也可以接受靶向 HER-2 的疗法（如曲妥珠单抗）。

**【提问 6】**

该患者进展后怎么治疗？

该患者经手术治疗和曲妥珠单抗联合化疗后，2 年后复查 CT 提示肺结节，经穿刺确诊乳腺癌肺转移，考虑以全身治疗为主的综合治疗。根据 2022 版 CSCO 乳腺癌诊疗指南，经评估患者为曲妥珠单抗治疗敏感型（曲妥珠单抗敏感人群：未曾使用过；新辅助治疗有效；辅助治疗结束 1 年以后复发；解救治疗有效后停药），I 级推荐 THP（1A 类证据）和 TXH（2A 类证据）。目前国内外的临床试验有晚期三阳性乳腺癌有内分泌治疗联合单靶治疗、内分泌治疗联合双靶治疗以及内分泌联合 CD4/6 抑制剂联合抗 HER-2 靶向治疗。

**病情简介 4**

2022 年 6 月 16 日患者发现乳腺癌肺转移，患者治疗后 2 年复发，属于曲妥珠单抗治疗敏感，依据 2022 版 CSCO 乳腺癌诊疗指南，Ⅰ级推荐（1A 类证据），2022 年 6 月 25 日开始行 THP 方案：白蛋白紫杉醇 160mg+ 帕妥珠单抗 420mg+ 曲妥珠单抗 360mg，随访至 2022 年 12 月 2 日病情平稳。

【案例点评】

本例是从ⅢA 期进展至Ⅳ期的乳腺癌患者，经影像学评估具有手术指征，术后病理确认为 HER-2 阳性的三阳性乳腺癌，腋窝淋巴结多发转移，术后辅助化疗方案依据《中国抗癌协会乳腺癌诊治指南与规范（2011 年版）》中提出乳腺癌患者术后辅助化疗的适应证：①肿瘤＞ 2cm；②淋巴结阳性；③激素受体阴性；④ HER-2 阳性；⑤组织学分级为Ⅲ级。值得一提的是，《中国抗癌协会乳腺癌诊治指南与规范（2021 年版）》HER-2 阳性乳腺癌患者术后推荐辅助化疗人群复发风险度为中危且 pN0：① T1b 及以上推荐；② T1a 考虑；③ T1mic 原则上不考虑，需要个体化综合考虑。根据《中国抗癌协会乳腺癌诊治指南与规范（2023 年版）》该患者不推荐行术后辅助化疗。

该患者属于 ER、PR、HER-2 三阳性乳腺癌，术后 AC-TH 序贯治疗期间患者病情平稳，结束治疗后 2 年出现胸闷的不适症状，影像学检查回报肺结节，一方面考虑患者既往乳腺癌病史，并且肺是常见转移灶；另一方面为了排除双原发肿瘤可能，遂进行肺结节穿刺活检，结果示患者出现了肺部转移灶。根据《中国抗癌协会乳腺癌诊治指南与规范（2023 年版）》，我们制订了 THP 方案，随访半年病情平稳。

本案例中也存在不足，首先，我们忽略了肺部转移灶 HER-2 状态的时空异质性，患者肺部转移灶病理结果显示 ER 和 PR 阳性，HER-2 结果阴性，可考虑行内分泌治疗，甚至内分泌联合靶向治疗。晚期乳腺癌一线内分泌治疗的选择：芳香化酶抑制剂联合 CDK4/6 抑制剂；氟维司群 ±OFS（卵巢功能抑制，如戈舍瑞林）联合 CDK4/6 抑制。三阳性乳腺癌的靶向联合内分泌方案已有多项国外试验验证了可行性，晚期三阳性乳腺癌通过内分泌联合靶向治疗能显著改善生存预后。PERNETTA 证实，在化疗后疾病稳定的基础上进行内分泌联合曲妥珠单抗 + 帕妥珠单抗的双靶治疗显著延长了无进展生存期。PATRICIA 研究数据表明，CDK4/6 抑制剂（哌柏西利）联合抗 HER-2 靶向治疗及内分泌治疗预后更好。该患者目前 THP 方案控制下病情稳定，可进一步评估内分泌联合双靶治疗的可行性。

【启示与思考】

临床上，如果患者系乳腺癌术后患者，发现可疑的高危转移灶异常，应完善强化 CT、PET-CT 等检查，可进一步评估患者术前新辅助化疗指征。新辅助治疗前初始分期为Ⅲ期及新辅助治疗前后明确淋巴结持续阳性的患者，推荐术后放疗。放疗方法与未经新辅助治疗的改良根治术后放疗一致，放疗剂量建议为 50 Gy/25 次（2 Gy/ 次），对于影像学（包括功能性影像）上高度提示有残留或复发病灶的部位可局部加量到 60 ～ 66 Gy。对于晚期乳腺癌，手术治疗和放疗对于Ⅳ期乳腺癌的预后价值尚无定论。目前晚期三阳性乳腺癌可行内分泌联合单靶治疗、内分泌联合双靶治疗以及内分泌联合 CDK4/6 抑制剂 + 抗 HER-2 靶向治疗，这也为晚期三阳性乳腺癌治疗提供了新思路。

# 病例 2　早期乳腺癌术后辅助治疗 1 例

**病情简介 1**

患者刘 ×，女，55 岁。于 2022 年 12 月 15 日首次入住我科。

【现病史】

患者于 2022 年 11 月 7 日因"发现左乳肿块 3 个月"就诊于我院普外科。左侧乳房外上象限可触及大小约 4cm×3cm 肿块，质硬，活动度差，与周围组织粘连，触之无压痛，局部无破溃，双侧乳房无静脉曲张、色素沉着，无橘皮样改变、酒窝征，乳头无凹陷，无异常溢液。左侧腋窝触及大小约 1cm×1cm 淋巴结，质韧，活动度尚可。2022 年 11 月 7 日完善乳腺超声（图 7-2-1）示左乳内单发结节，结节位于 11 点钟方向，距离乳头 2.1cm 处，大小约 3.2cm×2.7cm，呈不规则形，结节边缘光整，清晰，内部不均匀回声，未见明显钙化。左侧腋窝探及几个椭圆形低回声结节，大小不等，最大约 1.6cm×0.9cm，边界清，边缘规则，内部可见偏心门样结构，皮质不规则增厚。左乳实性结节，符合 BI-RADS 4C 类；左侧腋窝淋巴结肿大。患者一般状况可，饮食睡眠可，大小便正常，体力、体重近期无明显变化。

【既往史、婚育史】

既往身体健康。

婚育月经史：24 岁结婚，育有 1 子，孕 2 产 1，$14\dfrac{5}{30}$ 52 岁，既往经期规律，经量中等。

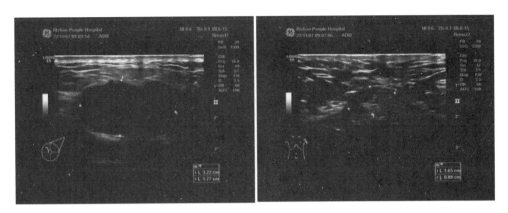

图 7-2-1　乳腺、腋窝超声（2022 年 11 月 7 日）：左乳内单发结节；左侧腋窝探及几个椭圆形低回声结节，大小不等，最大约 1.6cm×0.9cm（彩图见第 218 页）

【体格检查】

T 36.5℃，P 83 次 / 分，R 18 次 / 分，BP 132/78mmHg，ECOG 1 分，营养评分 1 分。双侧颈部及锁骨上未触及肿大淋巴结，左侧乳房外上象限可触及大小约 4cm×3cm 肿块，质硬，活动度差，与周围组织粘连，触之无压痛，局部无破溃，双侧乳房无静脉曲张、色素沉着，无橘皮样改变、酒窝征，乳头无凹陷，无异常溢液。左侧腋窝可触及大小约 1cm×1cm 淋巴结，质韧，活动度尚可。右侧乳房未触及肿块，乳头无异常渗液；胸廓正常，双侧呼吸动度对称，双侧语音震颤无增强或减弱，无胸部摩擦感，双肺叩诊清，呼吸音粗，未闻及明显干湿性啰音。心前区无隆起，心尖搏动无移位，无心包摩擦感，心率 83 次 / 分，律齐，各瓣膜听诊区未闻及杂音。

【提问 1】

患者的主要表现是什么？考虑原因是什么？

患者因发现左侧乳房肿块入院，查体可见左侧乳房外上象限可触及大小约 4cm×3cm 质硬肿块，完善乳腺超声示左乳实性结节，腋窝淋巴结肿大，临床诊断考虑乳腺恶性肿瘤可能性大。

【提问 2】

为明确诊断，需要做哪些检查？

早期乳腺癌的诊断主要包括原发肿瘤的评估，区域淋巴结的评估以及远处病灶的评估。原发肿瘤的检查包括体格检查、双侧乳腺 X 线检查、超声，乳腺 MRI 不作为常规推荐，对于术前分期或排除多中心、多灶者，可考虑完善乳腺 MRI。区域淋巴结的检查主要包括体格检查、超声及穿刺活检。远处病灶的检查主要包括胸腹部 CT、全身骨扫描、颅脑 MRU、PET-CT 等。其中最重要的是组织病理学检测，包括粗针穿刺活检、真空辅助微创活检、乳腺肿物切除活检、手术切除活检等。对于所有乳腺浸润性病灶进行 ER、PR、HER-2、Ki-67、PD-L1 检测，以明确病理分子分型，指导下一步诊疗。乳腺癌的分子分型对其后续治疗及预后至关重要。根据是否有基因突变，激素受体表达状态和细胞分子状态可以将其分为四个亚型：① Luminal A（HER-2-，ER+，PR+ 或高表达，Ki-67 低表达）；② Luminal B（HER-2 ±，ER+，PR 低表达或任何状态，Ki-67 高表达或任何）；③ HER-2 过表达型（HER-2+，ER-，PR-，Ki-67 任何状态）；④三阴性（HER-2 -，ER-，PR-，Ki-67 任何状态）。本例患者免疫组化 HER-2（2+）指＞10% 浸润癌中出现弱 - 中等强度的、完整细胞染色或≤ 10% 的浸润性癌呈现强而完整的细胞膜染色。HER-2 结果不确定，应进一步通过 ISH 方法进行 HER-2 基因状态检测：IHC2+/ISH+ 为 HER-2+，IHC2+/ISH- 为 HER-2 低表达。因此，按照 2022 年 CSCO 乳腺癌指南推荐，完善 ISH 检测示 HER-2+。

**病情简介 2**

患者于 2022 年 11 月 8 日行胸部 CT（图 7-2-2）示右肺中叶少许索条影；两肺散在结节；左侧乳腺软组织样影。

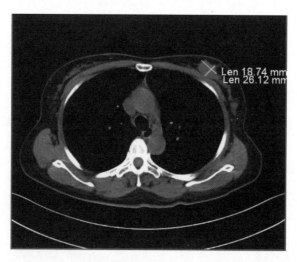

图 7-2-2　胸部 CT（2022 年 11 月 8 日）：左侧乳腺软组织样影

排除禁忌后，于 2022 年 11 月 9 日在全身麻醉下行"左侧乳房根治性切除术 + 同侧腋窝前哨淋巴结活检术"，术中冰冻病理示（左乳）乳腺浸润性癌，前哨淋巴结未见癌转移。术后病理（图 7-2-3）回示（左侧）乳腺浸润性导管癌（NOS，组织学Ⅲ级，合计大小约 5cm × 3.5cm × 2cm），（左侧腋窝前哨）淋巴结未见癌转移（0/3，CK+），其中 1.5cm 淋巴结经免疫组化化学染色查见孤立性肿瘤细胞。免疫组化：ER（ - ），PR（ - ），AR（ + ，约 5%），HER-2（2+），P120 膜（ + ），E-cad（ + ），EGFR（ + ），P53（ + ，约 100%），CK5/6（部分 + ），p63 及 CK5/6 示肌上皮（ - ），D2-40 示脉管癌栓（ - ），Ki-67（ + ，约 80%）。加做 FISH 检测示 HER-2 阳性。术后病理分期 pT3N0（i+）M0 ⅡB 期。

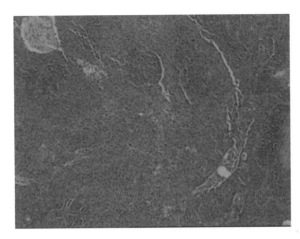

图 7-2-3　术后病理（2022 年 11 月 14 日）：乳腺浸润性导管癌（彩图见第 218 页）

【提问 3】

乳腺癌术后化疗指征的适应证是什么？该患者是否需要术后辅助化疗？

依据 2022 版中国抗癌协会乳腺癌专业委员会指南，乳腺癌术后辅助化疗的适应证包括：①肿瘤大于 2cm；②淋巴结阳性；③激素受体阴性；④ HER-2 阳性（对于 T1a 以下患者目前无明确证据推荐使用辅助化疗）；⑤组织学分级Ⅲ级。指南同时指出，以上指标并非化疗的强制适应证，应综合考虑肿瘤的临床病理学特征、患者生理条件、基础疾病、患者的治疗意愿及化疗可能的获益与由此带来的不良反应等，综合评估并制订个体化的辅助化疗方案。该患者术后病理分期 pT3N0（i+）M0 ⅡB 期，原发肿瘤超过 2cm 且 HER-2 阳性，前哨淋巴结微转移，组织学Ⅲ级，综合评估具备术后辅助化疗指征。

【提问 4】

术后靶向治疗如何选择？

APHINITY 研究显示，与曲妥珠单抗单靶方案相比，曲妥珠单抗联合帕妥珠单抗的双靶向治疗方案可以明显降低患者的复发风险。其中，对于淋巴结阳性的患者获益最显著。因此，对于高危复发风险，尤其是腋窝淋巴结阳性的患者，推荐使用帕妥珠单抗联合曲妥珠单抗双靶向治疗。对于淋巴结阴性的患者，需要评估是否具备其他危险因素，如肿瘤体积大、组织学 3 级、高 Ki-67 等，考虑是否需要双靶。BCIRG 006 研究表明 TCbH 方案优于 AC-T，且 TCbH 方案心功能不全发生率更低。本例患者肿瘤直径 5cm，前哨淋巴结微转移，组织学分级Ⅲ级，ER（−），PR（−），AR（+），HER-2（2+），术后复发风险较高，具备术后辅助化疗指征，因此予以患者 6 个周期 TCbHP 方案术后辅助治疗：白蛋白紫杉醇 + 卡铂 + 曲妥珠单抗 + 帕妥珠单抗。

**病情简介 3**

患者术后于 2022 年 12 月 3 日开始行 6 个周期 TCbHP 方案术后辅助治疗：白蛋白紫杉醇 + 卡铂 + 曲妥珠单抗 + 帕妥珠单抗，过程顺利，患者耐受可，期间出现Ⅱ度骨髓移植，予以对症治疗后好转。期间疗效评价 SD。2023 年 5 月 16 日乳腺超声检查见图 7-2-4。

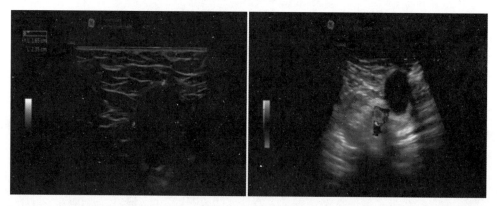

图 7-2-4　乳腺超声（2023 年 5 月 16 日）：双侧乳腺术后，左侧腋窝积液（彩图见第 218 页）

【提问 5】

乳腺癌术后放疗指征是什么？该患者是否需要术后辅助放疗？

原则上所有行保乳术的患者均须接受术后辅助放疗。乳腺改良切除术后的患者，符合下列任一条件者，应考虑接受术后辅助放疗：

1. 原发肿瘤直径超过 5cm，或肿瘤侵及乳腺皮肤、胸壁。

2. 腋窝淋巴结转移 ≥ 4 个，或存在锁骨上淋巴结转移。

3. 原发肿瘤分期在 T1 ～ 2 且腋窝淋巴 1 ～ 3 个患者推荐在改良根治术后接受放疗，但对其中无任何高危复发因素，即接受规范全身治疗、年龄 ≥ 50 岁、肿瘤分级 Ⅰ ～ Ⅱ 级、无脉管瘤栓、淋巴结清扫数目 ≥ 10 个且淋巴结转移比例 < 20%，激素受体阳性且无 HER-2/neu 过表达的患者，可考虑省略放疗。

4. 对新辅助化疗后接受改良根治术的患者，如果新辅助化疗前或手术病理中乳腺肿瘤最长径 ≥ 5cm，或者新辅助化疗前或术后病理证实存在腋窝淋巴结转移，均应接受术后辅助放疗。

5. T1 ～ 2 乳腺单纯切除联合前哨淋巴结活检，如前哨淋巴结存在 1 ～ 2 枚宏转移，是否有必要清扫存在一定争议。如根据患者已有的病理信息，即使不确定是否有其他的腋窝非前哨淋巴结转移，但可判断需要进行术后辅助放疗的，则应接受术后放疗，且选择腋窝放疗替代腋窝淋巴结清扫。如单纯依靠前哨淋巴结的病理信息无法判断是否应接受术后放疗的，建议行腋窝清扫，根据腋窝清扫结果决定是否行术后放疗。

该例患者肿瘤体积 5cm，具备术后辅助放疗指征，同时该患者前哨淋巴结微转移未行腋窝淋巴结清扫，综合临床病理风险因素，风险较低，因此未行腋窝淋巴结放疗。于 2023 年 5 月 23 日开始行左侧乳腺癌术后辅助放疗，CTV 为左侧锁骨上下淋巴结引流区 + 左侧胸壁引流区，PTV 50Gy/25F/5W。

## 【提问 6】

乳腺癌术后放疗靶区和剂量如何确定？

对于乳房切除术后，T3 ～ 4，腋窝淋巴结阳性的患者，推荐术后辅助放疗。术后辅助放疗靶区主要为胸壁 + 区域淋巴结放疗。对于已经行完整淋巴结清扫的腋窝淋巴结范围，术后无须再行预防照射。前哨淋巴结阳性但没有接受腋窝淋巴结清扫的患者，原则上符合 Z0011 研究入组条件的患者建议采用乳房高切线野。FAST-FORWARD 结果显示，26Gy/（5 次 / 周）的超大分割方案与 40Gy/（15 次 ×3 周）的大分割方案，在 5 年同侧乳房内复发风险和放疗不良反应方面均无显著差异。目前在联合区域淋巴结放疗的患者中，患侧全乳 / 胸壁和区域淋巴结的术后辅助放疗剂量仍推荐 50Gy/25 次，保乳术后患者应该对瘤床加量 10 ～ 16Gy/5 ～ 8 次。2022 年 CSCO 乳腺癌指南推荐在严格限制危及器官剂量，保证靶区剂量覆盖和剂量均匀性的前提下，可考虑实施联合区域淋巴结大分割放疗方案，优选包括 IMRT 在内的精准放疗技术。

术后放疗一般建议在完成化疗后开始。抗 HER-2 靶向治疗的患者，只要在治疗心功能正常则曲妥珠单抗单药可以与放疗同时使用。同时，需要运用精准放疗技术，尽可能进一步降低心脏照射体积及剂量。

**病情简介 4**

　　患者于我院放疗中心行放疗定位，热塑膜固定，将体膜覆盖于患侧胸壁部分剪去，于胸壁铅丝标记手术瘢痕。强化螺旋 CT 扫描，定位 CT 扫描范围上至乳突，下至膈下，层厚 3mm。勾画左侧锁骨上下淋巴结引流区 + 左侧胸壁引流区为 CTV，外放 3mm 为 PTV，勾画危及器官：双肺、心脏、脊髓、对侧乳腺、肱骨头、甲状腺。处方剂量为 DT PTV：50Gy/25F/5W，采用 IMRT 技术，95% 等剂量曲线包绕靶区 PTV，6MV-X 线（图 7-2-5、图 7-2-6）。

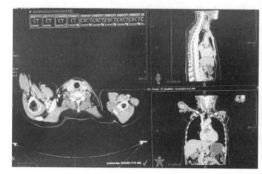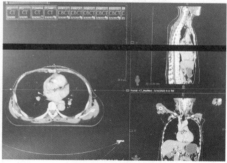

图 7-2-5　淋巴结引流区及胸壁靶区勾画（彩图见第 218 页）

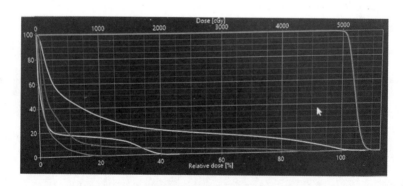

图 7-2-6　剂量体积直方图（彩图见第 219 页）

【案例点评】

　　本例是一例乳腺癌术后辅助放化疗患者，术后分期 pT3N0（i+）M0 ⅡB 期。该患者原发肿瘤体积超过 5cm，前哨淋巴结中查见孤立肿瘤细胞，HER-2 阳性，ER、PR 阴性，乳腺癌术后复发转移风险评估中危。根据患者的危险度、耐受程度、个人意愿、不良反应及临床研究的背景，评估患者对治疗的耐受性，综合制订个体化诊疗方案，术后行 6 个周期 TCbHP 方案术后辅助化疗及术后辅助放疗。

　　早期乳腺癌进行术后辅助治疗的目的是争取治愈，强调标准、规范化的治疗。早期乳腺癌应根据临床病例特征，如原发肿块大小、切缘、组织学分级、发病年龄以及分子分型等评估其术后复发风险，以获得最优的综合治疗方案，降低患者术后复发和转移概率，获得最大的生存获益。研究结果显示辅助治疗能够使乳腺癌死亡率降低 30% ～ 40%，而辅助化疗能够使乳腺癌死亡率降低 25%，这都证实乳腺癌辅助治疗在乳腺癌中的重要性。乳腺癌是一类高度异质性的恶性肿瘤，遗传及基因表型方面的显著多样性，使得肿瘤细胞的增殖速度、侵袭能力、转移潜能、治疗效果及致病性突变等呈现显著差异，即使临床分期、病理分级相同的患者，其治疗反应的预后也有很大的不同。我们要根据患者的分子分型、复方风险等个体化情况，选择相应的化疗、内分泌治疗、放疗、内分泌治疗、抗 HER-2 治疗，以及是否进行和采用何种强化治疗。目前国外指南推荐将多基因表达谱测定作为部分激素受体阳性、HER-2 阴性患者选择辅助化疗的重要依据。MINDACT 研究显示对于临床高危的部分患者，70 基因检测结果也可筛选部分患者以避免化疗。目前 2022 版 CSCO 指南推荐对于需要多基因表达谱测定的患者可进行 MammaPrint 检测。此外，针对亚洲早期乳腺癌患者的 28 基因检测也可以为是否辅助化疗及放疗提供依据。

　　在浸润性乳腺癌的综合治疗中，放疗具有十分重要的地位。术后辅助放疗的合理应用可以杀灭术后残存于胸壁和淋巴结引流区的亚临床病灶，有利于提高肿瘤的局部控制率，降低复发风险，同时能够减少肿瘤的播散和转移机会，从而提高乳腺癌患者的生存机会。该患者原发肿瘤超过 5cm，具备术后放疗指征。根据其术后病理情况，为靶区勾画进行精准定位，并采用 IMRT 调强放疗，靶区设计、靶区剂量规范合理，符合当前诊疗规范。该患者 HER-2 阳性，复发转移风险较高，术后需要进行 1 年的抗 HER-2 治疗。值得注意的是，曲妥珠单抗具有心脏毒性，一般不与蒽环类药物联用，但可以序贯使用，曲妥珠单抗可以与放疗、内分泌治疗联用，期间应注意检测心脏 LVEF。同时，对于曲妥珠单抗治疗的左侧乳腺癌患者，尽量采用三维治疗技术，降低心脏照射体积，严格限制心脏受量，全心平均剂量最高不超过 8Gy。

　　此外，本案例在治疗中术前检查不够充分，未准确进行术前评估。对于肿块较大，腋窝淋巴结转移，HER-2 阳性，三阴性，或有保乳意愿，但肿瘤大小与乳房体积比例大难以保乳者，可考虑行新辅助治疗。

## 【启示与思考】

早期乳腺癌呈现出高度异质性，术后辅助治疗应根据临床病理特征，如原发肿块大小、切缘、组织学分级，以及患者发病年龄、分子分型等评估其术后复发风险，以获得最优的综合治疗方案，严格把握术后辅助治疗指征。

# 病例 3　晚期乳腺癌

**病情简介 1**

患者秦×，女，50岁。2022年12月15日首次入住我科。

## 【现病史】

2022年7月无意中发现左乳肿物，质硬，不易推动，大小约2cm×3cm，无皮肤破溃、乳头溢液等情况，未予就诊。2023年3月患者出现右上肢、髋部疼痛，症状逐渐加重，活动受限。2023年4月22日就诊于当地医院，完善胸部CT示符合左乳腺癌并左侧腋窝淋巴结、双肺及多发骨质转移CT表现；肝内多发占位性病变，提示转移；腰椎及附件、骨盆、右侧股骨上段转移瘤。

## 【既往史、婚育史】

既往史：平素健康状况良好。2015年行"子宫肌瘤手术"，具体不详。

婚育史：24岁结婚，育有1子，孕1产1，$14\frac{5}{32}$ 2022年11月26日，既往月经规律，经量中等。

## 【体格检查】

T 36.5℃，P 80次/分，R 20次/分，BP 133/88mmHg，ECOG 1分，营养评分1分。左侧颈部触及肿大淋巴结，大小约2cm×1cm，质硬，活动度差，无触痛；左侧锁骨上触及2cm×1cm肿大淋巴结，质硬活，动度差，与周围组织粘连，胸廓正常对称，外形正常。左侧乳房外上象限可触及大小约2cm×3cm肿块，质硬，活动度差，不易推动，无触痛，皮肤无出血、渗液、破溃，右侧乳房未触及肿块，乳头无异常渗液，左侧腋窝触及多枚肿大淋巴结，大者约4cm×2cm，活动度差。双侧呼吸动度对称，双侧语音震颤无增强或减弱，无胸部摩擦感，双肺叩诊清，呼吸音粗，未闻及明显干湿性啰音。心前区无隆起，心尖搏动无移位，无心包摩擦感，心率 80 次 / 分，律齐，各瓣膜听诊区未闻及杂音。腹部平坦，无腹壁静脉曲张，腹壁柔软，无压痛、反跳痛，肝肋下可触及 2cm，质韧，无触痛，肝区无叩击痛，Murphy 征阴性，移动性浊音阴性，肠鸣音约 4 次 / 分。双下肢无水肿。右上肢活动受限，局部触痛，关节无红肿，肌张力正常，肌力 3 级；左上肢活动正常，肌力、肌张力正常。

## 【提问 1】

该患者目前主要的表现是什么？考虑原因是什么？

该患者目前主要表现为左乳肿物，颈部、锁骨上及腋窝多发肿大淋巴结，右上肢、髋部疼痛，胸部 CT 示乳腺肿物，腋窝淋巴结、双肺、肝、多发骨转移表现。因此，目前临床考虑乳腺癌伴多发淋巴结、肺、肝、骨多发转移可能性大。

## 【提问 2】

为明确诊断，需要做哪些检查？

接诊乳腺癌患者时除了明确病理学诊断，还应该包括局部及全身情况进行分期。晚期乳腺癌的检查及评估主要包括三个方面。①一般状况评估：既往史、体格检查、血液学检查，评估主要包括脏器功能（包括肝、肾、心脏），心理评估，遗传性乳腺癌高危患者进行遗传学咨询、绝经前期生育咨询等；②病理学检查：原发病灶病理检查及转移病灶的病理活检，包括免疫组织化学和（或）原位杂交检查、ER、PR、HER-2、Ki-67 等；③影像学检查：胸部 CT、盆腹腔超声或 CT 扫描、骨放射性核素扫描，必要时可行 PET-CT，或其他部位的影像学检查。因此，该患者还需要补充的辅助检查包括病理活检、血液学检查、体表浅表淋巴结超声、全身放射性骨扫描、心电图等。

### 病情简介 2

患者后就诊于我科，排除明显禁忌后于 2023 年 4 月 27 日行超声引导下左乳肿物穿刺活检可见双侧乳腺结构清晰，于左乳内可见单发结节，结节位于 12～2 点钟方向，大小约 3.17cm×4.10cm×2.86cm，前缘接近真皮层，后缘侵入胸大肌，方位与皮肤不平行，呈不规则形，结节边缘不光整，可见毛刺，内部为低回声，可见细点样强回声，结节后方伴声影。

2023 年 4 月 29 日穿刺病理（图 7-3-1）回示（左乳）乳腺浸润性导管癌，Ⅱ级。免疫组织化学：ER+（中等强度，约 7%），PR-，AR+（中等强度 - 强，70%），HER-2（3+），CK5/6-，EGFR-，P120 膜 +，E-cad+，SMMS-1 肌上皮 -，GATA3+，K1-67+ 约 25%。

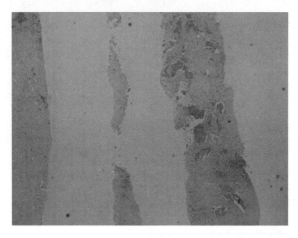

图 7-3-1　左乳肿物穿刺病理（2023 年 4 月 29 日）：乳腺浸润性导管癌（彩图见第 219 页）

2023 年 4 月 27 日行体表浅表淋巴超声（图 7-3-2）示左侧颈部Ⅳ区、锁骨上窝、锁骨下窝可见多个异常回声，最大约 1.6cm × 1.19cm，形状呈椭圆形，内部为低回声，边界清楚，未见门样结构。左侧腋窝可见几个异常回声，最大约 3.7cm × 2.0cm，形状呈椭圆形，内部为低回声，边界清楚，未见门样结构。左侧颈部Ⅳ区、锁骨上窝、锁骨下窝、左侧腋窝淋巴结肿大（内部结构不清），考虑转移可能性大。

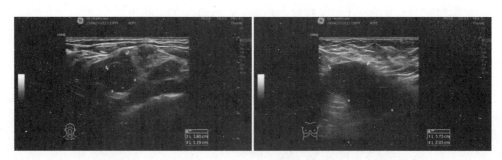

图 7-3-2　体表浅表淋巴超声（2023 年 4 月 27 日）：左侧颈部Ⅳ区、锁骨上窝、锁骨下窝、左侧腋窝淋巴结肿大（彩图见第 219 页）

2023 年 5 月 4 日完善全身 ECT（图 7-3-3）示左侧额骨、右侧肱骨上段、多发椎体及部分附件、骨盆诸骨多发放射性浓集，考虑多发骨转移；左侧肘关节处放射性浓集，请结合临床及其他检查明确药物注射所致或转移性病变所致；双侧股骨上段轻度放射浓集，不除外转移。

血常规、肝肾功能、肿瘤标志物等大致正常。

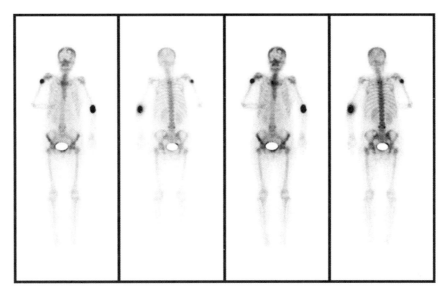

图 7-3-3　ECT（2023 年 5 月 4 日）：全身多发骨转移

【提问 3 】

该患者下一步的治疗方案如何选择？

晚期转移性乳腺癌的主要治疗目标是延缓疾病进展，延长生存时间，改善患者生活质量。该患者为初治晚期乳腺癌，全身多发转移，HER-2 阳性，目前 2022 年 CSCO 乳腺癌指南推荐应首选曲妥珠单抗和（或）帕妥珠单抗联合紫杉类药物化疗的一线治疗。H0648g 和 M77001 研究证实，在紫杉醇的基础上联合曲妥珠单抗可以有效延长 PFS 和 OS，确立了曲妥珠单抗联合紫杉醇在一线标准治疗中的地位。CLEOPATRA 研究证实，多西他赛联合曲妥珠单抗、帕妥珠单抗较紫杉醇、多西他赛联合曲妥珠单抗可明显提高 PFS 和 OS，帕妥珠单抗联合曲妥珠单抗双靶组中位 OS 为 57.1 个月，相比曲妥珠单抗单靶组提高 16.3 个月。针对中国患者的 Puffin 研究也提示，在曲妥珠单抗联合紫杉类药物的基础上加用帕妥珠单抗，可以进一步延长患者 PFS。基于上述研究，目前双靶联合紫杉类化疗成为 HER-2 阳性患者的首选治疗方案。患者全身多发骨转移伴局部疼痛，可以联合局部骨转移姑息性放疗及骨改良药物治疗。

病情简介 3

患者于 2023 年 5 月 4 日至 2023 年 6 月 15 日行 2 个周期紫杉醇 240mg 联合曲妥珠单抗、帕妥珠单抗。期间患者出现Ⅱ度骨髓抑制，白细胞计数减少，转氨酶升高，予以对症治疗后好转。其间疗效评价 PR。肺、肝 CT 检查见图 7-3-4，治疗前、后乳腺及腋窝淋巴结超声检查见 7-3-5。

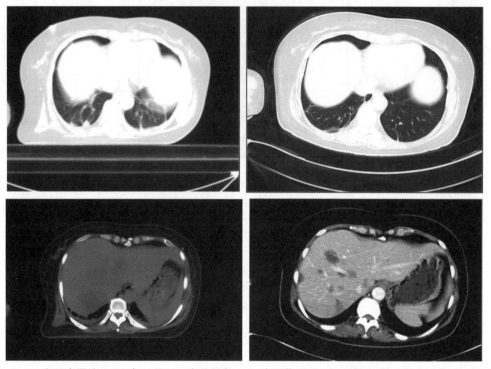

图 7-3-4　左两个图为 2023 年 5 月 2 日定位平扫 CT，右两个图为 2023 年 6 月 20 日复查强化 CT，肺、肝转移瘤较前均明显缩小

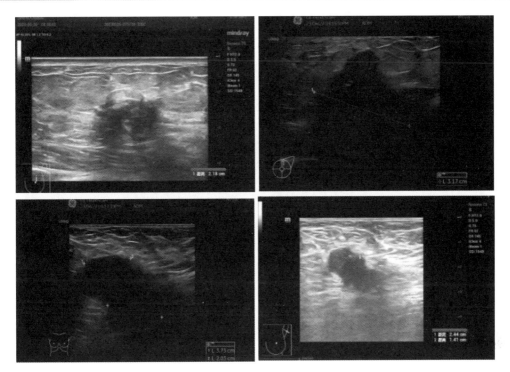

图 7-3-5 左侧 2 个图为治疗前（2023 年 4 月 27 日）乳腺及腋窝淋巴结超声，右侧 2 个图为治疗后（2023 年 5 月 26 日）复查乳腺及腋窝淋巴结超声，乳腺肿瘤及腋窝淋巴结均较前明显缩小（彩图见第 220 页）

【提问 4】

乳腺癌骨转移的治疗方法主要有哪些？

乳腺癌骨转移的总体治疗策略是以控制病情进展，预防和治疗骨相关事件，缓解症状，改善生活质量为主要目标的姑息治疗。恶性肿瘤骨转移的综合治疗包括体外放疗、镇痛治疗、骨改良药物治疗、化疗、手术治疗、分子靶向治疗等多种方法的综合治疗。其中，放疗的方法包括体外放疗与放射性核素治疗。针对骨转移局部病灶的体外照射是骨转移姑息性放疗的首选放疗方法。主要适应证包括有骨疼痛等症状的骨转移灶，用于缓解疼痛及恢复功能；选择性用于负重部位骨转移的预防性放疗，如脊柱或股骨转移；单纯内固定、减压及脊柱稳定性、重建术后的姑息放疗。放射性核素治疗对缓解全身广泛性骨转移疼痛有一定疗效，但是有些患者核素治疗后骨髓抑制发生率较高，而且恢复较慢，约需要 12 周，可能会影响化疗的实施。因此，放射性核素治疗的临床应用应充分考虑，选择合适的病例和恰当的时机。

　　患者每 3 周规律行唑来膦酸抗骨破坏治疗。患者 2023 年 5 月 2 日于我院放疗中心行放疗定位，热塑膜固定，螺旋 CT 扫描，层厚 3mm。勾画腰椎及骨盆骨转移灶为 CTV，外放 3mm 为 PTV，勾画危及器官：脊髓、膀胱、小肠、股骨头等。处方剂量为 DT PTV：30Gy/10F/2W，采用 IMRT 技术，95％等剂量曲线包绕靶区 PTV，6MV-X 线。于 2023 年 5 月 29 日至 2023 年 6 月 10 日完成腰椎及骨盆骨转移灶姑息性放疗计划。

【提问 5】

骨转移放疗的疗效如何？

　　乳腺癌骨转移疗效评估依据 RECIST1.1 标准，值得注意的是，乳腺癌骨转移多为溶骨性病变，有些患者在溶骨性病变治疗后修复，影像学中表现为过度钙化而被误诊为成骨性转移，对该类患者应追溯其首诊的是影像图片对比是否有溶骨性改变。骨转移的治疗疗效评价，需要结合患者症状、肿瘤标志物和影像学改变综合分析，既要避免仅靠症状变化的主观判断，又要注意避免只看影像变化而忽略患者疼痛症状和生活质量的变化。一般来说，放疗缓解局部骨疼痛的有效率为 85％，其中疼痛完全缓解率为 27％～50％。放疗后骨疼痛症状患者多数在放疗 10～14 天后开始显效。约 70％的患者在治疗 2 周内感到骨疼痛有一定程度缓解，90％患者的骨疼痛症状在 3 个月内达到缓解。疼痛完全缓解的疗效持续中位时间为 12 周。放疗对缓解骨转移症状及控制肿瘤有效，但对由于溶骨性肿瘤所造成的骨基质缺失的作用有限。该患者在放疗 5F 后自诉疼痛较前略缓解，4 周后自诉疼痛明显缓解。复查 CT 示骨质破坏范围稳定。

【提问 6】

骨转移放疗的不良反应有哪些？

　　乳腺癌骨转移姑息性放疗的不良反应类型、临床表现、发生率及严重程度与照射部位、剂量等放疗方案直接相关，也与患者的晚期肿瘤病情、全身情况、既往接受化疗等因素密切相关。骨转移的姑息性放疗的常见不良反应包括骨髓抑制、消化道反应、皮肤损伤等。

　　该患者在放疗间期出现Ⅱ度骨髓抑制，白细胞计数减少、中性粒细胞绝对值数减少，予以重组人粒细胞刺激因子升白治疗后好转。

## 【案例点评】

本例是初诊晚期转移性乳腺癌患者，全身多发脏器、骨转移，HER-2 阳性，完善相关检查明确诊断后，一线予以曲妥珠单抗 + 帕妥珠单抗联合紫杉醇化疗，局部骨转移行姑息放疗。整个诊疗过程思路明确、规范，对患者进行了明确的分期及分子分型，制订了规范的诊疗方案。

晚期转移性乳腺癌的主要治疗目的是在保证患者生活质量的基础上，控制肿瘤、减轻症状、延长生存期。近年来，随着对乳腺癌分子分型认识的不断深入，新型抗肿瘤药物的研发和临床应用，晚期乳腺癌的治疗格局也在不断被改变。然而，根据分子亚型进行分类治疗仍然是总体原则。治疗选择应考虑激素受体和 HER-2 状态、既往治疗情况（疗效、不良反应、耐受性等）、无病间期、肿瘤负荷（转移部位和数量）、年龄、一般状态、月经状况、并发症等相关因素，在相关靶向药物临床可及的情况下建议明确 PIK3CA、PD-L1、gBRCA 表达状态，微卫星不稳定性和肿瘤突变负荷等以指导治疗。在后续治疗中，应根据患者症状的严重程度、是否有快速控制疾病和（或）症状的需求以及患者的社会、经济和心理因素做出调整。化疗仍是晚期乳腺癌不可或缺的传统治疗方法。制订化疗方案时应充分考虑患者的意愿及疾病的不可治愈性，平衡生活质量和生存时间。在疾病发展的不同阶段合理选择单药或联合化疗。晚期乳腺癌化疗首选单药化疗，尤其是在以下几种状况时：肿瘤发展相对缓慢；肿瘤负荷较小；无明显临床症状；老年患者；并发症较多，耐受性较差。对于病情进展迅速、症状明显、肿瘤负荷较大或存在内脏危象需要迅速缓解症状、控制疾病进展的耐受性较好的患者，优选联合化疗。目前 2022 年 CSCO 乳腺癌指南推荐对于既往未使用过化疗者（包括辅助化疗），首选蒽环类和（或）紫杉类药物为基础的方案。蒽环类药物治疗失败或接近达到累积剂量，并且既往未使用过紫杉类药物的转移性乳腺癌患者，优先选择紫杉类药物为基础的方案或紫杉类单药方案。该例患者中年女性，全身多发脏器转移，肿瘤负荷重，但综合考虑患者全身多发骨转移，肝多发转移，化疗期间肝脏毒性反应及骨髓抑制反应可能较重，为避免发生严重骨髓抑制及肝功能损害，影响化疗方案的施行，综合考虑后予以患者单药紫杉醇联合曲妥珠单抗、帕妥珠单抗靶向治疗。在治疗前考虑患者经济因素及个人意愿等，未能留取有效的治疗前基线影像，仅依靠定位平扫影像及超声检查，准确度欠佳，不利于后续疗效评价。

晚期乳腺癌的治疗是一个复杂的过程，需要综合考虑多方面因素，针对每例患者制订更精确、个体化的综合治疗方案。在诊疗过程中，考虑该患者的一般状况及意愿，未能完善治疗前本院基线检查，转移病灶的病理活检，相关的 PIK3CA、PD-L1 等基因检测也未及时完善，不利于及时进行疗效评价，指导后线治疗。

**【启示与思考】**

对于晚期远处转移的乳腺癌，应完善相关检查，留取治疗前基线影像，明确激素受体状态和分子分型，综合评估患者状况，制订个体化诊疗方案。对于既往未接受过HER-2治疗的HER-2阳性患者首选紫杉类化疗联合曲妥珠单抗、帕妥珠单抗，其间注意观察患者症状及不良反应，及时调整治疗方案。同时，可联合针对局部转移病灶的姑息性治疗，如放疗、射频消融等。

# 第 8 章

# 男性泌尿生殖系统肿瘤

## 病例 1　晚期肾癌多程治疗

> **病情简介 1**
>
> 患者张××，男，60 岁。2021 年 8 月首次入我科住院。

### 【现病史】

患者于 2020 年 9 月 16 日在外院查腹部 CT：①左肾占位性病变，肾恶性肿瘤可能性大；②双侧肾上腺结节样增粗；③腹膜后多发肿大淋巴结，肿瘤转移可能性大。并于 2020 年 9 月 18 日在全身麻醉下行"腹腔镜左肾根治切除术"，术后病理：（左）肾透明细胞癌（大小 9cm×8cm×1.5cm，WHO/ISUP 分级：4 级）伴局部坏死，部分区域呈肉瘤样分化（约占 20%），未侵及肾周脂肪及肾窦脂肪，未累及输尿管断端；肾门血管断端内未见癌栓。送检（左肾门淋巴结）脂肪组织内见肾上腺组织，未见癌累及。免疫组化：Vimentin（+），CAIX（部分 +），Pax-8（+），CD10（+），CD117（-），CK7（-），P50S（部分 +），E-Cadherin（+），TFE3（-），Ki-67 阳性率约 20%。

### 【既往史】

否认长期吸烟、饮酒史。

### 【体格检查】

T 36.2℃，P 72 次 / 分，R 18 次 / 分，BP 124/73mmHg，KPS 90 分，营养评分 1 分。浅表淋巴结未触及肿大。胸廓正常，双侧呼吸动度对称，双侧语音震颤无增强或减弱，无胸部摩擦感，双肺叩诊清，呼吸音粗，未闻及明显干湿性啰音。心前区无隆起，心尖搏动无移位，无心包摩擦感，心率 72 次 / 分，律齐，各瓣膜听诊区未闻及杂音。腹部平坦，可见陈旧性手术瘢痕，愈合良好，全腹无压痛、反跳痛，肝、脾肋下未触及，移动性浊音（－），肠鸣音正常，双下肢无水肿。

【提问1】

WHO/ISUP分级如何？

国际泌尿病理协会（ISUP）于2012年在温哥华确定引入新的肾细胞癌分级系统，并被第4版WHO推荐使用，WHO/ISUP核分级1～3级明确在不同放大倍数下，观察核仁是否可见。以切片分级最高等级区域为标准，观察者的重复性好。对于1～3级，肿瘤级别按核仁突显的程度，而4级定义为存在核多形性、肿瘤巨细胞、横纹肌样和肉瘤样特征。肾细胞癌，WHO/ISUP核分级标准仅应用于肾透明细胞癌和乳头状肾细胞癌，级别越高，预后越差，如伴有肉瘤样变和横纹肌样分化，分级为4级（最高级）。嫌色细胞肾细胞癌目前不分级；对于SDH缺失性肾细胞癌，黏液小管梭形细胞癌和LOC突变型肾细胞癌可能有一定的意义；对于其他类型肾细胞癌则不适用。

【提问2】

该患者是否需要术后辅助治疗？

由于传统放化疗对于肾细胞癌（RCC）的疗效不佳，RCC术后辅助治疗长期缺乏相对有效的治疗手段和药物。尽管多数局限性肾癌术后5年生存率可达80%～95%，但具有高危复发进展风险的非转移性肾癌术后5年内复发及转移的概率高达30%～40%，且一旦复发、转移，绝大部分患者最终都将发生肿瘤相关死亡。非转移性肾癌术后需要辅助治疗的目标人群包括：aRCC（非局限非转移，临床分期：T3～4N0M0、任何TN+M0）、有复发进展风险的局限性肾癌（临床分期≤T2N0M0，但同时存在各复发危险因素：高分级Ⅲ和Ⅳ级、肿瘤体积大，伴肿瘤坏死、肉瘤样分化、淋巴血管侵犯等）。所以该患者有术后辅助治疗指征。

## 病情简介2

患者手术恢复良好后出院，术后未进一步治疗。后于2021年4月17日因左上肢疼痛在骨科住院期间查PET-CT（图8-1-1）：①考虑左肾、肾上腺术后并左侧肾旁间隙转移、多发淋巴结转移、右侧肾上腺转移、左侧锁骨外侧段及胸1左侧附件区转移并左侧锁骨病理性骨折可能性大。②左肺上叶尖后段磨玻璃密度影，代谢不高，肿瘤性病变可能性大。

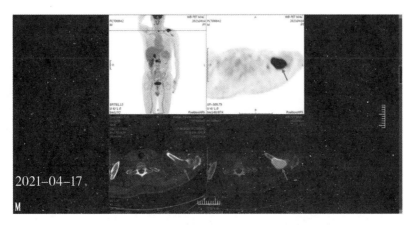

图 8-1-1　2021 年 4 月 17 日 PET–CT（彩图见第 220 页）

【提问 3】

肾透明细胞癌术后的转移特点如何？

肾透明细胞癌（clear cell renal cell carcinoma，CCRCC）是来源于近曲肾小管上皮的恶性肿瘤，是肾细胞癌最常见的组织学类型，好发于 60 ～ 70 岁。早期 CCRCC 临床预后较好，约 30% 患者术后发生转移，常见转移方式为血行转移、淋巴转移和直接侵犯，50% 以上 CCRCC 转移至肺，其次为骨和肝，罕见转移至舌、乳腺、胃肠道、胰腺、胆囊、膀胱和尿道等部位。

**病情简介 3**

患者开始口服培唑帕尼片靶向治疗，并规律给予唑来膦酸修复骨质治疗，并于 2021 年 8 月间断性出现乏力、恶心、呕吐等不适，呕吐物为胃内容物，给予对症治疗后不适症状好转，后于 2021 年 11 月 29 日查胸部 + 腹部增强 CT（图 8-1-2）：①双肺多发结节，较 2021 年 10 月 24 日变化不大，建议随诊（6 ～ 9 个月）。②双肺下叶坠积性炎性改变，局部肺组织膨胀不全。③冠状动脉钙化，少量心包积液；双侧胸腔积液。④示左侧锁骨骨质破坏并软组织肿块形成，邻近左侧肱骨头、肩峰骨质改变，考虑转移可能大；左侧锁骨窝多发稍大淋巴结。⑤示双侧乳腺腺体发育，请结合临床。⑥左肾术后，左侧膈肌、腰大肌前上缘软组织较对侧增厚，局部明显强化结节，转移？复发？请结合临床。⑦右侧肾上腺软组织肿块，较前 2021 年 10 月 24 日所示大致相仿，请结合临床。⑧腹膜后多发肿大淋巴结，较前部分略大。⑨右肾饱满，右肾周间隙模糊。⑩考虑肝囊肿；胆囊结石，胆囊萎缩。⑪腹腔、盆腔积液，较前增多，综合评效病情进展。

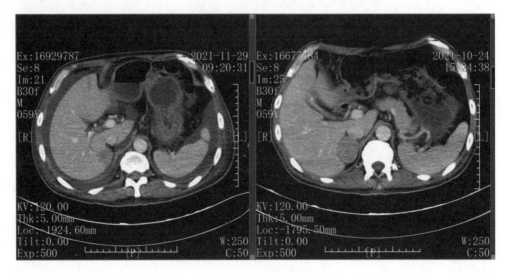

图 8-1-2　2021 年 11 月 29 日与 2021 年 10 月 24 日增强 CT 比较

**【提问 4】**

肾透明细胞癌如何进行靶向治疗？

肾透明细胞癌的一线治疗首选分子靶向治疗，VEGF/VEGFR 抑制剂是主要的分子靶向治疗药物，包括舒尼替尼、培唑帕尼、索拉非尼等。依维莫司和替西罗莫司是获批用于 RCC 的两种 mTOR 抑制剂，可作为 VEGF/VEGFR 抑制剂治疗失败后的二线治疗药物。

## 病情简介 4

　　患者于 2021 年 12 月 3 日起口服依维莫司靶向治疗，服药过程中仍偶有恶心、乏力、咳嗽不适。后因患者系重度贫血、重度低钾血症，予以输注去白悬浮红细胞纠正贫血。后于 2022 年 2 月 24 日查 CT（图 8-1-3）示：①双肺散发结节，较 2021 年 11 月 29 日相仿，建议随诊。②双肺下叶炎性改变，肺组织膨胀不全，右肺中叶部分实变。③冠状动脉钙化，少量心包积液；双侧胸腔积液，较前增多。④左侧锁骨骨质破坏并软组织肿块形成，较前增大，邻近左侧肱骨头、肩峰骨质改变，考虑转移可能大；左侧锁骨窝、腋窝多发增大淋巴结，较前增大；脾稍大，较前相仿。⑤双侧乳腺腺体发育。⑥左肾术后，左侧膈肌、腰大肌前上缘软组织较对侧增厚，局部明显强化结节，部分较前增大。⑦右侧肾上腺软组织肿块，较前增大。⑧腹膜后多发肿大淋巴结，较前部分增大。⑨肠系膜间隙模糊，腹腔、盆腔积液，较前增多。⑩右肾饱满，右肾周间隙模糊。⑪考虑肝囊肿；胆囊结石，胆囊萎缩。综合评估病情较前进展。

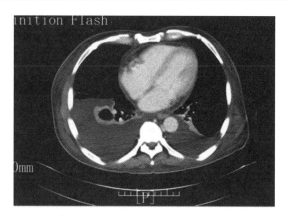

图 8-1-3　2022 年 2 月 24 日 CT

【提问 5】

肿瘤相关性贫血如何？

肿瘤相关性贫血（cancer related anemia，CRA）是指肿瘤患者在疾病的发展及治疗过程中发生的贫血，是恶性肿瘤的常见并发症之一。引起 CRA 的原因很多，主要可以归为两大类。①肿瘤本身所致：消耗过多，机体的营养吸收障碍，失血，骨髓转移等。②肿瘤相关治疗所致：放化疗引起的骨髓抑制、肾功能不全等；某些靶向药物也会诱发贫血，如 EGFR TKI 在治疗肿瘤的同时也会引起患者出现肿瘤相关性贫血。CRA 不仅会影响患者的生活质量，而且由于组织缺氧会使患者出现放化疗抵抗，从而导致不良预后。

**病情简介 5**

患者经对症治疗病情平稳后于 2022 年 3 月 18 日起应用信迪利单抗 200mg q3w 免疫治疗，于 2022 年 5 月 24 日查 CT（图 8-1-4）示：①双肺散发结节，较 2022 年 2 月 24 日相仿，建议随诊。②原双肺下叶炎性改变，肺组织膨胀不全，右肺中叶部分实变，此次消失。③冠状动脉钙化，少量心包积液；心腔密度减低，提示贫血。④双侧胸腔积液，较前明显减少。⑤左侧锁骨骨质破坏并软组织肿块形成，较前缩小，邻近左侧肱骨头、肩峰骨质改变，较前相仿，转移可能大；左侧锁骨窝、腋窝多发增大淋巴结，较前增大；脾稍大，较前相仿。⑥双侧乳腺腺体发育。⑦左肾术后，左侧膈肌、腰大肌前上缘软组织较对侧增厚，此次平扫显示不清。⑧右侧肾上腺软组织肿块，较前缩小。⑨腹膜后多发肿大淋巴结，此次显示不清，建议强化检查。⑩肠系膜间隙模糊，腹腔、盆腔积液，较前减少。⑪右肾饱满，右肾周间隙模糊。⑫考虑肝囊肿；胆囊结石，胆囊萎缩。综合评估病情较前部分缓解。

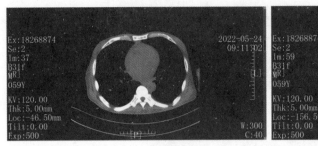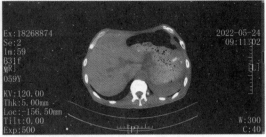

图 8-1-4　2022 年 5 月 24 日 CT

【提问 6】

实体瘤免疫治疗疗效评价标准（iRECIST）如何？

免疫检查点抑制剂（ICI）疗效中还包括了假性进展和超进展等非典型反应模式，但是发生率不过 10%，因此，传统实体瘤评价标准无法完全准确反映。免疫相关 RECIST（irRECIST）的突出特点是不将新病灶视为疾病进展（PD），并且"疾病进展"需要在 4～6 周（或 4～12 周）再次行影像学检查来进行确认。

## 病情简介 6

患者于 2023 年 4 月无明显诱因出现左肩部疼痛较前加重，于 2023 年 4 月 17 日查左肩关节 MRI（图 8-1-5）示：左侧锁骨远端肿物影，考虑恶性病变，请结合临床。遂予以锁骨转移瘤放疗，放疗计划：3Gy×10F，5F/W。并继续应用信迪利免疫治疗，目前疗效评估稳定。

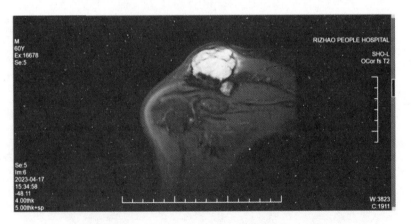

图 8-1-5　2023 年 4 月 17 日左肩关节 MRI

## 【提问 7】

骨转移瘤姑息放疗如何？

骨是恶性肿瘤常见的转移部位之一，临床上可表现为疼痛、脊髓压迫、高钙血症、病理性骨折等，严重影响患者的生活质量。骨转移的放疗通过杀伤肿瘤细胞、保护骨质、抑制肿瘤细胞的浸润、破坏局部的造血环境，来达到镇痛、防止病理性骨折和改善患者的活动能力及功能状态，延长患者生命，提高生活质量的目的。放疗是骨转移的重要治疗手段，具有迅速镇痛、副作用轻微的优点，可使 50% ~ 80% 患者的疼痛症状迅速缓解，约 1/3 的患者症状完全消失。骨转移放疗剂量分割模式对于此前未经照射的骨转移瘤，2017 更新版美国放射肿瘤学会（ASTRO）总结的骨转移姑息性放疗循证指南要点推荐应用以下 4 种体外放疗方案：8Gy/1F，20Gy/5F，24Gy/6F，30Gy/10F。

## 【案例点评】

本例是肾透明细胞癌术后复发的患者，术后 WHO/ISUP 分级 4 级，pT2aN0Mx。对于局限性肾透明细胞癌来说，术后辅助的放疗、化疗、免疫治疗及靶向治疗均不能降低肿瘤的复发率和转移率。因此，T1 ~ 2N0M0 期肾细胞癌患者术后以随诊观察为主，可参加临床试验，不常规使用辅助治疗。而局部进展性肾细胞癌是指肿瘤突破肾被膜，累及肾周脂肪或肾窦脂肪但仍局限于肾筋膜内，可伴有区域淋巴结转移和（或）静脉瘤栓，无远处转移的肾细胞癌，包括 TNM 分期为 T1 ~ 2N1M0/T3N0 ~ 1M0 期的肾细胞癌，临床分期为 Ⅲ 期。仅对于高复发风险的肾透明细胞癌患者，在充分了解辅助治疗相关风险和可能获益的情况下，可以选择术后辅助维持足量（全剂量）、充分（减少剂量中断）和长时间（至少 1 年）的舒尼替尼靶向治疗。该患者在应用靶向治疗过程中出现重度贫血、重度低钾血症，往往对于靶向药物治疗的不良反应管理、治疗持续时间和用药剂量选择是实现更优疗效的关键因素。为积极应对不良反应，应熟悉不良反应的情况、提供患者教育、提供预防控制不良反应的辅助护理，并制订个性化剂量和治疗计划。例如舒尼替尼临床应用过程中，可通过剂量减少或剂量中断来管理不良反应。用药过程中因毒性不耐受将 4/2 方案转化为 2/1 方案不会影响疗效的同时能够降低不良反应发生率。对于晚期肾癌，所有免疫检查点抑制剂在国内均未能获批治疗适应证，建议临床医师通过 MDT 诊疗模式充分评估患者个体方案的必要性和风险后，权衡利弊后再做出临床决策。

## 【启示与思考】

对于高复发风险的肾癌应重视术后辅助治疗，减少复发及远处转移。对于术后病理分级 Ⅲ 级以上的患者，推荐术后辅助靶向药物治疗；分级 Ⅱ 级患者，肿瘤最大径 >

7cm，如有条件也可以应用辅助靶向药物治疗。在后线应用PD-1抑制剂作为治疗晚期的选择时，需要针对患者病情制订复发/进展的方案，并密切观察患者用药过程中的不良反应。

# 病例2　1例局部晚期前列腺癌放疗联合内分泌的综合治疗

**病情简介 1**

　　患者李×，男，61岁。因进行性排尿困难3年于2021年8月6日首次就诊于我院。

## 【现病史】

患者于3年前无明显诱因出现排尿困难，尿频、排尿时间延长、尿不尽感，偶有尿痛，无腰区、膀胱区疼痛，无血尿。

## 【既往史】

否认吸烟史，饮酒史。

## 【体格检查】

T 36.3℃，P 71次/分，R 21次/分，BP 132/74mmHg，KPS 90分，营养评分1分。浅表淋巴结未触及肿大。胸廓正常，双侧呼吸动度对称，双侧语音震颤无增强或减弱，无胸部摩擦感。双肺叩诊清，呼吸音粗，未闻及明显干湿性啰音。心前区无隆起，心尖搏动无移位，无心包摩擦感，心率71次/分，律齐，各瓣膜听诊区未闻及杂音。双肾区隆起，肋脊角无叩击痛，双侧输尿管移行区无压痛，耻骨上膀胱区无膨隆，无压痛，双下肢无水肿。肛门指诊示前列腺增大，质硬，边缘不清，中央沟变浅。

## 【提问1】

患者的主要表现是什么？考虑原因是什么？

患者于3年前无明显诱因出现排尿困难，尿频、排尿时间延长、尿不尽感，偶有尿痛，无腰区、膀胱区疼痛，无血尿。患者入院前于门诊行PSA检测示：总前列腺特异性抗原（TPSA）：29.80ng/ml，游离前列腺特异性抗原（FPSA）：1.87ng/ml，FPSA/TPSA比值为0.06，考虑为前列腺癌可能性大。

【提问2】

为明确诊断，需要做哪些检查？

根据 2021 版前列腺癌 CSCO 指南，前列腺癌的检查方法包括病理诊断和影像分期诊断。病理诊断包括前列腺穿刺活检，穿刺前可行前列腺特异性抗原、前列腺 MRI、直肠指检等，评估有无穿刺指征；影像分期诊断除盆腔 MRI 以外，主要有骨扫描，PET-CT 为Ⅰ级推荐，其他部位 CT。

**病情简介 2**

2021 年 8 月 10 日行前列腺穿刺活检术，病理示：（左前、左中、左后、右前、右中、右后）均为前列腺腺癌（Gleason 评分：左前、右前、右中为 3+4=7 分，2 组；其余为 4+3=7 分，3 组），均见神经侵犯，肿瘤分别占穿刺面积约 80%、90%、80%、90%、30%、50%（图 8-2-1）。免疫组织化学：P504S+，PSA+，P63 及 CK34βE12 示基底细胞 -，S-100（神经侵犯 +）、Ki-67+ 约 5%。

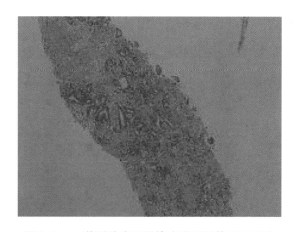

图 8-2-1 前列腺病理活检（彩图见第 221 页）

盆腔 MRI 检查所见：前列腺大小约 4.3cm×3.3cm×3.5cm，中央叶信号不均，双侧外周叶受压变薄，信号减低，膀胱充盈不佳，内见导尿管影，膀胱壁毛糙，双侧精囊腺形态信号未见明显异常。盆腔内未见明显肿大淋巴结（图 8-2-2）。检查结论：前列腺信号异常，恶性可疑。

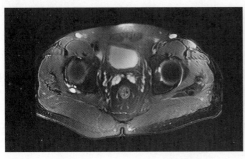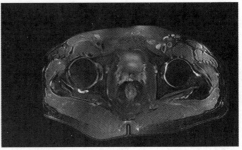

图 8-2-2 盆腔 MRI 检查

胸部 CT、腹部超声及 ECT 未见转移征象。

【提问 3】

对于前列腺癌，穿刺指征有哪些？

直肠指检发现前列腺可疑结节，任何 PSA 值；经直肠超声检查或 MRI 发现可疑病灶，任何 PSA 值；PSA 值＞ 10ng/ml；PSA 4～10ng/ml，可结合 f/tPSA、PSAD 或前列腺健康指数。

【提问 4】

该患者目前的诊断是什么及下一步诊疗方案是什么？

结合 PSA 29.80ng/ml、影像学检查，诊断为前列腺癌 cT1cN0M0（ⅢA 期极高危）。根据 2021 版前列腺癌 CSCO 指南对于局限期高危、极高危患者，放疗联合内分泌治疗及手术治疗均作为ⅠA 类证据推荐。对于前列腺肿瘤未固定于盆壁，且年龄较轻、身体状况较高的高危、极高危前列腺癌患者，可考虑行前列腺癌根治术 + 盆腔淋巴结清扫术。最终患者决定行前列腺癌根治术 + 盆腔淋巴结清扫术。

> **病情简介 3**
>
> 患者于 2021 年 8 月 19 日在全身麻醉腹腔镜下行前列腺癌根治性切除术 + 膀胱颈口成形术 + 膀胱尿道吻合口术，术后病理：前列腺全切标本一件，前列腺腺癌（Gleason 评分：3+5=8 分），肿瘤约占总体的 70%，脉管内未查见癌栓，小神经束广泛受累及，左侧精囊腺查见癌，左侧输精管、右侧精囊腺及右侧输精管均未查见癌；手术周切缘、上切缘、下切缘均查见癌（图 8-2-3）。免疫组织化学：P504S+、P63 基底细胞 -、D2-40-、CD31 脉管 -。淋巴结未见癌转移（左侧盆腔淋巴结 0/2，右侧盆腔淋巴结 0/4）。

图 8-2-3　前列腺癌术后病理（彩图见第 221 页）

【提问 5】

根据术后分期，术后应进行哪些辅助治疗?

术后分期为 pT3bN0M0 Ⅲ B 期。根据 2021 版前列腺癌 CSCO 指南，对于高危、极高危前列腺癌患者，术后应给予辅助内分泌治疗联合局部放疗。患者术后虽然淋巴结阴性，但存在不良病理特征，即左侧精囊腺受侵及手术切缘阳性，给予辅助放疗。根治性前列腺切除术后具有切缘阳性、pT3～4、淋巴结转移等病理特征者，术后具有高的生化复发、临床进展风险和肿瘤特异性死亡率，推荐排尿恢复后接受辅助放疗。

## 病情简介 4

患者术后于 2021 年 8 月 24 日开始规律应用内分泌治疗，具体：戈舍瑞林 3.6mg ih/q28d+ 比卡鲁胺 50mg/ 次，每日 1 次。术后规律复查 PSA 未见升高。术后于 2022 年 4 月 5 日开始行前列腺癌三维适形调强放疗，PCTV 50Gy/25F，PGTV 60Gy/30F，放疗过程顺利。

【提问 6】

术后放疗指征、时机及剂量是如何选择的?

术后放疗适应证：pT3（T3a：包膜外侵；T3b：精囊受侵）；切缘阳性；PSA 可测出。

术后挽救性放疗指征：生化复发或者病理复发患者。

术后放疗时机：术后 3 ～ 6 个月至 1 年内或者尿失禁基本控制后尽早开始。

剂量：常规分割 64 ～ 72Gy。

**【提问 7】**

患者放疗靶区是如何设计的?

定位:给予患者大孔径 CT 定位,仰卧位,强化螺旋 CT 扫描,3mm/ 层。靶区勾画:CTV 为前列腺瘤床及盆腔淋巴引流区。术后易复发部位:吻合口、膀胱后壁。上界:不超过输精管的断端,有时输精管难以辨认,如果没有肉眼可见的病变或者残存的精囊,上界不超过耻骨联合上 4cm,若有残存的精囊,需要勾画。下界:即吻合口下界,在 CT 上难以辨认,定于尿道球上方。对于盆腔淋巴结引流区放疗,以下情况建议放疗。①可参考 Roach 公式(盆腔淋巴结转移经验公式):LN+=2/3PSA+(Gleason 评分 –6)×10,若淋巴结转移风险大于 15%,建议盆腔淋巴结区域照射;②高危组或极高危组患者。盆腔淋巴结区域勾画范围:髂内、髂外、闭孔、骶前淋巴结引流区。PGTV 为肿瘤复发高危区,包括前列腺癌瘤床及 2cm 精囊腺床,剂量:60Gy/30F,2Gy/6 周。PCTV 为淋巴引流区,包括髂总、髂内、髂外、闭孔及骶前淋巴结引流区,剂量:50Gy/25F,2Gy/5 周。计划:采用 IMRT 技术,95% 等剂量曲线包绕靶区 PTV,共设 5 个大野,6MV–X 线。

**【案例点评】**

前列腺癌的个体差异性较大,局限性前列腺癌只是对于癌症累及范围的定义,通过直肠指诊和磁共振检查进行临床分期,并借助穿刺和 PSA 能够进一步明确癌症的危险程度。除了疾病本身的度量,患者的预期寿命(一般状况)和健康状况评估也是疾病治疗决策中至关重要的部分。除了疾病本身的度量,患者的预期寿命(一般状况)和健康状况评估也是疾病治疗决策中至关重要的部分,通常认为,对于寿命大于 10 年的患者,倾向更积极的治疗策略,预期寿命小于 10 年的患者,考虑相对保守的治疗策略。当患者诊断为局限性前列腺癌后,应根据患者的 PSA 水平、DRE、病理分级、前列腺癌穿刺阳性针数、PSA 密度和影像学检查等来对前列腺癌进行风险分级,以评估癌灶的侵袭性。本例为结合 PSA29.80ng/ml、影像学检查,诊断为前列腺癌 cT1cN0M0(ⅢA 期极高危)。对于极高危局限性前列腺癌的治疗,2021 版前列腺癌 CSCO 指南将放疗联合内分泌治疗及前列腺癌根治术 + 盆腔淋巴结清扫均作为 ⅠA 类证据推荐应用。外放疗联合近距离照射治疗及 1 ~ 3 年的雄激素剥夺治疗普遍用于高危 / 极高危患者。对于肿瘤未固定于盆壁,且年龄较轻、身体状况较好的高危 / 极高危患者,可考虑行前列腺癌根治术 + 盆腔淋巴结清扫术。有回顾性的研究提示,清扫更多的淋巴结区域可以提供更好的生存获益,可能是因为清除了微转移灶,但目前缺乏相关的前瞻性临床研究。目前

对于高危 / 极高危的前列腺癌患者，可考虑行扩大淋巴结切除术，可获得更为精确的分期信息，但该术式并发症较多。根据淋巴结转移风险选择清扫手术范围。盆腔淋巴结清扫应该包括所有淋巴结承载的区域，即髂外静脉前面、盆壁侧面、膀胱壁中间、盆底后面、Cooper 韧带远端和髂内动脉近端所围成的区域。对本例患者我们先进行了前列腺癌根治术 + 盆腔淋巴结清扫，术后因存在不良病理特征（侵犯精囊），我们进行了术后局部放疗，放疗结束后行内分泌治疗。该病例也存在不足之处，首先是术前分期，术后未能准备分辨出肿瘤是否侵犯精囊腺。其次是术后放疗剂量不足，2021 版前列腺癌 CSCO 指南推荐术后放疗常规分割剂量为 64 ～ 72Gy，我们受限于患者本身的不良反应耐受情况，往往可能达不到那么高的剂量。

## 【启示与思考】

对于高危 / 极高危前列腺癌放疗联合内分泌治疗及前列腺癌根治术 + 盆腔淋巴结清扫均作为 Ⅰ A 类证据推荐应用，是进行放疗还是进行手术治疗目前仍是需要进一步探讨的问题。该例患者进行了手术治疗，术后并进行了放疗，目前随访病情相对稳定。

# 第9章

# 女性生殖系统肿瘤

## 病例 1　局部晚期宫颈癌综合治疗 1 例

**病情简介 1**

患者庄××，女，44 岁。主因月经不规律半年，阴道流血 2 天于 2022 年 8 月 22 日就诊。

### 【现病史】

患者于 2022 年 1 月行无痛流产术，后半年出现月经不规律，4 ~ 5 天 /1 ~ 3 个月，无接触性出血。患者未在意，后于就诊前 2 天出现阴道流血，量多于经量，无下腹痛及其他异常，遂到医院就诊。

### 【既往史】

既往体健。

### 【婚姻史及月经生育史】

既往月经规律，12，4 ~ 5/30，2022 年 8 月 12 日，经量中等，颜色正常，无血块，无痛经。27 岁结婚，$G_3P_2A_1L_2$，剖宫产 2 次分娩。

### 【家族史】

家族中否认类似患者。

### 【体格检查】

T 36.6℃，P 81 次 / 分，R 20 次 / 分，BP 122/79mmHg；H 174cm，W 72.5kg，人体表面积（BSA）1.86m$^2$，颈部、锁骨上、腋窝、腹股沟等区域未触及淋巴结肿大。心肺（－）。

腹部平坦，肝脾肋下未及，无压痛及反跳痛，未触及包块。妇科检查：外阴发育正常，阴道通畅，内可见鲜血，宫颈光滑，宫颈周围及后穹隆可触及不规则质硬结节，大小约 50mm × 50mm，边界不清，子宫前位，饱满，活动欠佳，无压痛，双附件区未扪及明显异常。肛诊：直肠黏膜光滑，左侧宫旁质韧，右侧宫旁组织柔软，双侧主骶韧带弹性好。

【提问 1】

患者的主要表现是什么？考虑原因是什么？

患者主诉月经不规律半年，阴道流血 2 天，结合妇科查体，考虑阴道流血的原因为宫颈恶性肿瘤破溃出血可能性大。

【提问 2】

为明确诊断，需要做哪些检查？

宫颈、阴道、子宫细胞学图片检查，阴道镜检查，妇科检查（包括视诊和触诊），组织学病理检查。因患者就诊时流血量较多，故先给予行阴道镜检查，观察到宫颈肿物，行诊刮术送检病理，并给予局部对症止血治疗。

**病情简介 2**

患者于 2022 年 8 月 22 日行诊断性刮宫术，宫颈诊刮术后病理（2022 年 8 月 22 日）：鳞状细胞癌（图 9-1-1）。

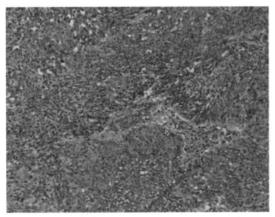

图 9-1-1　患者宫颈诊刮术后病理（2022 年 8 月 22 日）：鳞状细胞癌（彩图见第 221 页）

【提问 3】

针对宫颈癌，还需要完善哪些检查？

根据宫颈癌诊疗指南（2022版），用于宫颈癌的影像学检查方法还有：腹盆腔彩超、盆腔 MRI，腹盆腔 CT，胸部 X 线及胸部 CT 检查，核医学影像检查（特别强调不推荐使用 PET-CT 评价宫颈癌的局部浸润情况）。推荐有条件者使用 PET-CT 的情况有：① FIGO 分期为ⅠB1 期及以上的初诊患者治疗前分期（包括ⅠB1 期有保留生育功能需求的患者）；②因其他原因行单纯子宫切除术意外发现宫颈癌拟全身评估者；③拟行放疗需影像辅助勾画靶区；④存在高危因素的患者治疗结束 3～6 个月后随访监测；⑤随访过程中可疑出现复发转移的患者，包括出现临床症状或相关肿瘤标志物升高。对于临床上怀疑膀胱或支持受侵的患者应进行相应膀胱镜、直肠镜等腔镜检查。还有肿瘤标志物的检查：肿瘤标志物的异常升高可以协助诊断，评价疗效，进行病情监测和治疗后的随访监测，尤其在随访监测中具有重要作用。鳞癌相关抗原是宫颈鳞状细胞癌的重要标志物，血清鳞癌相关抗原水平超过 1.5ng/ml 被视为异常。2022 年第 1 版《NCCN 子宫颈癌临床实践指南》推荐首选盆腔增强 MRI 评估局部病灶，建议选择颈部 / 胸部 / 腹部 / 骨盆 / 腹股沟 PET-CT 或胸部 / 腹部 / 骨盆 CT 检查评估全身转移性病灶情况。

**病情简介 3**

患者于 2022 年 8 月 28 日行盆腔强化 MRI（图 9-1-2）提示宫颈占位性病变，边界不清，大小约 50mm×49mm×62mm，累及阴道上段及左侧宫旁脂肪。盆腔内未见明显肿大淋巴结。行胸部 CT 未见明显异常。全腹部强化 CT 提示宫颈癌，宫颈增宽。浅表淋巴结彩超提示双侧颈部、腋窝及腹股沟区未见明显异常肿大淋巴结。行肿瘤标志物检测提示鳞状细胞癌相关抗原（SCCA）（2022 年 8 月 28 日）为 23.1ng/ml。细胞角蛋白为 18.2ng/ml。

**【提问 4】**

患者的目前诊断是什么？下一步的诊疗方案是什么？

患者目前诊断为宫颈鳞癌（FIGO2018 ⅡB 期）。根据宫颈癌诊疗指南（2022 年版），对于ⅡB～ⅣA 期的患者，标准治疗为同步放化疗。2022 年第 1 版《NCCN 子宫颈癌临床实践指南》手术指征推荐限于ⅡA2 期及以下的患者，ⅡB 期及以上的患者通常不推荐手术治疗。2020 年《宫颈癌放射治疗：ASTRO 临床实践指南执行摘要》指出对于ⅡB 期患者（手术分期评估或影像学评估淋巴结为阴性）推荐盆腔 EBRT+ 含铂同期化疗 + 阴道近距离放疗（1 级）。研究表明，同步放化疗较单纯放疗提高了疗效，降低了复发风险。同时，2020 年《宫颈癌放射治疗：ASTRO 临床实践指南执行摘要》还指出了对于宫颈癌同期放化疗的患者，通常首选顺铂单药，顺铂不耐受者可考虑用卡铂。ASTRO 临床实践指南推荐顺铂剂量：40mg/m² / 周，共 5～6 周。NCCN 治疗指南推荐顺铂周疗：30～40mg/ m²，每周 1 次。

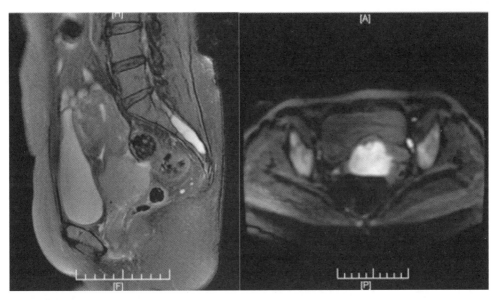

图 9-1-2　2022 年 8 月 28 日盆腔增强 MRI：患者治疗前增强 MRI，提示宫颈部类圆形肿块影，以后壁为主，呈 T1WI 等低信号，T2WI 高信号，DWI 明显高信号，边界不清，大小约 50mm×49mm×62mm，信号较均匀，累及阴道上段，左侧宫旁脂肪内见 T1WI 等信号灶，增强扫描肿块异常强化

**病情简介 4**

　　患者于 2022 年 9 月 6 日至 2022 年 10 月 14 日行宫颈癌调强放疗，PTV 拟放疗剂量为：5040Gy/28F，180cGy/F，期间于 2022 年 9 月 7 日、2022 年 9 月 14 日、2022 年 9 月 21 日、2022 年 9 月 28 日、2022 年 10 月 5 日、2022 年 10 月 13 日行顺铂单药 60mg/ 周同步化疗 6 个周期，住院期间有阴道流血，乏力明显，于 2022 年 9 月 20 日、2022 年 10 月 15 日分别给予去白悬浮红细胞 3U、4U 输注治疗。后于 2022 年 10 月 14 日复查盆腔增强 MRI 提示宫颈肿块缩小（图 9-1-3）。

【提问 5】

该患者放疗靶区是如何设计的？

　　定位：口服肠道显影剂，排空直肠，充盈膀胱，给予患者大孔径 CT 定位，仰卧位，强化螺旋 CT 扫描，3mm/ 层。靶区勾画：CTV 包括双侧髂内、股骨头以上髂外、闭孔、骶 3 以上淋巴结引流区、子宫、阴道上 1/3 组织；PTV 为在 CTV 基础上外扩 5mm。勾画危及器官：膀胱、小肠、结肠、直肠、骨盆、股骨头、脊髓。进行 IMRT 放疗，给予每日在线图像引导。处方剂量为 DT（PTV）：50.4Gy/28 次 /1.8Gy/5 周半。计划：采用 IMRT 技术，95% 等剂量曲线包绕靶区 PTV，共设各 8 大野，6MV-X 线。

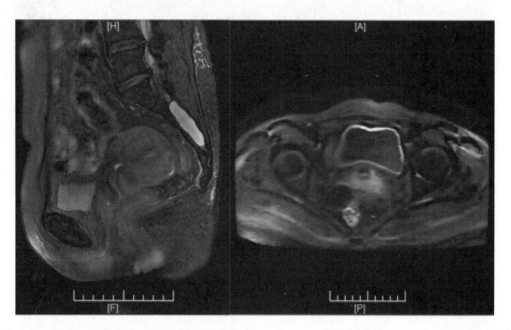

图 9-1-3　患者外照射结束后 MRI 影像（2022 年 10 月 14 日盆腔增强 MRI）：宫颈部可见小类圆形肿块影，以后壁为主，呈 T1WI 等低信号，T2WI 高信号，DWI 明显高信号，边界不清，大小约 46mm×27mm×19mm，信号较均匀，累及阴道上段，增强扫描肿块异常强化，较前（2022 年 8 月 28 日）有所好转

### 病情简介 5

患者于 2022 年 10 月 17 日、2022 年 10 月 20 日、2022 年 10 月 27 日、2022 年 10 月 31 日、2022 年 11 月 3 日、2022 年 11 月 14 日行宫颈癌后装三维腔内放疗 6F，6Gy/F。后患者于 2022 年 12 月 3 日复查盆腔强化 MRI 提示宫颈肿块消失，疗效评价 CR（图 9-1-4）。

【提问 6】

该患者后装三维腔内放疗靶区是怎样设置的？

腔内放疗是宫颈癌根治性放疗中的重要治疗手段，是外照射放疗所不能替代的。

采用宫腔管联合阴道施源器的腔内治疗方法最常用。当联合外放疗时，近距离放疗通常在放疗后期进行，这时肿瘤体积已明显缩小，使得施源器放置的部位能够达到近距离治疗的理想剂量集合形状分布。2020 年宫颈癌放射治疗：ASTRO 临床实践指南推荐在治疗中进行图像扫描，并应用基于体积的处方剂量（三维）及基于 MR 或 CT 的放疗计划。如果无条件行基于体积的放疗计划，推荐基于参考点的二维计划。根治性放疗中，外照射 + 近距离放疗的 EQD210 总量应 ≥ 80 000cGy，若肿瘤缓解较差或体积较大（＞ 4cm），HR-CTV 的 D90 ≥ 8500cGy 是合理的。该患者在 CT 引导下进行靶区勾画。①放置施源器：患者躺在专用治疗床上，由护理人员行局部消毒等准备工作，后由后装放疗医师放置三管施源器。②定位：给予患者大孔径 CT 定位，仰卧位，螺旋 CT 扫描，3mm/ 层。根据 ICRU 报告，如果只有 CT 勾画靶区，上界ⅠB1：1/2 宫体；ⅠB2 ～ⅣA：2/3 宫体。靶区勾画：HRCTV 为 2/3 宫体、整个宫颈、左侧宫旁、阴道上 2/3。勾画危及器官：膀胱、结肠、直肠、小肠、尿道。照射剂量：36Gy/6F，6Gy/F。

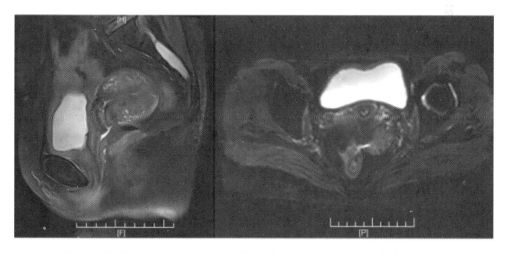

图 9-1-4　后装放疗后影像（2022 年 12 月 3 日盆腔增强 MRI）：宫颈部见片状异常信号，呈 T1WI 等低信号，T2WI 高信号，边界不清，大小约 12mm×5mm，增强扫描宫颈欠均匀。提示宫颈后壁萎缩，肿块消失

### 病情简介 6

后患者于 2022 年 12 月 7 日、2023 年 1 月 6 日、2023 年 1 月 28 日、2023 年 2 月 23 日行 TP 方案（紫杉醇 210mg d1+ 顺铂 40mg d1 ～ 3）化疗 4 个周期。后定期复查提示病情稳定。

【案例点评】

本例是初诊为 FIGO2018 ⅡB 期的宫颈癌患者，合并左侧宫旁浸润。我们知道，对于ⅡB ～ⅣA 期的患者，2022 年第 1 版《NCCN 子宫颈癌临床实践指南》执接推荐可行手术分期（即腹主动脉旁淋巴结 ± 盆腔淋巴结切除术），根据淋巴结活检结果指导临床治疗，以帮助判断选择合适的同步放化疗的外照射靶区，以及进一步评估有无远处转移，以确定是否行全身化疗 ± 个体性放疗。同时指南指出也可行影像学评估（颈部 / 胸部 / 腹部 / 骨盆 / 腹股沟 PET–CT 或胸部 / 腹部 / 骨盆 CT 或 PET MRI 检查评估全身及远处转移情况），若影像学评估淋巴结均阴性，建议行盆腔 EBRT+ 阴道近距离放疗 + 含铂同步放疗（1 级证据）。若淋巴结阳性，则根据不同的阳性结果有如下选择：①盆腔淋巴结阳性 + 腹主动脉旁淋巴结阴性，可选择盆腔 EBRT+ 阴道近距离放疗 + 含铂同步放疗 ± 腹主动脉旁淋巴结外照射，或行腹主动脉旁淋巴结手术分期，如果淋巴结阴性则处理同上，如果腹主动脉旁淋巴结阳性可选择延伸野外照射 + 阴道近距离放疗 + 含铂同步化疗；②盆腔淋巴结及腹主动脉旁淋巴结均阳性，可选择延伸野外照射 + 阴道近距离放疗 + 含铂同步化疗；③若发现远处转移，经活检证实，行全身化疗 ± 个体化放疗。该患者治疗过程中由于家庭条件限制，选择了胸部、腹部、骨盆强化 CT 评估全身转移性病灶情况及盆腔增强 MRI 评估局部病灶情况，提示盆腔淋巴结及腹主动脉旁淋巴结均阴性，最终治疗上给予了盆腔 EBRT+ 阴道近距离放疗 + 含铂同步放疗。整个诊疗思路完整、规范，相关辅助检查（盆腔增强 MRI、胸腹部 CT、浅表淋巴结彩超）精准，对患者进行了准确分期，并制定了规范的诊疗方案，是本案例的最大亮点。

2022 年第 1 版《NCCN 子宫颈癌临床实践指南》推荐使用 IMRT 以降低急性和慢性不良反应。盆腔外照射放疗采用了 IMRT 技术，同时 2022 年第 1 版《NCCN 子宫颈癌临床实践指南》推荐近距离治疗仍然是不可手术宫颈癌患者的必要治疗手段，不推荐使用 SBRT 和 IMRT 对宫颈局部进行推量照射。本案例使用了基于体积的放疗计划，即更为精准的三维后装放疗技术，以期望患者能获得更高的局控率。从该患者治疗后复查结果来看，其治疗效果还是较为理想的。

本案例中也存在不足，研究表明宫颈癌外照射及腔内近距离放疗最好在 8 周内完成，而本患者在行近距离腔内放疗过程中由于自身耐受性等原因，延长了放疗时间，且不配合增加后装治疗次数，在一定程度上给整个治疗打了折扣。目前没有指南推荐同步放化疗后加用辅助化疗，不过北京协和医院相关研究提示辅助化疗虽然没能改善局部晚期宫颈癌的 OS，但能降低远处转移的发生率，且能改进局部晚期宫颈癌患者的 PFS。所以综合考虑，给予了该患者同步放化疗后行辅助化疗的个体化治疗。

**【启示与思考】**

对于宫颈鳞癌 FIGO2018 ⅡB 期患者，根据宫颈癌诊疗指南（2022 年版），2022 年第 1 版《NCCN 子宫颈癌临床实践指南》推荐盆腔 EBRT+ 含铂同期化疗 + 阴道近距离放疗（1 级）。部分ⅡB 期患者可首选根治性子宫切除或新辅助化疗后进行子宫切除术，但目前并没有证据支持新辅助化疗的获益性。不过临床实践发现新辅助化疗至少为大病灶子宫颈癌要求保留生育功能的年轻女性和局部晚期或巨块型子宫颈癌的手术治疗创造了一定机会。该患者无保留生育功能要求，且考虑若应用新辅助化疗后评估仍无手术指征的话，下一步同步放化疗中同步化疗可能会因骨髓抑制而难以完成，遂直接选择盆腔EBRT+ 阴道近距离放疗 + 含铂同步放疗。而对于宫颈癌同步放化疗后行辅助化疗，相关研究中显示能改进患者 PFS，但在 OS 上没有获益，还需要更多的研究数据支持。目前该患者随访过程中显示肿瘤控制稳定。

近年来，国外因 HPV 疫苗的广泛应用，宫颈癌的发病率较前明显下降，相关宫颈癌的研究数据并不多，我们临床医师在依据国外指南来指导临床诊疗决策、规范诊疗行为的同时，也要考虑到我国医疗实际情况、疾病的地域差异和患者的体质等均和西方国家存在一定差异，所以我们结合国内的实际情况先后编写了《宫颈癌诊疗指南》（2021年版、2022 年版）。因此临床实践中我们临床医师应结合国内外指南，结合宫颈癌患者的具体情况，做出精准的个体化的临床决策。同时我们也期待针对国内子宫颈癌人群开展高质量的、多中心的、大样本的临床研究结果，来进一步指导我们的临床诊疗行为。

# 病例 2　可手术子宫内膜癌的综合治疗 1 例

**病情简介 1**

患者申 ××，女，68 岁。主因"绝经 18 年，阴道流血 1 个月余"于 2022 年 6月 22 日就诊。

**【现病史】**

患者于 2022 年 5 月无明显诱因出现阴道流血，开始量少，白带间断性带血，无下腹痛等其他不适，未在意。后于 2022 年 6 月阴道流血较前稍增多，色暗红，感下腹部坠胀不适，遂就诊于我院。

## 【既往史】

有高血压病史 1 个月，最高血压达 180/90mmHg，服用硝苯地平缓释片 20mg qd，血压控制尚平稳。40 余年前行"节育术"。

## 【个人史】

有吸烟史 20 年，平均约 14 支 / 日，未戒烟。

## 【月经史及婚育史】

既往月经规律，经量中等，无痛经。21 岁结婚，配偶体健，$G_2P_2L_2A_0$，孕 2 次都早产。

## 【家族史】

否认家族中有恶性肿瘤病史。

## 【体格检查】

T 36.7℃，P 82 次 / 分，R 18 次 / 分，BP 133/65mmHg，H 150cm，W 46kg，BSA 1.36m$^2$，KPS 90 分，NRS 评分 0 分。

颈部、锁骨上、腋窝及腹股沟等浅表淋巴结未及肿大。心肺（–）。腹部平坦，无腹壁静脉曲张，腹壁柔软，无压痛及反跳痛，未及肿块，肝脾肋下未及，Murphy 征阴性，肾区无叩痛，移动性浊音（–），肠鸣音正常，3 次 / 分。妇科检查：外阴发育正常，阴道通畅，阴道内可见少量暗红色血液，宫颈萎缩，表面充血，子宫前位，大小正常，活动可，无压痛，双侧附件区未扪及明显异常。肛诊：直肠黏膜光滑，可触及宫颈管质韧，宫旁组织柔软，双侧主骶韧带弹性好。

辅助检查结果：子宫 + 双附件彩超（2022 年 6 月 22 日）示闭经后子宫；子宫内膜增厚不均，考虑内膜癌；子宫内实质性异常回声，考虑子宫肌瘤。

## 【提问 1】

患者的主要表现是什么？考虑原因是什么？

该患者为老年女性，已绝经，就诊前 1 个月无明显诱因出现阴道流血，并渐增多，伴下腹部坠胀感，行妇科彩超检查，临床考虑为子宫内膜恶性肿瘤可能性大。90% 的子宫内膜癌的主要症状为各种阴道流血，且 90% 以上的绝经后患者以阴道流血症状就诊。

【提问 2】

为明确诊断，需要做哪些检查？

病理学诊断标准：子宫内膜的组织病理学检查及子宫外转移灶或手术切除组织标本，经病理学诊断为子宫内膜癌。子宫内膜的组织病理学检查通常有诊断性刮宫手术和宫腔镜下活检两种方法。目前尚无前瞻性随机研究证实宫腔镜检查或手术会造成肿瘤播散，也未有研究证实内膜癌患者行宫腔镜检查预后较其他检查预后差。需要注意的是宫腔镜检查时尽量降低膨宫压力，且尽量缩短时间。

**病情简介 2**

该患者于 2022 年 7 月 21 日行宫腔镜检查＋诊刮术，病理回示（2022 年 7 月 23 日）：（宫腔组织）送检组织内查见少许异型腺体，考虑子宫内膜腺癌，请结合临床（图 9-2-1）。行盆腔增强 MRI（2022 年 7 月 27 日）：考虑为子宫内膜癌侵及肌层及宫颈（图 9-2-2）。行胸部 CT 平扫及腹部彩超检查未发现肿瘤远处转移。

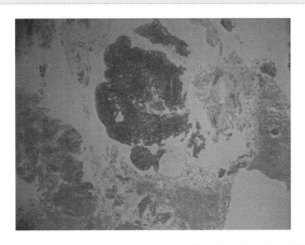

图 9-2-1 宫腔镜检查＋诊刮术病理（2022 年 7 月 23 日）：（宫腔组织）送检组织内查见少许异型腺体，考虑子宫内膜腺癌，请结合临床（彩图见第 221 页）

【提问 3】

该患者目前的诊断是什么及下一步诊疗方案是什么？

该患者目前的诊断为：子宫内膜癌，未发现有远处转移征象。子宫内膜癌治疗原则是以手术治疗为主，辅以放疗、化疗和激素等综合治疗。手术治疗是子宫内膜癌的主要治疗手段，除不能耐受手术或晚期无法手术的患者外，都应进行全面的分期手术。

2022 年第 1 版《NCCN 子宫颈癌临床实践指南》推荐对于病理或 MRI 证实为子宫内膜癌侵犯宫颈间质（Ⅱ期）的患者，可选择筋膜外子宫切除 / 改良广泛子宫切除术 + 双侧附件切除术 + 盆腔及腹主动脉旁淋巴结切除术。

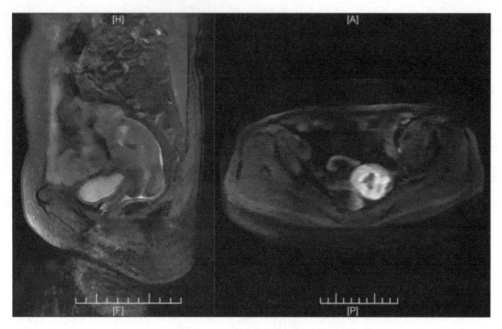

图 9-2-2　盆腔增强 MRI（2022 年 7 月 27 日）：子宫体积增大，内膜不规则增厚，累及肌层，向下累及宫颈，浆膜层似完整，病变呈等 T1 及 T2 信号，DWI 为明显高信号，信号不均匀，结合带显示不清，增强后强化程度低于子宫肌层。考虑为子宫内膜癌侵及肌层及宫颈

## 病情简介 3

　　患者于 2022 年 8 月 1 日在全身麻醉下行腹腔镜经腹筋膜外子宫切除术 + 双侧附件切除术 + 盆腔淋巴结清扫术 + 腹主动脉旁淋巴结切除术。术后病理：子宫低分化子宫内膜样腺癌（大小 3.8cm×3cm×2.2cm），侵及子宫肌壁全层，脉管内未查见癌栓，小神经束未受累及；肿瘤累及颈管达宫颈外口；双附件、双宫旁及后穹隆均未查见癌。淋巴结未查见癌转移：（左盆腔淋巴结）0/4，（右盆腔淋巴结）0/5，（右侧前哨淋巴结）0/1，（腹主动脉旁淋巴结）0/8。子宫多发性平滑肌瘤，直径 1.3～1.8cm。免疫组化：ER+（中等强 - 强，60%），PR+（中等强 - 强，70%），P16 灶 +，P53+（野生型），PAX-8 弱 +，Vimentin+，WT-1-，P63-，NapsinA-，Ki-67 阳性肿瘤细胞数约 50%；MSH2+、MSH6+、MLH1+、PMS2+（图9-2-3）。病理诊断：FIGO2009 分期Ⅱ期，G3。

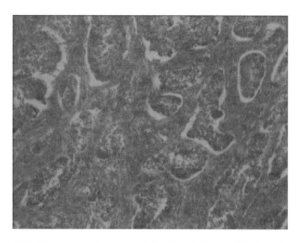

图 9-2-3　2022 年 8 月 6 日术后病理切片: 子宫低分化子宫内膜样腺癌( 大小 3.8cm × 3cm × 2.2cm )，侵及子宫肌壁全层，脉管内未查见癌栓，小神经束未受累及; 肿瘤累及颈管达宫颈外口; 双附件、双宫旁及后穹隆均未查见癌。淋巴结未查见癌转移: ( 左盆腔淋巴结 )0/4, ( 右盆腔淋巴结 )0/5, ( 右侧前哨淋巴结 )0/1, ( 腹主动脉旁淋巴结 )0/8。子宫多发性平滑肌瘤，直径 1.3 ～ 1.8cm ( 彩图见第 221 页 )

【提问 4 】

患者术后是否需要行辅助治疗？下一步诊疗计划是怎样的?

子宫内膜癌的主要预后不良因素有: 深肌层浸润、肿瘤分级（包括浆乳癌和透明细胞癌组织学类型）、脉管间隙侵犯（LVSI）、子宫下段受累（LUSI）及宫颈侵犯、高龄和肿瘤大小。该患者年龄大于 60 岁，术后病理提示为子宫内膜样腺癌，G3 级，侵及子宫肌壁全层，侵及子宫下段及宫颈，FIGO 分期为 Ⅱ 期，根据 ESGO/ESTRO/ESP 2020 子宫内膜癌指南危险分层为高危，子宫内膜癌诊治指南（2012 年版）建议行盆腔外照射和（或）阴道内照射 ± 系统治疗（系统治疗 2B 类证据）。曾有研究者依据 NCDB 数据库，对 2004—2013 年超过 1500 家医疗中心的 FIGO2009 Ⅱ 期内膜癌患者，共 8140 例的数据进行分析，结论: 不论是外照射还是内照射或者两者相结合，Ⅱ 期内膜癌术后放疗能够改善 OS。

子宫内膜癌诊治指南（2022 年版）指出，系统性化疗主要应用于晚期（FIGO 分期 Ⅲ ～ Ⅳ期）或复发患者以及特殊病理类型患者。对于 Ⅰ B 期、G3 的高危组患者，NCCN 指南也推荐进行术后辅助化疗改善预后，但仅为 2B 类推荐。系统性化疗推荐联合化疗方案。方案有: 卡铂 + 紫杉醇（首选，对于癌肉瘤为 Ⅰ 类证据），卡铂 / 紫杉醇 / 曲妥珠单抗（HER-2 阳性浆液性腺癌），多西他赛 + 卡铂（对于紫杉醇禁忌者），卡铂 /

紫杉醇/贝伐珠单抗等。

激素治疗仅用于分化较好的子宫内膜样腺癌，用于需要保留生育功能的年轻早期子宫内膜癌患者及晚期、复发性或无法手术的患者。对肿瘤分化良好、孕激素受体阳性者疗效较好，对远处复发者效果疗效优于盆腔复发者。不推荐早期患者术后常规应用激素治疗。

该患者术后病理为子宫内膜样腺癌，FIGO分期Ⅱ期，G3，危险分层高危，依据2022年第1版《NCCN子宫颈癌临床实践指南》推荐给予了术后辅助化疗序贯盆腔外照射+阴道内照射的治疗。该患者术后病理提示分化较差，遂术后未常规给予激素治疗。

## 病情简介 4

患者于2022年8月8日、2022年8月29日行TC方案（紫杉醇脂质体240mg d1+卡铂0.4g d1）化疗2个周期，化疗耐受性较好。后复查全腹部CT增强+胸部CT平扫（2022年9月19日）及盆腔增强MRI（2022年9月20日），未见肿瘤复发及转移征象。于2022年9月21日行CT定位并制作体膜，后于2022年9月27日起行子宫内膜癌术后辅助放疗，至2022年11月5日放疗结束，DT 50.4Gy/28F，1.8Gy/F。

【提问5】

该患者外照射放疗靶区是如何设计的?

定位：口服肠道显影剂，排空直肠，充盈膀胱，给予患者大孔径CT定位，仰卧位，强化螺旋CT扫描，3mm/层。靶区勾画：CTV包括髂总、双侧髂内、股骨头以上髂外、闭孔、骶前淋巴结引流区、阴道残端、宫旁、上1/2阴道组织，PTV为在CTV基础上外扩6mm。勾画危及器官：膀胱、小肠、结肠、直肠、股骨头、脊髓、骨髓、肾、肝、胃。进行IMRT放疗，给予每日在线图像引导。处方剂量为DT（PTV）：50.4Gy/28次，1.8Gy/5周半。计划：采用IMRT技术，95%等剂量曲线包绕靶区PTV，共设9个射野，6MV-X线。

## 病情简介 5

患者后于2022年11月14日、2022年11月17日行后装腔内放疗2F，5Gy/F。后规律复查，无肿瘤复发及转移征象。

【提问6】

该患者近距离腔内放疗靶区是如何设计的?

指南推荐，对于术后辅助放疗，剂量参考点在阴道黏膜表面或黏膜下 0.5cm，针对阴道上段。体外放疗后补充近距离放疗者，常用剂量为（4～6）Gy×（2～3）F（黏膜表面）。该患者在 CT 引导下进行靶区勾画，给予了三维后装腔内放疗。①放置施源器：患者躺在专用治疗床上，由护理人员行局部消毒等准备工作，后由后装放疗医生放置单管施源器。②定位：给予患者大孔径 CT 定位，仰卧位，螺旋 CT 扫描，3mm/ 层。靶区勾画：HRCTV 为阴道上 1/2 段。勾画危及器官：膀胱、结肠、直肠、小肠、尿道。照射剂量：10Gy/2F，5Gy/F。

【案例点评】

该患者初诊时根据影像学分期为子宫内膜癌 Ⅱ 期。我们都知道，子宫内膜癌患者能手术者还是首选手术治疗。根据《子宫内膜癌诊治指南（2022 年版）》推荐，患者进行了根治手术，术后病理提示子宫内膜样腺癌，（FIGO2009 分期）Ⅱ 期，G3 级。子宫内膜癌传统分型分为雌激素依赖型（Ⅰ 型）和非雌激素依赖型（Ⅱ 型）。雌激素依赖型子宫内膜癌大部分病理类型为子宫内膜样腺癌，少部分为黏液腺癌；非雌激素依赖型子宫内膜癌病理类型包括浆液性癌、透明细胞癌、癌肉瘤等。结合该患者术后病理，提示其属于 Ⅰ 型。该分型方式主要用于危险因素人群的检测筛查及指导后续激素治疗的应用及粗略判断预后。另外，子宫内膜癌还有分子分型方法。子宫内膜癌经典分子分型模型如下。①TCGA 分型：2013 年癌症基因组图谱（TCGA）利用微阵列和测序技术对 373 例子宫内膜癌进行了基因组、转录组和蛋白质组学特征分析，在完全可评估的 232 例中，将子宫内膜癌（EC）划分为 4 类不同预后的亚型——POLE 超突变组（7%）、微卫星不稳定高突变组（28%）、低拷贝数变异（CNL）组（39%）和高拷贝数变异（CNH）组（6%）。其中 POLE 超突变型具体高的突变频率，与肿瘤级别 G3 相关，预后最佳。②PromisE 分型：2015 年，Talhouk 等研究团队基于 TCGA 数据及 152 例 EC 的队列研究，利用 NGS 技术检测 POLE Exon9～14，IHC 检测 MMR 和 TP53 替代 MSI 检测和拷贝数分析，重现了 TCGA 的生存曲线。不同的是该分型方法先进行 MMR 检测，以便尽可能早地去识别 Lynch 综合征。这种方法简便，费用低，临床应用性较强。③TransPORTEC 分型：2015 年 Ellen Stelloo 研究团队基于 116 例高风险子宫内膜癌患者的 TransPORTEC 分型研究中，采用 Sanger 测序检测 POLE Exon9&13，IHC 检测 P53，以及 PCR-CE 方法检测 MSI，将 EC 分为 POLE 突变、MSI-H 和 TP53 突变以及 NSMP（无突变）型 4 个不同预后的组别，其中 POLE 突变型与 MSI-H 型预后最佳。该分型方式主要为评估预后及指导术后辅助治疗提供依据。目前常用的方法是 PromisE 分型法和 TransPORTEC 分型法。结合该患者术后病理及免疫组化结果，可以看出 MMR 非缺少，P53 野生型。本案例的不足之处在于由于患者经济条件原因，没有选择做 POLE 基因检测，所以无法准确进行分子分型。

在缺失了分子分型的情况下，结果术后病理结果为子宫内膜样腺癌，G3 级，侵及子宫肌壁全层，侵及子宫下段及宫颈，FIGO 分期为Ⅱ期，ESGO/ESTRO/ESP 2020 子宫内膜癌指南危险分层为高危，根据子宫内膜癌诊治指南（2022 年版）推荐进行了盆腔外照射＋阴道内照＋系统治疗的治疗模式。整个诊疗思路完整、规范，相关辅助检查（盆腔增强 MRI、胸部 CT、腹部彩超等）精准，对患者进行了准确分期，并制定了规范的诊疗方案，是本案例的亮点。

【启示与思考】

子宫内膜癌是女性生殖道的三大常见恶性肿瘤之一，多发生于围绝经期及绝经后妇女。90% 的子宫内膜癌的主要症状为各种阴道流血，所以多数患者能早期发现，手术治疗是主要的治疗手段。后结合术后病理选择合理的辅助治疗，这其中子宫内膜癌分子分型具有一定的指导意义。但在临床治疗中，由于条件限制等原因，在某些区域对于子宫内膜癌术后分子分型的重视程度可能还稍显欠缺。子宫内膜癌分子分型的临床意义：

1. 作为形态学分型的补充　分子分型与形态学分型存在较大差异，研究显示病理医生分类的高级版子宫内膜样肿瘤中，有约 25% 的肿瘤具有类似于子宫浆液性癌的分子表型，包括频繁的 TP53 突变和广泛的体细胞拷贝数改变（SCNA）。2020v1 版子宫肿瘤 NCCN 指南首次将 EC 分子分型纳入指南中，分型顺序与 TCGA 及 TransPROTEC 分型一致（即首先检测 POLE，再检测 MMR，后检测 P53）。指南建议 POLE、MSI/MMR、P53 检测可以作为 EC 组织形态学分型的补充。

2. 预测患者预后　目前 EC 三种主要的分型方法中，无论是 TCGA 还是更适合临床应用的 TransPORTEC 和 ProMisE 分类系统，均已证实不同的分子分型亚群的预后不同。基于 PORTEC-3 的临床试验结果表明，POLE 突变组的 5 年无复发生存率达到 98%。

3. 指导治疗方案的制订　有研究表明，对于高风险的 EC 患者的分子分型中，无论组织学类型如何，TP53 突变型肿瘤辅助放化疗能显著改善无复发生存期。POLE 突变型 EC 患者无论是否化疗都具有极好的无复发生存期。在《2020 ESGO-ESTRO-ESP 子宫内膜癌患者管理指南》推荐所有的 EC 患者都进行分子分型检测，尤其是高级别肿瘤。建议对于Ⅰ～Ⅱ期 EC，POLE 突变型，应考虑省略辅助治疗（证据等级Ⅲ；推荐等级 A）。

4. 预测免疫治疗的效果　POLE 突变型肿瘤具体高突变负荷的特征，使新抗原的数量显著增多，增加了肿瘤细胞的免疫原性，利于诱发机体抗肿瘤免疫反应，因此更容易从 PD-1/PD-1 抑制剂中治疗获益。

综上可见，分子分型在子宫内膜癌的治疗和判断预后中有着较大的作用。虽然该患者在缺少分子分型的情况下，依据术后病理形态学及患者的年龄判断，考虑危险分层为高危，根据指南推荐给予了辅助盆腔外照射＋阴道近距离腔内放疗＋化疗的治疗模式，在治疗原则上是符合诊疗规范的。假设该患者行基因检测显示为 POLE 突变，则存在过度治疗的风险。但临床治疗中没有假设，我们也得到启示，即在治疗子宫内膜癌的临床工作中，还是要尽量克服一切困难来完成分子分型的检测工作。

# 病例 3　卵巢高级别浆液性癌综合诊疗 1 例

## 病情简介 1

患者李 × ，女，56 岁。主因腹胀不适 4 天于 2021 年 4 月 13 日就诊。

【现病史】

患者就诊前 4 天无明显诱因出现腹胀不适，无明显腹痛，无腹泻，无恶心、呕吐，无发热等不适，未在意，症状渐加重，遂来医院门诊行腹部 CT 检查提示：大量腹水。患者自发病来，饮食差，夜间睡眠尚好，体重无明显减轻。

【既往史】

患者既往于 2021 年 2 月因"胆囊结石"行腹腔镜下胆囊切除术。自诉 2018 年因"肾结石"行碎石治疗，具体方式不详。自诉入院前自服"沙棘胶囊"等药物。

【家族史】

否认家族中有类似患者。

【体格检查】

T 36.3℃，P 74 次 / 分，R 18 次 / 分，BP 138/80mmHg。发育正常，营养良好，神志清楚，查体合作。锁骨上、腋窝、腹股沟等浅表淋巴结未及明显肿大。颈软，无抵抗感，双侧颈静脉正常，气管居中，甲状腺未及肿大，未闻及血管杂音。胸廓正常，双肺呼吸音清晰，未闻及干、湿啰音，未闻及胸膜摩擦音。心界不大，心率 74 次 / 分，律齐，心音正常，各瓣膜听诊区未闻及病理性杂音，未闻及心包摩擦音。腹部膨隆，未见胃肠型及蠕动波，全腹无明显压痛，无反跳痛，无肌紧张，腹内未及包块，肝脾肋缘下未触及，肝浊音界存在，肝区叩痛不明显，双肾区无叩痛，Murphy 征阴性，移动性浊音阳性，肠鸣音 4 次 / 分，未闻及气过水音。

**【辅助检查】**

2021年4月13日，腹部CT平扫示：肝囊肿，右肾囊肿，大量腹水，建议进一步检查。

**【提问1】**

患者的主要表现是什么？考虑原因是什么？

该患者为中年女性，主诉为腹胀不适4天，结合查体及腹部CT平扫结果考虑为大量腹水引起的腹胀症状。是何原因引起的腹水呢？腹水按病因分类，主要分为以下几类：①肝源性腹水（肝硬化性肝病和非肝硬化性肝病）；②心源性腹水：充血性心力衰竭、缩窄性心包炎、原发性限制性心肌病、黏液水肿；③肾源性腹水：肾病综合征、尿毒症；④胆、胰源性腹水：重症胰腺炎、胆道或上消化道穿孔；⑤感染性腹水：胃肠道穿孔、结核、自发性细菌性腹膜炎；⑥肿瘤性腹水：腹腔转移性肿瘤（胃、结肠、胰腺）、原发性肝癌、卵巢肿瘤、腹膜间皮瘤、恶性淋巴瘤等；⑦结缔组织病：系统性红斑狼疮；⑧营养不良；⑨其他罕见原因：渗出性肠病、放射治疗史、子宫内膜异位症、卵巢过度刺激、甲状腺功能减退症等。最常见的病因为肝硬化、恶性肿瘤和结核性腹膜炎。该患者既往无慢性肝炎、慢性肾病、结缔组织病、肺结核及放射治疗、卵巢过度刺激、甲状腺功能减退等病史；结合症状、查体，无心力衰竭、营养不良、腹膜炎表现；腹部CT平扫无肝硬化、肝炎、胰腺炎、肾萎缩、消化道穿孔等表现。尚不能排除肿瘤性疾病引起腹水，还需要行进一步检查。

**【提问2】**

为明确诊断，需要做哪些检查？

腹腔穿刺是明确腹水原因的最快速且有效的方法，应在所有新发生和短期内腹水明显增加的患者中进行，可送检病理完善细胞学诊断。同时可完善肿瘤标志物检测，以及腹部彩超或腹盆腔增强CT、盆腔MRI等检查排除占位性病变。

### 病情简介 2

患者于2021年4月13日检测糖类抗原125 722.3U/ml。于2021年4月14日行全腹部增强CT考虑：右侧附件占位，建议进一步检查；腹腔系膜密度增高，提示系膜转移瘤；子宫肌瘤；腹水（图9-3-1）。于2021年4月15日在局部麻醉下行腹腔穿刺引流术，腹水送检病理，后行细胞学诊断：（腹水）找到癌细胞（腺癌）（图 9-3-2）。2021 年 5 月 3 日行经阴彩超提示双侧附件区囊实性包块，右侧附件区 5.0cm×3.8cm×3.6cm 囊实性包块，左侧附件区 4.4cm×3.1cm×2.0cm 囊实性包块。

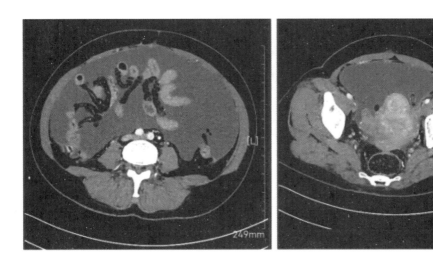

图 9-3-1　全腹部增强 CT（2021 年 4 月 14 日）：宫底见类圆形明显强化影，右侧附件区见软组织密度灶，不均匀强化；腹腔系膜密度增高，不均质强化，腹膜后及腹腔内见多发肿大淋巴结，腹、盆腔内见大量积液征象。提示：右侧附件占位，建议行进一步检查；腹腔系膜密度增高，提示系膜转移瘤、子宫肌瘤、腹水

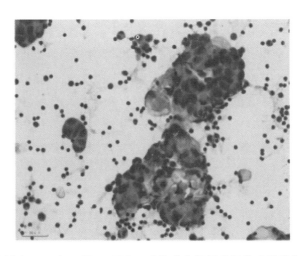

图 9-3-2　细胞学诊断（2021 年 4 月 15 日）：（腹水）找到癌细胞（腺癌）（彩图见第 221 页）

## 【提问3】

该患者目前的诊断是什么及下一步诊疗方案是什么？

患者目前诊断为腺癌，大量腹水，双附件区占位，CA125 明显升高。CA125 为最常用的卵巢癌肿瘤标志物，尤其是浆液性癌的首选肿瘤标志物（常用的肿瘤标志物还有 HE4），综上考虑卵巢为恶性肿瘤原发部位可能性大。应与卵巢转移性肿瘤相鉴别。消化道、乳腺原发肿瘤等可转移至卵巢。卵巢转移性肿瘤常表现为双侧实性或囊实性包块，胃癌的卵巢转移瘤也称为库肯勃瘤。该患者肿瘤标志物 CA125 明显升高，且胸部 CT 及腹部增强 CT 未见乳腺及胃占位，故考虑卵巢原发恶性肿瘤可能性大。

目前根据《卵巢癌诊疗指南（2022 年版）》推荐，手术治疗和化疗是卵巢恶性肿瘤治疗的主要手段，极少数患者可经单纯手术治疗而治愈，绝大多数患者均须行手术治疗联合化疗等综合治疗。近年来，越来越多的分子靶向药物获批用于卵巢癌的治疗。

手术治疗在卵巢恶性肿瘤的初始治疗中具有重要意义，手术的目的包括切除肿瘤、明确诊断、准确分期、判断预后和指导治疗。卵巢癌的初次手术包括全面的分期手术及肿瘤细胞减灭术。临床判断为早期的患者应实施全面分期手术，明确最终分期；临床判断为中晚期的患者应行肿瘤细胞减灭术。肿瘤细胞减灭术适用于术前或术中评估有卵巢外转移的中晚期患者。手术的目的在于最大程度地切除所有肉眼可见的肿瘤，降低肿瘤负荷，提高化疗疗效，改善预后。如初诊患者经查体及影像学检查等综合判断有可能实现满意减瘤（残存肿瘤≤1cm），则可直接手术，即初次肿瘤细胞减灭术。如果判断难以实现满意减瘤或年老体弱难以耐受手术者，则在取得细胞学或组织学病理诊断后先行新辅助化疗 2～4 个周期，一般不超过 4 个周期，经评估化疗有效可以满意减瘤再行手术。该患者术前评估腹水中找到癌细胞，非早期患者，综合考虑，可先行新辅助化疗，再评估是否可满意减瘤。《卵巢癌诊疗指南（2022 年版）》推荐新辅助化疗以紫杉醇联合卡铂为首选，也有研究探讨抗血管药物如贝伐珠单抗在新辅助治疗中的应用，疗效尚待确定。术后辅助方案为紫杉类 / 铂类或多柔比星脂质体 / 卡铂的联合化疗。

### 病情简介 3

该患者于 2021 年 4 月 18 日、2021 年 5 月 11 日行 TC 方案（紫杉醇脂质体 270mg d1+ 卡铂 0.5g d1）化疗 2 个周期，期间复查 CA125 较前下降，复查经阴彩超提示附件区肿块较前缩小。

后于 2021 年 6 月 1 日在全身麻醉下行筋膜外全子宫切除术 + 双侧附件切除术 + 盆腔淋巴结根治性切除术 + 主动脉旁淋巴结根治性切除术 + 大网膜切除术 + 肠粘连松解术 + 小网膜肿物切除术，术后病理（2021 年 6 月 10 日）：①（左、右侧）卵巢组织内低分化癌浸润，结合免疫组化结果，意见为卵巢高级别浆液性癌，累及双侧输卵管组织，侵及子宫浆膜面（＜ 1/2 肌层），未累及双侧宫旁组织。②子宫平滑肌瘤。③萎缩状态子宫内膜。④慢性子宫颈炎。⑤（盆腔结节）纤维结缔组织内高级别浆液性癌浸润。⑥（腹水）涂片内发现可疑恶性肿瘤细胞（图 9-3-3）。免疫结果：ER（++，85%），PR（+，5%），Vimentin（-），Pax-8（+），P16（+），P53（+++，90%），WT-1（+），NapsinA（-），MLH1（+），MSH2（+），MSH6（+），PMS2（+），Inhibina（-），SALL4（-），CA125（+），Ki-67（+）约 40%。另：①（小网膜肿物）纤维脂肪组织内间淋巴结 4 枚，内间癌转移（3/4）。②（大网膜）纤维脂肪组织内见癌浸润。③送检左髂外（2/3）、左腹股沟（1/4）、腹主动脉旁（1/1）淋巴结见癌转移，送检左髂总（0/1）、左闭孔（0/2）、右髂总（0/1）、右髂外（0/2）、右腹股沟（0/3）、右闭孔（0/1）淋巴结内未见癌转移；灶性间质纤维组织增生，符合治疗后改变。术后病理分期：FIGO2013 Ⅲ B 期。术后予以 6 个周期 TC 方案化疗。

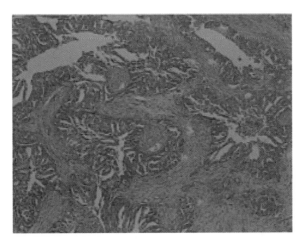

图 9-3-3　术后病理切片（2021 年 6 月 10 日）：①（左、右侧）卵巢组织内低分化癌浸润，结合免疫组化结果，意见为卵巢高级别浆液性癌，累及双侧输卵管组织，侵及子宫浆膜面（＜ 1/2 肌层），未累及双侧宫旁组织。②子宫平滑肌瘤。③萎缩状态子宫内膜。④慢性子宫颈炎。⑤（盆腔结节）纤维结缔组织内高级别浆液性癌浸润。⑥（腹水）图片内发现可疑恶性肿瘤细胞（彩图见第 222 页）

后患者定期复查。于 2022 年 4 月 17 日复查 CA125 488.3U/ml，较前升高。全腹部增强 CT（2022 年 4 月 18 日）示：肝下缘低密度灶，长径约 31mm，转移待排。2022

年5月4日复查妇科彩超提示盆腔内低回声结节，考虑盆腔内复发。经阴彩超（2022年6月6日）提示盆腔内低回声结节，大小约1.7cm×1.7cm×1.4cm，较前略增大。后复查CA125持续升高（图9-3-4）。

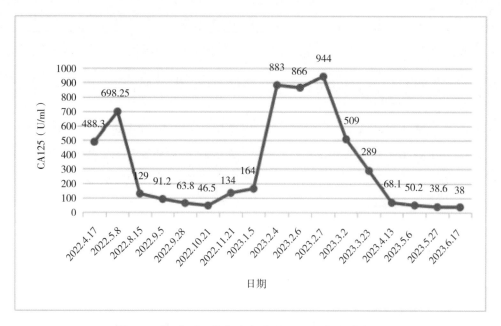

图9-3-4　术后一线化疗失败后CA125数值走势图

【提问4】

该患者术后1年，复查肿瘤标志物CA125持续升高，腹部增强CT提示肝转移可能，复查经阴彩超提示盆腔内低回声结节，考虑复发。其下一步诊疗方案如何制订？

根据《卵巢癌诊疗指南（2022年版）》推荐，卵巢癌复发后或一线化疗中进展者采用二线化疗。末次化疗至复发的时间间隔是影响二线治疗效果的主要因素。据此将复发肿瘤分成两类。①铂耐药复发：肿瘤在铂类为基础的一线治疗中无效（铂类难治型），或化疗有效但无化疗间隔＜6个月复发者（铂耐药型）；②铂敏感复发：肿瘤在铂类为基础的一线化疗中有效，无化疗间隔≥6个月复发者。对于铂敏感复发的，首先判断是否适合再次减瘤术，不适合手术或者再次减瘤术后仍须接受含铂的联合化疗，且均可考虑化疗联合贝伐珠单抗。该患者术后末次化疗时间距复发约6个月，考虑为铂敏感复发，遂给予了含铂两药化疗及联合贝伐珠单抗治疗。

**病情简介 4**

患者于 2022 年 6 月 1 日、2022 年 6 月 30 日行白蛋白紫杉醇 + 奈达铂方案化疗 2 个周期，于 2022 年 7 月 18 日至 2022 年 9 月 28 日行白蛋白紫杉醇 + 奈达铂 + 贝伐珠单抗 400mg 方案治疗 4 个周期。于 2022 年 10 月 21 日、2022 年 11 月 21 日行 2 个周期贝伐珠单抗 400mg 单药治疗。其间复查肿瘤标志物持续下降（图 9-3-4）。

【提问 5】

患者病情缓解，下一步诊疗方案是怎样的？

《卵巢癌诊疗指南（2022 年版）》推荐，卵巢癌的靶向治疗主要有两大类药物。①多腺苷二磷酸核糖聚合酶（PARP）抑制剂：目前已经在我国上市的 PARP 抑制剂主要有奥拉帕利、尼拉帕利、氟唑帕利和帕米帕利。我们都知道奥拉帕利是第一个应用于临床的 PARP 抑制剂，目前在我国主要用于 BRCA1/2 突变的晚期卵巢癌一线化疗有效（完全缓解或部分缓解）后的维持治疗、铂敏感复发卵巢癌化疗有效后的维持治疗。而尼拉帕利主要用于卵巢癌一线化疗或铂敏感复发化疗达完全缓解或部分缓解后的维持治疗，不考虑 BRCA1/2 突变状态。②抗血管生成药物：贝伐珠单抗在卵巢癌的一线治疗、铂敏感复发、铂耐药复发的治疗中均有价值。贝伐珠单抗在化疗期间和化疗同步应用，如有效，可在化疗结束后单药维持治疗。无论在一线治疗还是复发治疗中，与单纯化疗相比，化疗联合贝伐珠单抗有助于延长患者的无进展生存时间。

**病情简介 5**

后患者不配合行 BRCA1/2 突变基因检测，于 2023 年 1 月 5 日起口服苯磺酸尼拉帕利 200mg qd 靶向治疗。其间复查肿瘤标志物 CA125 有反复，2023 年 2 月 8 日复查全腹部增强 CT 提示肝下缘低密度灶，长径 31mm，较前实性成分增多。遂于 2023 年 2 月 10 日起继续规律应用贝伐珠单抗 400mg q3w 靶向治疗 7 次。后规律复查 CA125 逐渐下降（图 9-3-4）。后于 2023 年 5 月 7 日复查全腹部增强 CT 提示肝下缘低密度灶长径 24mm，较前缩小（图 9-3-5）。提示病情稳定。

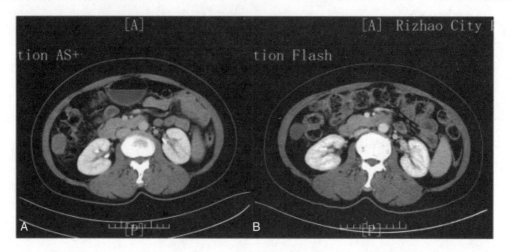

图 9-3-5　A. 2023 年 2 月 8 日全腹部增强 CT，提示肝下缘低密度灶，长径约 31mm，增强后轻度强化，内实性成分较前增多，考虑转移。B. 2023 年 5 月 7 日全腹部增强 CT，提示肝下缘低密度灶，长径约 24mm，增强后轻度强化，较前减小

【案例点评】

本例是初诊以腹水为表现的卵巢高级别浆液性腺癌患者，卵巢上皮癌多见于绝经后女性。由于卵巢深居盆腔，卵巢癌早期症状不明显，往往是非特异性症状，难以早期诊断，约 2/3 的卵巢上皮性癌患者诊断时已是晚期。晚期时主要因肿块增大或盆腹腔积液而出现相应症状，表现为下腹不适、腹胀、食欲下降等，部分患者表现为短期内腹围迅速增大，伴有乏力、消瘦等症状，也可因肿块压迫出现大小便次数增多的症状。本例患者就诊后对腹水的病因进行了鉴别诊断，并完善了肿瘤标志物检测、全腹部增强 CT、腹水穿刺送检细胞学检测，腹水细胞学检测找到腺癌细胞。通过排除胃、乳腺等卵巢转移性肿瘤可能，最终考虑卵巢原发恶性肿瘤可能性大。我们都知道，手术治疗和化疗是卵巢恶性肿瘤治疗的主要手段。结合患者 CT 结果考虑腹膜转移，分期较晚，肿瘤细胞减灭术难以达到理想的效果，遂根据《卵巢癌诊疗指南（2022 年版）》推荐，给予新辅助化疗 2 个周期后再进行卵巢癌肿瘤细胞减灭术。术后病理分期为（FIGO2013）ⅢB 期，术后常规给予了辅助化疗。在辅助治疗结束后大约半年的时间患者出现了复发转移，并肿瘤标志物 CA125 持续升高，判定为铂敏感复发，遂根据《卵巢癌诊疗指南（2022 年版）》推荐给予了含铂双药联合化疗及贝伐珠单抗抗血管生成治疗。后在二线化疗结束后患者出现了肿瘤标志物 CA125 再次升高，根据《卵巢癌诊疗指南（2022 年版）》推荐给予了靶向治疗。整个诊疗思路完整、规范，相关辅助检查（肿瘤标志物检测、腹水穿刺送检病理学检测、经阴腹部彩超、胸部 CT、全腹部 CT 等）精准，对患者进行了准确分期，并制定了规范的诊疗方案，是本案例的亮点。现患者继续应用靶向治疗，定期复查病情稳定。

当然本案例也有不足之处，《卵巢癌诊疗指南（2022 年版）》推荐，PARP 抑制剂可用于卵巢癌一线化疗或铂敏感复发化疗达完全缓解或部分缓解后的维持治疗。该患者由于某种特殊原因，没有在一线化疗后选择 PARP 抑制剂维持治疗，而在铂敏感复发化疗后应用 PARP 抑制剂维持治疗时，时间衔接上不那么完美，有些遗憾。

除了手术治疗、化疗、靶向治疗之外，免疫治疗在卵巢癌的应用缺乏多中心、大样本的研究，目前多项关于免疫检查点抑制剂在铂耐药复发卵巢癌的 I 期、II 期临床研究中显示，客观缓解率约 10%，其与抗血管生成药物或者 PARP 抑制剂联合应用时，疗效有一定提高，但有待进一步验证。对于无法耐受化疗或化疗无效的复发患者，可考虑激素治疗，如他莫昔芬、芳香化酶抑制剂、高效孕激素及促性腺激素释放激素类似物等，总体有效率约为 10%。

【启示与思考】

在我国，卵巢癌年发病率居女性生殖系统肿瘤的第 3 位，位于子宫颈和子宫体恶性肿瘤之后，呈逐年上升的趋势，而病死率位于女性生殖道恶性肿瘤之首，是严重威胁女性健康的恶性肿瘤。卵巢深处盆腔，卵巢病变处于早期时常无特异临床症状，因出现症状就诊时 70% 的患者已处于晚期，从而失去了最佳治疗时机，因此卵巢癌的早期诊断具有重大意义。现有基于普通人群的研究资料显示，无论是糖类抗原 CA125，经阴道彩超单独筛查还是两者联合，效果均不理想。但流行病学统计结果表明普通妇女一生中患卵巢癌的风险仅为 1% 左右，而卵巢癌具有一定的遗传性和家族聚集特征，目前已知与卵巢癌相关的遗传易感基因约有 20 个，其中以乳腺癌易感基因 BRCA 影响最为显著。BRCA1 和 BRCA2 胚系突变携带者在一生之中发生卵巢癌的累积风险分别达 54%和 23%，是卵巢癌的高危人群。对于 BRCA1/2 胚系突变携带者，推荐从 30～35 岁起开始定期行盆腔检查、血 CA125 和经阴道超声的联合筛查。此外，林奇综合征、利 - 弗劳梅尼综合征家族的女性都是卵巢恶性肿瘤的高危人群，都需要检测其特定的基因。对于家族史比较明显但无法判断属于哪种遗传性综合征的情况，可考虑行遗传相关的多基因检测，以期早期发现、早期诊断、早期治疗卵巢恶性肿瘤，使卵巢癌患者获得更长的生存期。

# 第 10 章

# 软组织肿瘤

## 病例 1 盆腔平滑肌肉瘤 1 例治疗分析

**病情简介 1**

患者王×，男，56岁。因"发现阴茎肿块 16 年，明显增大 7 个月余"于 2022 年 12 月 1 日首次就诊于我院。

【现病史】

患者于 16 年前无意间在阴茎根部右上方 2cm 处发现一大小约 2cm×3cm 大小肿块，增长缓慢，无疼痛不适，未在意。于 2019 年自觉右侧腹股沟区、阴囊处偶有不适，肿块大小约 3cm×3cm 大小，未予特殊处理。患者于 7 个月余前发现肿块增大明显，伴有低热、盗汗，体温持续在 38℃ 以下，伴疼痛不适，肿块大小逐渐长至 19cm×8cm，质硬并固定。现为求进一步治疗入院。

【既往史】

既往 1 年前因意外导致左脚大蹬趾粉碎性骨折，手术治疗后恢复可。否认饮酒史及吸烟史。

【体格检查】

T 36.2℃，P 87 次 / 分，R 21 次 / 分，BP 116/85mmHg，KPS 90 分，营养评分 1 分。浅表淋巴结未触及肿大。胸廓正常，双侧呼吸动度对称，双侧语音震颤无增强或减弱，无胸部摩擦感。双肺叩诊清，呼吸音粗，未闻及明显干湿性啰音。心前区无隆起，心尖搏动无移位，无心包摩擦感，心率 87 次 / 分，律齐，各瓣膜听诊区未闻及杂音。右侧腹股沟区及阴囊皮肤隆起，质地韧，局部皮肤无红肿，无压痛，大小约 19cm×8cm。

**【提问 1】**

患者的主要表现是什么？考虑原因是什么？

患者主要表现是下腹部及阴囊肿块持续增大，考虑软组织肿瘤可能性大。

**【提问 2】**

为明确诊断，需要做哪些检查？

需要行胸部及全腹部强化 CT，然后进行活检（首选穿刺活检）获得组织学诊断，完成软组织肉瘤分期诊断和分型诊断。

## 病情简介 2

入院后于 2022 年 12 月 1 日行阴囊超声提示：右腹及右侧腹股沟区不均质回声肿块，右侧精索内低回声结节，右侧精索周围不均质回声包块，考虑脂肪瘤，右侧睾丸鞘膜积液；右侧附睾头部囊性包块，考虑附睾囊肿。胸部及全腹部强化 CT：胸部 CT 未见转移征象；右侧腹股沟及盆腔内占位，考虑肿瘤病变，考虑精原细胞瘤可能，周围小淋巴结，请结合临床及其他检查；右侧阴囊内静脉曲张可能，另右侧阴囊内脂肪空度影；盆腔内少量积液（图 10-1-1）。排除禁忌，于 2022 年 12 月 2 日在 CT 引导下行下腹部占位穿刺术，病理诊断：（下腹部占位）梭形细胞肿瘤，经结合免疫组化结果，不除外低度恶性肿瘤，建议肿物完整切除后进一步评估或去上级医院行病理检查和会诊。免疫组化：Vimentin 弱 +，SMA 弱 +，CK-，S-100-，TCD117-，Dog-1-，CD34-、Ki-67 热点区阳性肿瘤细胞数约 30%（图 10-1-2）。

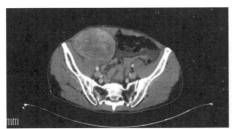
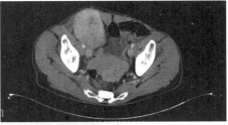
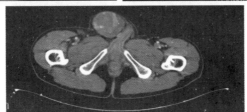

图 10-1-1 2022 年 12 月 2 日全腹部强化 CT

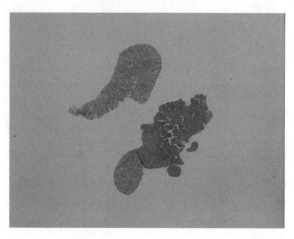

图 10-1-2　下腹部占位免疫组化检查（彩图见第 222 页）

【提问 3】

该患者目前的诊断是什么及下一步诊疗方案是什么？

患者穿刺病理显示梭形细胞肿瘤，可发生在任何器官或组织，形态学表现可以是癌也可以是瘤。可发生在上皮组织（如梭形细胞癌、梭形细胞鳞癌），也可以发生在间叶组织（如梭形细胞肉瘤、梭形细胞间质肉瘤），形态表现复杂，多类似肉瘤，或伴有形似肉瘤的间质成分；免疫表型既可表现为癌，也可表现为肉瘤，或表现为癌肉瘤结构等的一类肿瘤。软组织肉瘤主要表现为逐渐生长的无痛性包块，隐匿性强，病程可从数月至数年，当肿瘤逐渐增大压迫神经或血管时，可出现疼痛、麻木，甚至肢体水肿，但症状并不具有特异性。结合患者的病史、CT、超声及病理考虑软组织肿瘤可能性大。按软组织肿瘤分期为 T2NxM0，因病理未能明确肿瘤具体类型，与家属沟通后行手术治疗。

## 病情简介 3

　　患者于 2022 年 12 月 13 日行盆腔病损切除术（男性）＋盆腔粘连松解术＋睾丸切除术。术后病理（图 10-1-3）诊断：（盆腔肿物）间叶源性肿瘤伴坏死，结合免疫组织化学结果及形态，符合平滑肌肉瘤（大小 20cm×11cm×9cm）。（右侧睾丸精索）平滑肌肉瘤（大小 8cm×6cm×5cm），睾丸及附睾均未查见肿瘤；见附睾附件（直径 2cm）。免疫组织化学（盆腔肿物）示：SMA+，Caldesmon 少许+，

Desmin 少许＋，Calponin 部分＋，MDM2 个别＋，FH＋，Vim＋，CK－，ERG－，CD34－，SOX-10－，S-100 个别细胞＋，FLI-1－，Ki-67＋约 20%。免疫组织化学（右侧睾丸精索）示：S-100＋，MDM2 个别＋，FLI-1＋，Calponin 少许＋，Vim＋，SMA－，Caldesmon－，Desmin－，FH＋，CK－，ERG－，CD34－，SOX-10－，Ki-67＋约 10%。术后于 2023 年 2 月 2 日行淋巴结超声示：右侧腹股沟精索区不均质肿块。胸部 CT 及全腹部强化 CT：①双肺胸膜下少量慢性炎性改变；②双肺多发微小结节，较前（2022 年 12 月 2 日）相仿，考虑年度随诊；③胸膜局部增厚；④右侧盆腔术后改变；盆腔内少量积液；⑤肝右叶小囊肿；⑥右肾小囊肿：右肾旋转不良；⑦盆腔少量积液。

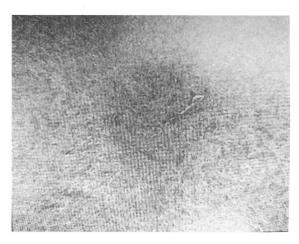

图 10-1-3　术后病理：（盆腔肿物）间叶源性肿瘤伴坏死，结合免疫组织化学结果及形态，符合平滑肌肉瘤（大小 20cm × 11cm × 9cm）。（右侧睾丸精索）平滑肌肉瘤（大小 8cm × 6cm × 5cm），睾丸及附睾均未查见肿瘤；见附睾附件（直径 2cm）（彩图见第 222 页）

【提问 4】

患者术后分期及下一步如何治疗？

患者诊断为：盆腔平滑肌肉瘤 pT4N0M0 ⅢB 期，对于 ⅢB 期 2021 年软组织肉瘤 CSCO 指南推荐术后给予辅助放疗，但是辅助化疗对于非特指型软组织肉瘤一直存在争议，主要是因为 EORTC 62931 研究表明术后 AI（多柔比星＋异环磷酰胺）方案辅助化疗未改善 OS、RFS、5 年局部复发率和 5 年远处转移率。虽然该设计方案存在缺陷，但 2021 年软组织肉瘤 CSCO 指南目前仍推荐对于 Ⅲ 期化疗敏感患者推荐术后化疗。

**病情简介 4**

患者术后 2 个月完善全身检查，提示右侧腹股沟区不均质肿块，考虑局部复发可能。患者术后短期内出现局部复发，不除外术后残留可能。若无肿瘤术后复发，足以看出肿瘤的恶性程度极高。

**【提问 5】**

患者目前局部复发，下一步怎样治疗？

患者虽然局部复发，考虑可能为术后复发但不除外术后残留可能，建议给予局部放疗联合全身化疗。

**病情简介 5**

患者于 2023 年 2 月 13 日开始行右侧腹股沟区占位局部放疗，放疗剂量：PGTV 60Gy/30F，PCTV 50Gy/25F。

**【提问 6】**

患者放疗靶区是如何设计的？剂量是如何选择的？

定位：给予患者大孔径 CT 定位，仰卧位，强化螺旋 CT 扫描，3mm/ 层。靶区勾画：GTV 为肉眼可见肿瘤，CTV 为 GTV+ 右侧腹股沟淋巴引流区。进行 IMRT 放疗，给予每周在线图像引导。处方剂量为 DT（PCTV）：45Gy/30 次 /1.5Gy bid/3 周。计划：采用 IMRT 技术，95% 等剂量曲线包绕靶区 PCTV，共设 5 个大野，6MV–X 线。处方剂量：PGTV 60Gy/30F，2Gy/6 周，PCTV 50Gy/25F，2Gy/5 周。

**病情简介 6**

放疗后于 2023 年 3 月 15 日开始给予 AI 方案化疗，具体：表柔比星 0.07g d1，2+ 环磷酰胺 1.0g d1，化疗后出现Ⅳ度骨髓抑制、中性粒细胞减少。于 2023 年 4 月 12 日复查胸部 CT 及全腹部强化 CT（图 10-1-4）示：①双肺胸膜下少量慢性炎性；②双肺多发微小结节，左肺部分较前（2022 年 12 月 2 日）明显增大，转移可能；③胸膜局部增厚；④甲状腺右叶低密度结节，请结合其他检查；⑤右侧盆腔术后改变，右侧腹股沟及盆腔多发异常强化灶，考虑转移可能，较前 2022 年 12 月 2 日明显增大；⑥肝右叶小囊肿；⑦右肾旋转不良。提示病情进展。

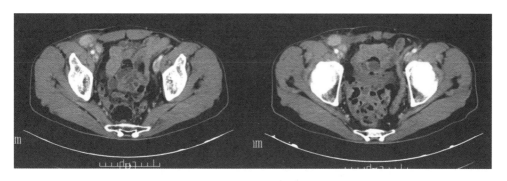

图 10-1-4　2023 年 4 月 12 日全腹部强化 CT

【提问 7】

患者目前出现病情进展，下一步诊疗方案如何制订？

患者进行了基因检测，根据基因检测结果，暂无合适靶向药物可用，PD-L1 表达阳性（图 10-1-5），给予免疫联合全身化疗。目前非特指型软组织肉瘤的二线治疗没有公认的化疗方案，可以参照病理类型进行选择，如平滑肌肉瘤可以选择吉西他滨联合达卡巴嗪，吉西他滨联合多西紫杉醇或者曲贝替定。METASARC 观察性研究在 2225 例转移性软组织肉瘤患者中探索了真实世界的结果，发现前线的联合化疗、病理亚型为平滑肌肉瘤、转移病灶接受局部治疗和 OS 正相关，但是除了平滑肌肉瘤外，其他病理类型接受二线治疗之后系统治疗的获益非常有限。

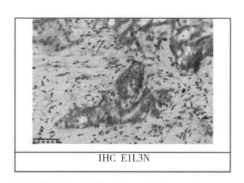

### ❀ 本次 PD-L1 检测概览

**免疫组化检测结果：**

IHC E1L3N

| 检测项目 | 抗体克隆号 | 检测方法 | 肿瘤细胞阳性比例（TC+） | 肿瘤相关免疫细胞阳性比例（IC+） | 联合阳性分数（CPS） | 结果提示 |
|---|---|---|---|---|---|---|
| PD-L1 表达量 | E1L3N | IHC | 1%～5% | 2% | 15 | 阳性 |

注：本报告的定性结果判定只参照肿瘤细胞阳性比例（TC+）给出的染色结果，免疫细胞阳性染色比例（IC+）仅供参考，具体的治疗方案须由临床医师决定（可参考附录制定）。当 ICP≥1% 时，判断 IC+ 比例；当 ICP＜1% 时，无法判读 IC+ 比例

图 10-1-5　免疫组化及相关免疫细胞基因检测（彩图见第 222 页）

**病情简介 7**

患者于 2023 年 4 月 16 日、2023 年 5 月 8 日、2023 年 5 月 29 日行 3 个周期免疫联合 GT 方案化疗，具体：替雷利珠单抗注射液 200mg d1+ 吉西他滨 1.2g d1，8+ 注射用紫杉醇（白蛋白结合型）200mg d1，8 /q21d。2 个周期治疗后复查 CT（图 10-1-6）示双肺结节较前变化不明显，右侧腹股沟区及盆腔多发异常强化灶，考虑转移，部分较前缩小，部分较前略大，综合评估疗效评价为 SD。

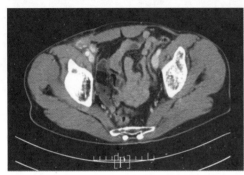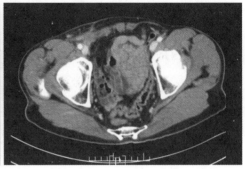

图 10-1-6　腹部 CT 检查

## 【案例点评】

本例是盆腔平滑肌肉瘤术后复发患者，为 pT4N0M0 ⅢB 期，根据 2021 年软组织肉瘤 CSCO 指南，对于Ⅲ期患者术后应给予辅助放疗。术后辅助放疗与单纯手术相比，虽然无法提高总生存，但是显著改善了高级别软组织肉瘤的局部控制率。术后放疗的优势是可以有明确完整的病理结果和切缘状态，急性手术伤口并发症低。但是由于放疗的靶区范围大，剂量高，晚期并发症发生率较高，包括纤维化、关节僵硬、水肿等，这些晚期毒性大多是不可逆的。患者未来得及行术后辅助放疗，则出现了局部复发，足以看出此种肿瘤恶性程度相对较高，我们则按术后复发进行了姑息性局部放疗。2021 年软组织肉瘤 CSCO 指南推荐对于Ⅲ期化疗敏感的患者仍推荐术后化疗，术后化疗建议伤口愈合尽早开始，共完成 4～6 期。患者行 AI 方案化疗 1 个周期后则出现了远处转移及局部复发，后进行了基因检测，发现 PD-L1 表达，给予化疗联合免疫治疗，目前病情相对稳定。此例中存在不足之处，首先，术前未能明确病理类型，且分期不足，对于肿瘤体积较大和紧邻重要血管、神经或骨的软组织肉瘤患者，术前行新辅助放疗可能有助于增加手术局部控制率，外科边界不足时术后放疗仍是改善局部控制的辅助方法之一。其次，患者术后短期内出现局部复发，不除外手术未能切净，术前评估不足，患者术后出现复发，放疗范围较小，放疗后盆腔内再次出现局部复发。

【启示与思考】

软组织肿瘤病理类型复杂，所有疑似软组织肉瘤的患者标准诊断步骤应该包括病史采集、体格检查、原发肿瘤部位的影像学检查，以及区域和全身影像学检查，进行活检（首选穿刺活检）获得组织学诊断，完成软组织肉瘤分期诊断和分型诊断。根据准确的分期选择下一步治疗，是否进行手术治疗、术前放化疗、术后放化疗等。软组织肿瘤类型复杂，应根据具体类型选择不同的化疗方案。

# 第11章

# 恶性黑色素瘤

## 病例1　晚期恶性黑色素瘤治疗1例

**病情简介1**

　　患者王×，男，54岁。因"右足肿物3年余，确诊恶性黑色素瘤1年余"于2019年5月13日入院。

【现病史】

　　患者3年余前发现右足部黑斑，大小约0.5cm×0.5cm，突出于皮肤表面，未予治疗，逐渐增大，至2017年10月肿物大小达3cm×3cm，于骨科就诊。完善相关辅助检查，诊断为"恶性黑色素瘤"，未见病理报告单，患者拒绝手术治疗，自行口服中药及中药足浴等对症治疗，肿瘤逐渐增大至7cm×8cm，形成溃疡，周围呈火山口样，表面覆盖脓苔，患者自诉无咳嗽、咳痰、咯血，无胸痛、胸闷、发热，有臭味，伴右下肢肿胀、疼痛。于2019年2月26日于山东省某院就诊，行CT（图11-1-1）示：双肺多发转移瘤，脑多发转移瘤，未予特殊治疗。2019年2月28日入我院治疗，完善血常规、生化等相关辅助检查，参照外院CT及MRI，临床分期：Ⅳ期，于2019年3月2日、2019年3月25日、2019年4月19日给予3个周期信迪利单抗靶向治疗联合替莫唑胺化疗。2019年6月8日第5次入院，足部肿瘤继续缩小，复查颅脑MRI及胸部CT，肺内转移瘤缩小，个别转移瘤消失，脑转移瘤明显缩小，根据RECIST评价标准，评价疗效PR。今为行进一步治疗入院。

【既往史】

　　吸烟史20余年，约20支/日，平素少量饮酒。

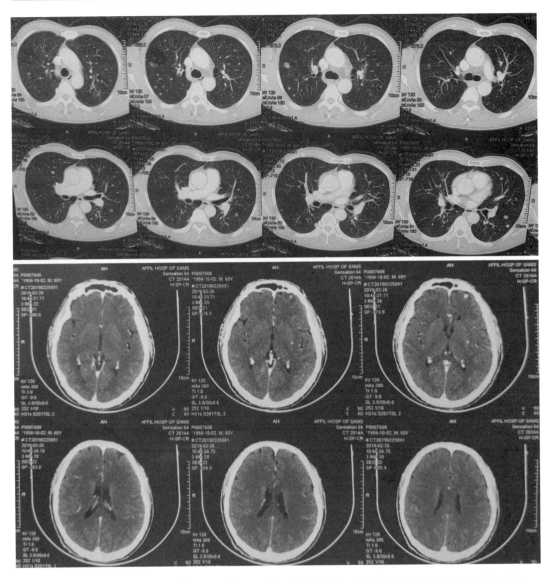

图 11-1-1　患者胸部 CT、颅 CT 示（2019 年 2 月 26 日）：双肺多发转移瘤，脑多发转移瘤

## 【体格检查】

T 36.6℃，P 66 次 / 分，R 18 次 / 分，BP 147/80mmHg，KPS 80 分。双侧锁骨上淋巴结无肿大，胸廓对称，胸壁无肿块，胸壁无静脉曲张，无颈静脉怒张未见手术瘢痕。双侧触觉语颤对称，双侧叩诊对称，叩诊呈清音，双肺呼吸音清，无干湿啰音。心前区无异常隆起，未及震颤，心界无扩大，心率 66 次 / 分，心律齐，各瓣膜听诊区未闻及病理性杂音。腹部柔软，无压痛及反跳痛，双下肢无水肿。右足部见巨大溃疡，周围呈火山口样，表面覆盖脓苔，有臭味。右侧腹股沟触及一包块，大小约 5cm×2cm，质硬，活动差，与周围组织分界不清。

## 【提问 1】

患者的主要表现是什么？诊断是什么？

患者为中年男性，主因右足肿物 3 年余，确诊恶性黑色素瘤 1 年余入院，行胸部 CT 及颅脑 CT 发现多发转移，临床考虑为：①恶性黑色素瘤 Ⅳ 期；②脑继发恶性肿瘤；③肺部继发恶性。

## 【提问 2】

为明确诊断，需要做哪些检查？

根据 2019 版的 CSCO 恶性黑色素瘤指南，恶性黑色素瘤的临床诊断包括病理学诊断和影像分期诊断。病理学诊断应包括 Breslow 厚度，是否伴有溃疡，有丝分裂率，Clark 分级，切缘，有无微卫星灶，相关免疫组化检测，分子分型包括 BRAF/CKIT 和 NRAS 基因突变检测；影像分期诊断包括胸部增强 CT、头部增强 CT 或 MRI、颈部淋巴结 B 超或 CT、骨扫描、上腹部增强 CT 或 MRI、PET-CT 等。

## 【提问 3】

黑色素瘤的起源、发病机制是什么？

黑色素瘤起源于神经嵴黑素细胞，通常来自良性生长发育不良的痣。黑色素瘤的发病机制与遗传和环境因素有关，其中家族史是最大的危险因素。其他因素包括：①种族，白种人发病率高于黑种人；②原有色素性皮损恶变；③内分泌因素；④紫外线辐射；⑤皮肤光敏性；⑥自身免疫状态以及黑色素细胞或发育不良痣的存在。恶性黑色素瘤的发病机制非常复杂，包括外部事件与内源性触发因素，*BRAF*、*NRAS*、*KIT* 基因突变以及肿瘤内源性和免疫相关因素之间一系列复杂的相互作用。约 90% 的恶性黑色素瘤起源于皮肤，而起源于肺和肝的黑色素瘤非常罕见。患者右足部黑斑，约 2 年后出现足部黑斑形成火山口样溃疡并出现咳嗽、咳痰等肺部症状。然而，如果没有足够的重视和适当的护理，伴随感染会导致伤口持续未愈合。伤口在足底处，在日常活动中反复压迫摩擦。在多种因素的共同作用下，正常细胞突变为肿瘤细胞，并逐渐侵入真皮。随后，未愈合的伤口可以帮助肿瘤细胞接触血液和淋巴系统，并从原发部位逐渐扩散。由于恶性黑色素瘤具有高度侵袭性和转移性的特点，大多数患者在确诊前就已经发生了转移。肺和胸膜是黑色素瘤转移最常见的部位，通常是初始转移的原发部位，可能是由于血液和淋巴系统的汇合，以及从右心脏经肺动脉泵出的外周血。临床上，恶性黑色素瘤患者 10%～20% 伴有肝转移，而 Ⅳ 期黑色素瘤患者 5%～17% 伴有骨转移，多发生于脊柱、骨盆、肩部及股骨远端。本例中，患者出现肺、脑的病变，与已发表的结果一致。

【提问 4】

该患者目前的诊断是什么及下一步的诊疗方案是什么?

该患者目前诊断为:①恶性黑色素瘤;②脑继发恶性肿瘤;③肺部继发恶性肿瘤。

根据 2019 版的 CSCO 恶性黑色素瘤指南,目前恶性黑色素瘤诊疗领域的特点是多个学科和多种方法并存,而现有的以治疗手段的分科诊疗体制与按照病种或机体系统实现有序规范的治疗之间存在一定的矛盾,因此,对于恶性黑色素瘤的诊疗,必须强调 MDT 模式。尤其是Ⅳ期恶性还算是高度异质性的一组疾病。通过有效的 MDT 模式,恶性黑色素瘤患者可以从规范化基础上的个体化,以临床证据为基础的临床治疗决策中更好地获益。所以本患者推荐进行 MDT,制订综合治疗方案。对于恶性黑色素瘤的治疗方案如下。①手术治疗:手术切除仍然是治疗恶性黑色素瘤的主要手段,包括活检手术、原发病灶的广泛切除和区域淋巴结的清除术;②化疗:但恶性黑色素瘤对化疗多不敏感;③免疫治疗:大剂量干扰素治疗恶性黑色素瘤是有希望的治疗方法;④分子的靶向治疗:即针对有靶向分子突变的细胞进行靶向治疗;⑤放疗:用中子束进行治疗,主要是针对肢端雀斑样痣恶性黑色素瘤患者有效。本例患者就诊时已有肺及脑的转移,根据指南推荐恶性黑色素瘤Ⅳ期的治疗方案为 PD-L1(信迪利单抗)+ 替莫唑胺,生物免疫治疗联合化疗。

【提问 5】

患者疗效如何?

2019 年 6 月 8 日胸部 CT 示:双肺多发转移灶治疗后,部分病灶较前(2019 年 4 月 19 日)体积减小(图 11-1-2)。

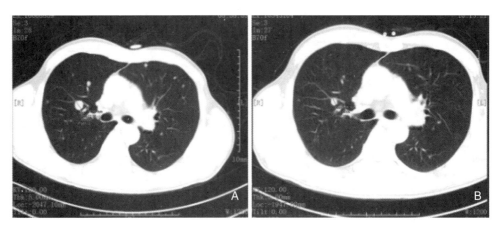

图 11-1-2　A. 胸部 CT 治疗 2 个周期(2019 年 4 月 19 日);B. 胸部 CT 示治疗 4 个周期(2019 年 6 月 8 日)

2019年6月9日 颅脑MRI示：颅内多发异常信号，部分病灶较前（2019年4月19日）体积减小（图11-1-3）。

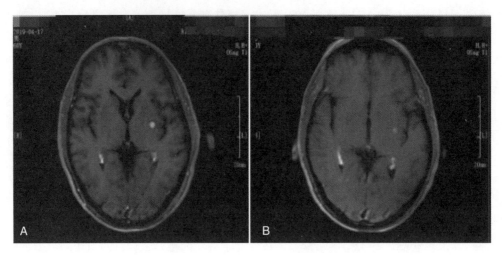

图11-1-3 A.颅脑MRI治疗2周期（2019年4月19日）；B.颅脑MRI治疗4周期（2019年6月9日）

右足掌病变治疗前后肉眼观见图11-1-4，从治疗前到2023年6月足底溃疡逐渐缩小直至皮肤近乎完全愈合。

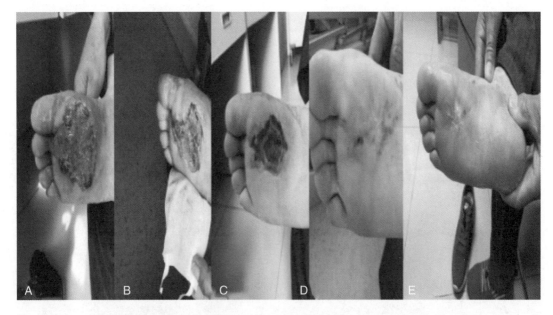

图11-1-4 右足掌溃疡治疗前后肉眼观。A. 2019年2月28日；B.2019年3月25日；C.2019年4月18日；D.2020年2月6日；E.2023年6月8日（彩图见第223页）

## 【提问 6】

治疗的不良反应是什么？

胃肠道反应Ⅱ度（恶心、呕吐），考虑与替莫唑胺有关，用药前给予止吐治疗，症状减轻。乏力Ⅰ度。

### 病情简介 2

患者于 2019 年 3 月 2 日始至 2020 年 4 月 22 日行免疫联合化疗 15 个周期，具体为：信迪利单抗 200mg+ 替莫唑胺 300mg qd，期间规律复查示足部肿物明显减小，颅脑 CT 及胸部 CT 检查，评价疗效 PR，后复查病情稳定，末次治疗时间为 2020 年 12 月 14 日。于 2023 年 4 月 3 日行 PET-CT 检查示：①肺转移灶较前增大；②右侧腹股沟区淋巴结肿大。

## 【提问 7】

该患者为局部进展，肿瘤增大，其下一步诊疗方案如何制订？

该患者经免疫联合化疗后，复查 PET-CT 发现肺转移灶较前增大、右腹股沟淋巴结转移，评估为恶性黑色素瘤局部进展，与患者沟通后再次启动免疫治疗联合化疗，具体为：替莫唑胺 300mg+ 特瑞普利单抗 240mg。

## 【提问 8】

该患者治疗后的随访原则如何？

该患者的随访原则如下。①随访的频率：前 2 年每 3～6 个月 1 次，第 3～5 年每 3～12 个月 1 次，5 年后根据临床要求每年 1 次；②随访内容：常规随访包括查体和病史（重点检查淋巴结和皮肤），以及浅表淋巴结超声、胸部 CT、盆腹腔增强 CT 或 MRI、头颅增强 MRI 或 CT、骨扫描。

## 【案例点评】

本例是发生于右足部恶性黑色素瘤并脑转移、肺转移的患者。世界卫生组织（WHO）目前将黑色素瘤分为 4 大组织病理学亚型：浅表扩散型黑色素瘤、结节型黑色素瘤、恶性扁平苔藓型黑色素瘤和肢端雀斑样痣黑色素瘤。非典型黑素细胞可能局限于表皮，在皮损处呈皮样排列，也可能局限于表皮上部，或沿着毛囊生长。①浅表扩散型黑色素瘤发生在间歇性日晒诱发的低累积性日晒损伤中，而其组织学诊断是在存在单细胞的情况下进行的，表现出严重的细胞学不典型性。②结节型黑色素瘤的特点是早期进展为垂直生长而没有径向生长阶段，可以代表肢端黑素瘤或任何其他类型的黑素瘤的进展。诊断标准包括成熟度完全丧失、深度有丝分裂、淋巴管侵犯和饱和性，常伴有溃疡。③恶性扁平苔藓型黑色素瘤是一种高级别黑色素瘤，具有高突变负荷和严重的日光弹性，这是诊断的必备条件，以及由非典型黑素细胞组成的显微特征，沿表皮交界处汇合生长，侵犯真皮或沿附件结构生长。④肢端雀斑样痣黑色素瘤可发生在所有皮肤类型（手掌、足底、脚掌、脚踝、脚趾、脚趾甲、脚趾头、脚趾蹼、手掌、足底和指甲），常在晚期被发现，其具体特征包括低突变负荷、表皮增生和特征性不对称、色素沉着或结节模式。恶性黑色素瘤的临床分期有 3 期：Ⅰ期，肿瘤局限区域无淋巴结转移，临床触不到肿大的淋巴结，无转移证据；Ⅱ期，有区域淋巴结转移，临床可触到肿大的淋巴结；Ⅲ期，淋巴结已有远处转移。有 5 个规则可以用来区分良性和恶性病变，若看到 1 个或多个即是黑色素瘤的警告信号。①不对称：一半的形状与另一半不匹配；②不规则的边缘：边缘通常是参差不齐的，有凹痕的，或轮廓模糊的；色素可能扩散到周围的皮肤；③颜色不均匀：可能存在黑色、棕色和棕褐色，也可以看到白色、灰色、红色、粉色或蓝色的区域；④直径：大小有变化，通常有增大，大多数黑色素瘤都大于 6mm；⑤进化：在过去数周或数月内，痣的大小、形状、颜色发生了变化，并隆起或结痂，这就是经典的 ABCDE 规则。

为了确认疾病的诊断，我们需要进行组织学检查。通常采用的是美国癌症联合委员会（AJCC）的肿瘤、淋巴结、转移瘤（tumor, nodes, metastases, 即 TNM）系统用于黑色素瘤分期。根据该患者已经扩散到肺部及颅脑，分期应为Ⅳ期。手术切除是所有阶段黑色素瘤的主要治疗方法。肿瘤的切除可采取局部切除、局部广泛切除、淋巴结切除术或前哨淋巴结活检。在实施任何治疗计划之前，对诊断进行组织学验证是必要的。原发病灶的显微分期可以识别那些有更高可能性发生显微转移的患者，这些患者最有可能从淋巴结清扫术中获益。对于部分Ⅱ期和Ⅲ、Ⅳ期黑色素瘤患者，建议进行辅助治疗。然而，目前正在使用的化疗药物对大多数Ⅳ期黑色素瘤患者的价值有限。根据 2019 版的 CSCO 恶性黑色素瘤指南，本病例首选免疫治疗联合化疗。

为了防止皮肤暴露在强烈的阳光下，应该穿紧密的编织衣物和戴宽边帽，对未受保护的皮肤使用防晒系数（SPF）为 30 或更高的防晒霜，寻找荫凉处（特别是在中午，太阳光线最强烈时），避免日光浴和室内晒黑。应该戴太阳镜来保护眼睛周围的皮肤。儿童应特别避免日晒，因为儿童时期严重的晒伤可能会大大增加患黑色素瘤的风险。提供额外紫外线辐射的晒黑床和日光灯会导致皮肤癌，应该避免使用。

【启示与思考】

临床上，足底的黑色素瘤大部分指的是恶性黑色素瘤。早期可能表现出局部有个黑色的肿物，一般在足后跟比较多见，没有明显的疼痛等不适，但也有可能伴有溃疡，经久不愈合。这种情况下，需要进一步地扩大手术切除范围，然后术后病理确定性质。恶性黑色素瘤属于一种高度恶性的肿瘤，容易早期出现血行转移和淋巴结转移，并容易出现肺转移、腹股沟淋巴结转移等。一般来说还需要做全面的检查，如 PET-CT、了解有没有其他地方的病变。一般恶性黑色素瘤对于化疗不太敏感，可以应用免疫治疗的方式，如应用干扰素、白介素等，还可以用达卡巴嗪辅助化疗，另外也可以尝试应用靶向药物治疗。同时我们应思考如下问题：①免疫检查点抑制剂单药能让脑转移患者获益，有效率 20% 左右，对于快速进展的恶性黑色素瘤，联合组 vs. PD-1 单药组，如何选择？②同时联合头部放疗是否让患者更为获益需要进一步探讨，放疗的时机、顺序还需要探讨？③生物免疫治疗联合化疗，如病情进展，生物免疫治疗是否继续？

# 第12章

# 中枢神经系统肿瘤

⌄

## 病例 1　脑胶质瘤 1 例分析

**病情简介 1**

患者王××，男，53岁。于 2023 年 4 月 25 日首次入院。

### 【现病史】

2023 年 3 月患者无明显诱因出现左手麻木，伴张口困难，持续数分钟，可自行缓解，无头晕、头痛，无恶心、呕吐，无四肢抽搐，无意识障碍及语言障碍，后患者症状逐渐加重，于某县中医院行颅脑 CT 提示脑占位性病变，MRI 提示脑胶质瘤伴出血。后患者就诊于某市中医医院，于 2023 年 4 月 5 日全身麻醉下行左颞叶大脑病损切除术，术后病理示：（左颞叶）胶质母细胞瘤（WHO Ⅳ级）。术后恢复可。

### 【既往史】

糖尿病史 1 个月余，口服拜糖平及应用胰岛素治疗。吸烟史 20 余年，约 40 支 / 天，已戒烟 1 个月。饮酒史 20 余年，约 250g/d。

### 【体格检查】

T 36.3℃，P 88 次 / 分，R 16 次 / 分，BP 101/77mmHg，KPS 90 分。神志清，言语流利。颈软。浅表淋巴结未触及肿大。双肺叩诊清音，呼吸音清晰，未闻及明显干湿性啰音。心前区无隆起，心尖搏动无移位，无心包摩擦感，心率 88 次 / 分，律齐，各瓣膜听诊区未闻及杂音。腹平坦，肝脾肋下未触及。双下肢无水肿。四肢肌力、肌张力正常。巴氏征、克氏征阴性。

【入院诊断】

左颞叶胶质母细胞瘤术后（WHO Ⅳ级）、糖尿病。

【提问 1】

术后颅内是否有残留肿瘤？

恶性胶质瘤手术切除的主要原则就是在尽量保护神经系统功能的基础上，尽可能地完整切除肿瘤，减少肿瘤占位效应，并提供病理诊断。由于要保护正常脑组织，手术完全切除往往很难，因此判断有无肿瘤残余是很重要的一步。MRI 是神经系统肿瘤的首选检查方法，对不愿接受 MRI 的患者，可以选择头颅 CT，但是建议患者在术后 72 小时内行 MRI 检查以评估手术范围及残留情况。

【提问 2】

如何判断有无肿瘤残余？

胶质母细胞瘤的特点是 MRI 平扫通常为混杂信号病灶，T1WI 为等信号或低信号，T2WI 为不均匀高信号，伴有出血、坏死或囊变，瘤周水肿及占位效应明显。肿瘤常沿白质纤维束扩散。MRI 增强扫描呈不规则厚壁"花环"样强化或"蜂房"样强化。肿瘤血管生成明显。DWI 肿瘤通常为高信号强度。

【提问 3】

放疗靶区、剂量如何设计？

该患者入院后经过 MDT 讨论，制订治疗方案：放疗联合替莫唑胺同步化疗。放疗的目的在于改善局部控制率，降低局部复发率，改善远期生存。靶区应该包括临床病灶、亚临床病灶及肿瘤可能侵及的范围。

患者行大孔径 CT 定位，2023 年 5 月 2 日制订放疗计划，GTV-tb 为瘤床 + 外周水肿带，PGTV 为 GTV 外放 3mm，PCTV1 为 GTV 基础上外扩 1.5cm，PCTV2 为 GTV 基础上外扩 2cm（图 12-1-1），采用 IMRT 计划，6MV-X，95% 等剂量线包绕 PTV，处方剂量 PGTV 65Gy/32 次，PCTV1 60Gy/30 次，PCTV2 54Gy/30 次（图 12-1-2）。同步口服替莫唑胺 100mg 化疗：替莫唑胺 75mg/（$m^2 \cdot d$）。

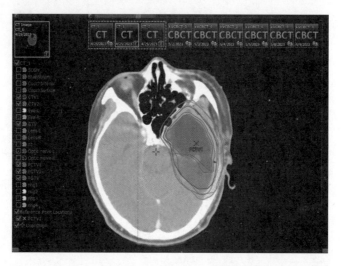

图 12-1-1  大孔径 CT 定位、靶区勾画示意图（彩图见第 223 页）

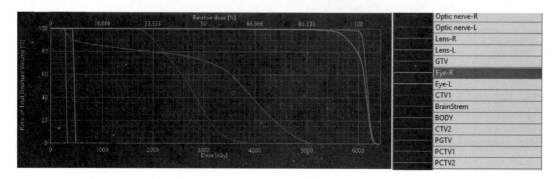

图 12-1-2  放疗靶区设计及剂量（PCTV1 60Gy/30 次，PCTV2 54Gy/30 次）（彩图见第 223 页）

【提问 4】

该患者放疗结束后的诊疗方案如何？

该患者放疗结束后拟继续行替莫唑胺 150 ～ 200mg/（m² · d），d1 ～ 5，28 天为 1 个周期，共 6 个周期。

【提问 5】

该患者的随访如何进行？

放疗对脑组织损伤依据发生的时间和临床表现划分为 3 种不同类型：急性（放疗中或放疗后 6 周内）、亚急性（放疗后 6 周至 6 个月）和晚期（放疗后数月至数年）。脑胶质瘤患者主要随访内容为放化疗不良反应，即血液学毒性。影像学检查主要进行 MRI 检查，建议放疗结束后 2 ～ 6 周复查 MRI 评估疗效，此后 2 年内每 3 个月复查 MRI。

**【案例点评】**

脑胶质瘤是指起源于脑神经胶质细胞的肿瘤，是最常见的原发性颅内肿瘤。2021年版 WHO 中枢神经系统肿瘤分类将脑胶质瘤分为 1～4 级：Ⅰ～Ⅱ级为低度恶性，Ⅲ～Ⅳ级为高度恶性。胶质母细胞瘤是成人中枢神经系统中最常见的原发性恶性肿瘤，约占所有神经胶质瘤的 57%，占所有原发性中枢神经系统恶性肿瘤的 48%。45～55 岁为发病高峰期，病灶多为单发，头痛是最常见的症状（50%），其次为癫痫（20%）。脑胶质瘤发病机制尚不明了，目前确定的两个危险因素是：暴露于高剂量电离辐射和与罕见综合征相关的高外显率基因遗传突变。此外，亚硝酸盐食品、病毒或细菌感染等致癌因素也可能参与脑胶质瘤的发生。目前手术是胶质母细胞瘤的标准治疗方法，辅以术后同步放化疗和辅助化疗，但是预后仍然很差，1 年生存率约为 40.6%，5 年生存率仅为 5.6%。近年来为进一步改善患者预后，对胶质母细胞瘤进行了大量基础与临床研究，主要包括基于对胶质母细胞瘤基因图谱的深入认识，对胶质母细胞瘤病理类型进行了重新分类，进一步为精准治疗提供了依据。

2021 年 6 月底，世界卫生组织发布《中枢神经系统肿瘤分类（第五版）》（以下简称《第五版》），对《2016 年 WHO 中枢神经系统肿瘤分类第四版修订版》（以下简称《第四版修订版》）进行更新与修改。《第四版修订版》认为对胶质母细胞瘤进行诊断须结合分子特征和病理学形态，并将其分为 IDH 野生型和 IDH 突变型，在组织学上这两种类型的胶质母细胞瘤都具有高级别星形细胞瘤病理学特征，包括微血管增生区和（或）局灶性坏死区。IDH 野生型胶质母细胞瘤多为原发性，没有可识别的前驱病变，病史短而预后差。而 IDH 突变型胶质母细胞瘤常伴有低级别星形细胞瘤病史，这类患者约占全部胶质母细胞瘤患者的 10%，一般预后较好。除了 IDH 突变状态外，有大量证据表明，其他遗传和表观遗传变化提示了这两个亚群发病机制的差异。例如，IDH 野生型胶质母细胞瘤通常更多地出现表皮生长因子受体扩增、TERT 启动子突变和 PTEN 缺失。因此，由于 IDH 突变型胶质母细胞瘤与 IDH 野生型胶质母细胞瘤具有不同的驱动基因、分子特征以及临床预后，《第五版》将 IDH 突变型的胶质母细胞瘤更改为星形细胞瘤、IDH 突变型、WHO Ⅳ级，不再定义为胶质母细胞瘤。

手术治疗是胶质母细胞瘤治疗的重要手段，在解除肿瘤占位效应的同时，还能为病理诊断获取组织并为进一步治疗提供依据，且胶质母细胞瘤患者的生存时间与肿瘤切除程度密切相关。然而，由于胶质母细胞瘤呈浸润性生长，边界不清，因此，如何实现最大安全范围内切除是手术治疗面临的主要挑战。高度恶性胶质瘤主要手术方式包括：肿瘤全切（包括肿瘤周围一切可能受侵犯的组织）、肿瘤次全切除（切除肿瘤 90% 以上）、大部切除（切除肿瘤 60% 以上）、部分切除和肿瘤活检。肿瘤切除术适应证为：CT 或 MRI 提示颅内占位；存在明显的颅内高压及脑疝征象；存在由于肿瘤占位而引起的神经功能障碍；有明确癫痫发作史；患者自愿接受手术。禁忌证为：严重心、肺、肝、肾功能障碍及复发患者，一般状况差不能耐受手术；其他不适合接受神经外科开颅手术的禁忌证。高级别脑胶质瘤强烈推荐最大范围安全切除。手术目的包括：缓解由颅内高压和压迫引起的症状；减少类固醇药物使用，维持较好的生存状态；降低肿瘤细胞负荷，为辅助放 / 化疗创造条件；延长生存期；获得精确病理诊断。与单纯活检相比，尽可能切除肿瘤是影响高级别脑胶质瘤患者预后的重要因素。但由于高级别脑胶质瘤的浸润特性，实现病理上完全切除肿瘤常较困难。新型手术辅助技术的运用有助于高级别脑胶质瘤的最大范围安全切除。肿瘤切除程度是高级别脑胶质瘤的独立预后因素之一，肿瘤全切可延长术后肿瘤复发时间和患者生存期。

放疗一直是胶质母细胞瘤治疗的重要手段。放疗的目的在于改善局部控制率，降低复发率，进而改善远期生存。高级别胶质瘤生存时间与放疗开始时间密切相关，术后早期放疗能有效延长患者生存期，强烈推荐术后尽早（术后 2 ～ 6 周）开始放疗。推荐采用三维适形放疗或适形调强技术，常规分次，适形放疗技术可提高靶区剂量覆盖率、适形度及对正常组织保护，缩小不必要照射体积，降低并发症。推荐放疗照射总剂量为 54 ～ 60Gy，常规分次，肿瘤体积较大和（或）位于重要功能区及 III 级胶质瘤可适当降低照射总剂量。目前的放疗方案主要是与替莫唑胺联合。标准化疗包括放疗期间同步使用替莫唑胺 75mg/（$m^2 \cdot d$），然后进行 6 个周期的替莫唑胺辅助化疗（150 ～ 200mg/$m^2$，d1 ～ 5，每 28 天为 1 个周期）。

新一代测序技术的进步使人们对胶质母细胞瘤的分子基础和基因组的全貌有了更深入的认识。在 IDH 野生型胶质母细胞瘤中，通常伴有 PI3K/mTOR 通路调控异常、PTEN 缺失、PIK3CA 突变或 PIK3R1 突变，但是目前相关的靶向药物尚未显示出相应的疗效。基因融合在胶质母细胞瘤中的发生率高达 50%，主要包括 FGFR、MET 和 NTRK 融合，罕见的 EGFR、ROS1 和 PDGFRA 融合。拉罗替尼、恩曲替尼等 NTRK 酪氨酸激酶抑制剂已经获得 FDA 的批准，用于 NTRK 融合的实体肿瘤患者，且使该类胶质母细胞瘤患者具有一定的获益。

免疫治疗目前在多种实体肿瘤中发挥了重要的作用，但是在胶质母细胞瘤中的效果欠佳，仍在探索之中。目前，新的免疫治疗方法包括疫苗治疗和免疫检查点抑制剂，对于胶质瘤的治疗具有重要的意义。

**【启示与思考】**

该患者属于胶质母细胞瘤,依据NCCN指南2022版、中国脑胶质瘤治疗指南2022版,行手术切除后,及时行术后辅助同步放化疗,放疗结束后,继续行替莫唑胺单药化疗。治疗过程顺利,近期疗效满意,未发现Ⅱ度以上的放射性脑损伤、听力损伤等。

本案例中也存在不足,未及时行分子病理检查。高度恶性胶质瘤的分子病理结果不仅能提示疾病预后,还能指导治疗,是肿瘤个体化治疗研究的一个重要方向。因此,所有胶质瘤患者均应尽可能地获取分子病理结果。

# 参考文献

[1]  ZHOU C, WU YL, CHEN G, et al. Erlotinib versus chemotherapy as first-line treatment for patients with advanced EGFR mutation-positive non-small-cell lung cancer (OPTIMAL, CTONG-0802): a multicentre, open-label, randomised, phase 3 study[J]. Lancet Oncol, 2011, 12(8): 735-742.

[2]  ZHOU Q, XU CR, CHENG Y, et al. Bevacizumab plus erlotinib in Chinese patients with untreated, EGFR-mutated, advanced NSCLC (ARTEMIS-CTONG1509): a multicenter phase 3 study[J]. Cancer Cell, 2021, 39(9): 1279-1291.

[3]  JIANG T, ZHANG Y, LI X, et al. EGFR-TKIs plus bevacizumab demonstrated survival benefit than EGFR-TKIs alone in patients with EGFR-mutant NSCLC and multiple brain metastases[J]. Eur J Cancer, 2019, 121: 98-108.

[4]  XU Q, ZHOU F, LIU H, et al. Consolidative local ablative therapy improves the survival of patients sith synchronous oligometastatic NSCLC harboring EGFR activating mutation treated with first-line EGFR-TKIs[J]. J Thorac Oncol, 2018, 13(9): 1383-1392.

[5]  SHI Y, HU X, ZHANG S, et al. Efficacy, safety, and genetic analysis of furmonertinib (AST2818) in patients with EGFR T790M mutated non-small-cell lung cancer: a phase 2b, multicentre, single-arm, open-label study[J]. Lancet Respir Med, 2021, 9(8): 829-839.

[6]  王学锷，李超然，马宣，等．厄洛替尼治疗晚期非小细胞肺癌的疗效、安全性及对患者预后的影响 [J]. 癌症进展，2022, 20(23): 2419-2421.

[7]  左强，江国强，方芳，等．伏美替尼治疗 EGFR 突变阳性非小细胞肺癌 EGFR-TKI 耐药患者的临床观察 [J]. 中国现代医学杂志，2022, 32(14): 30-34.

[8]  中华医学会内分泌学分会免疫内分泌学组．免疫检查点抑制剂引起的内分泌系统免疫相关不良反应专家共识 (2020)[J]. 中华内分泌代谢杂志，2021, 37（1）: 1-16.

[9]  张华阳，张兴，李仕聪，等．PD-1 抑制剂诱发的药物免疫相关不良反应事件的研究 [J]. 中国现代医学杂志，2020, 30 (17): 42-46.

[10]  中国临床肿瘤学会指南工作委员会．中国临床肿瘤学会 (CSCO) 免疫检查点抑制剂相关的毒性管理指南 [M]. 北京：人民卫生出版社，2019: 28 – 32.

[11]  姜坤，付远春，徐虹，等．度伐利尤单抗致不良反应的文献分析 [J]. 中国药物应用与监测，2022, 19(1): 30-33.

[12]  LAD T, PIANTADOSI S, THOM AS P, et al. A prospective randomized trial to determine the benefit of surgical resection of residual disease following response of small cell lung cancer to combit ination chemotherapy[J]. Chest, 1994, 106(Suppl 6): 320S-323S.

[13]  AUPÉRIN A, ARRIAGADA R, PIGNON JP, et al. Prophylactic cranial irradiation for patients with small-celllung cancer in complete remission. Prophylactic Cranial Irradiation Overview Collaborative Group[J]. N Engl J Med, 1999, 341 (7): 476-484.

[14]  MURRAY N, COY P, PATER JL, et al. Importance of timing for thoracic irradiation in the combined modality treatment of limited-stage small-cell lung cancer: The National Cancer Institute of Canada

Clinical Trials Group[J]. J Clin Oncol, 1993, 11 (2): 336–344.

[15]  FRIED DB, MORRIS DE, POOL EC, et al. Systematic review evaluating the timing of thoracic radiation therapy incombined modality therapy for limited–stage small–cell lung cancer[J]. J Clin Oncol, 2004, 22 (23): 4837–4845.

[16]  STINCHCOMBE TE, GORE EM. Limited–stage small cell lung cancer: current  chemoradiotherapy treatment paradigms[J]. Oncologist, 2010, 15 (2): 187–195.

[17]  中国临床肿瘤学会指南工作委员会 . 中国临床肿瘤学会 (CSCO) 非小细胞肺癌诊疗指南 2021[M]. 北京 : 人民卫生出版社 , 2021.

[18]  YI–LONG W, SHUN L, YOU L, et al. Results of PROFILE 1029, a phase  Ⅲ comparison of first–line crizotinib versus chemotherapy in East Asian patients with ALK–positive advanced non–small cell lung cancer[J]. J Thorac Oncol, 2018, 13 (10): 1539–1548.

[19]  ZHOU C, KIM SW, REUNGWETWATTANA T, et al. Alectinib versus crizotinib in untreated Asian patients with anaplastic lymphoma kinase–positive non–small–cell lung cancer (ALESIA): a randomised phase 3 study[J]. Lancet Respir Med, 2019, 7(5): 437–446.

[20]  SOCINSKI MA, LANGER CJ, HUANG JE, et al. Safety of bevacizumab in patients with non–small–cell lung cancer and brain metastases[J]. J Clin Oncol, 2009, 27 (31): 5255–5261.

[21]  LEVY C, ALLOUACHE D, LACROIX J, et al. REBECA: a phase 1 study of bevacizumab and whole–brain radiation therapy for the treatment of brain metastasis from solid tumours[J]. Ann Oncol, 2014, 25 (12): 2351–2356.

[22]  KATO K, YOSHINOTI I, HIROYLKI D, et al. A randomized controlled phase  Ⅲ trial comparing two chemotherapy regimen and chemoradiotherapy regimen as neoadjuvant treatment for locally advanced esophageal cancer, JCOG 1109 NExT study[J]. J Clin Oncol, 2022, 40(suppl 4): 238.

[23]  EYCK BM, VAN LANSCHOT JJB, HULSHOF MCCM, et al. Ten–year outcome of neoadjuvant chemoradiotherapy plus surgery for esophageal cancer: the randomized controlled CROSS trial[J]. J Clin Oncol, 2021, 39 (18): 1995–2004.

[24]  中国临床肿瘤学会指南工作委员会组织编写 . 中国临床肿瘤学会 (CSCO) 食管癌诊疗指南 (2022 版 ) [M]. 北京 : 人民卫生出版社 , 2022.

[25]  HULSHOF M, GEIJSEN ED, ROZEMA T, et al. Randomized sudy on dose escalation in definitive chemoradiation for patients with locally advanced esophageal candcer(ARTDECO study)[J]. J Clin Oncol, 2021, 39 (25): 2816 –2824.

[26]  XU Y, DONG B, ZHU W, et al. A phase  Ⅲ multicenter randomized clinical trial of 60 Gy vs 50 Gy radiation dose in concurrent chemoradiotherapy for inoperable esophageal squamous cell carcinoma[J]. Clin Cancer Res, 2022(Online ahead of print).

[27]  SHAH MA, BENNOUNA J. DOI T, et al. KEYNOTE–97S study design: a phase  Ⅲ study of definitive chemoradiotherapy plus pembrolizumab in patients with esophageal carcinoma[J]. Future Oncol, 2021, 17(10): 1143–1153.

[28]  WANG WH. LI JC, LI T, et al. A phase  Ⅲ trial in progress comparing tislelizumab plus concurrent chemoradiotherapy (cCRT) with placebo plus cCRT in patients with localized esophageal squamous cell carcinoma (ESCC)[J]. J Clin Oncol,2020, 38(suppl 4): TPS475–TPS475.

[29]  WANG LH, CHEN M, KATO K, et al. A phase 3 randomized, double–blind, placebo–controlled, multicenter, global study of durvalumab with and after chemoradiotherapy in patients with locally advanced, unresectable esophageal squamous cell carcinoma: KUNLUN[J]. J Clin Oncol, 2022, 40(suppl 4): TPS373–TPS373.

[30] SHITARA K, OZGUROGLU M, BANG YJ, et al. Pembrolizumab versus paclitaxel for previously treated, advanced gastric or gastro–oesophageal junction cancer (KEYNOTE–061): a randomised, open–label, controlled, phase 3 trial[J]. Lancet, 2018, 392(10142): 123–133.

[31] QIN SK, JI JF, XU RH, et al. Treatment patterns and outcomes in Chinese gastric cancer by HER2 status: a non–interventional registry study (EVIDENCE) [J]. J Clin Oncol, 2019, 37(suppl 15): 4025.

[32] SHEN L, PENG Z, ZHANG YQ, et al. Camrelizumab combined with capecitabine and oxaliplatin followed by camrelizumab and apatinib as first–line therapy for advanced or metastatic gastric or gastroesophageal junction cancer: updated results from a multicenter, open label phase Ⅱ trial[J]. J Clin Oncol, 2019, 37(suppl 15): 4031.

[33] MOEHLER M, SHITARA K, GARRIDO M, et al. LBA6 PR Nivolumab (nivo) plus chemotherapy (chemo) versus chemo as first–line (IL) treatment for advanced gastric cancer/gastroesophageal junction cancer (GC/GEJC)/ esophageal adenocarcinoma (EAC): First results of the CheckMate 649 study[J]. Ann Oncol, 2020, 31: S1191.

[34] BOKU N, RYU MH, OH DY, et al. LBA7 PR nivolumab plus chemotherapy versus chemotherapy alone in patients with previously untreated advanced or recurrent gastric/gastroesophageal junction (G/ GEJ) cancer: ATTRACTION–4 (ONO–4538–37) study[J]. Ann Oncol, 2020, 31: S1192.

[35] 孙琦，樊祥山，黄勤. 近端胃早期癌及癌前病变内镜下黏膜剥离切除标本的病理学规范化检查建议 [J]. 中华消化内镜杂志, 2016, 33(9): 585–587, 588.

[36] KANG KY, YOOK JH, PARK YK, et al. LBA41: phase Ⅲ randomized study of neoadjuvant chemo–therapy (CT) with docetaxel(D), oxaliplatin (O) and S–1(S)(DOS) followed by surgery and adjuvant S–1, vs surgery and adjuvant S–1, for resectable advanced gastric cancer (GC)(PRODIGY) [J]. Ann Oncol, 2019, 30 (5): v876–v877.

[37] MAIZ, ZHOU Z, YAN W, et al. The transverse and vertical distribution of prostate cancer in biopsy and radical prostatectomy specimens[J]. BMC Cancer, 2018, 18(1): 1205.

[38] PETRELLI F, GHIDINI M, BARNI S, et al. Neoadjuvant chemoradiotherapy or chemotherapy for gastroesophageal junction adenocarcinoma: a systematic review and meta–analysis[J]. Gastric Cancer, 2019, 22 (2): 245–254.

[39] 秦叔逵，李进. 阿帕替尼治疗胃癌的临床应用专家共识 [J]. 临床肿瘤学杂志, 2015, 20(9): 841–847.

[40] RAOUL JL, FORNER A, BOLONDI L, et al. Updated use of TACE for hepatocellular carcinoma treatment: how and when to use it based on clinical evidence[J]. Cancer Treat Rev, 2019, 72: 28–36.

[41] QIN S, LI Q, GU S, et al. Apatinib as second–line or later therapy in patients with advanced hepatocellular carcinoma (AHELP): a multicentre, double–blind, randomised, placebo–controlled, phase 3 trial[J]. Lancet Gastroenterol Hepatol, 2021, 6(7): 559–68.

[42] 刘昊天，钟鉴宏，FINN RS, 等. IMbrave150 研究：免疫抑制剂治疗首次取得晚期肝细胞癌一线治疗成功 [J]. 临床肝胆病杂志, 2020, 36(9): 2148–2148.

[43] CHANG Y, JEONG SW, YOUNG JANG J, et al. Recent updates of transarterial chemoembolilzation in hepatocellular carcinoma[J]. Int J Mol Sci, 2020, 21(21): 8165.

[44] VOGEL A, KUDO M, QIN SK, et al. Randomized, phase 3 study of tislelizumab versus sorafenib as first–line treatment for unresectable hepatocellular carcinoma (HCC): RATIONALE–301 age ≥ 65 years subgroup[C]. Barcelona: The 25th Annual World Congress on Gastrointestinal Cancer, 2022: 1–15.

[45] KIM JW, KIM JH, SUNG KB, et al. Transarterial chemoembolization vs. radiofrequency ablation for the treatment of single hepatocellular carcinoma 2 cm or smaller[J]. Am J Gastroenterol, 2014, 109 (8): 1234–1240.

[46]  KIM JH, WON HJ, SHIN YM, et al. Medium-sized (3. 1-5. 0 cm) hepatocellular carcinoma: transarterial chemoembolization plus radiofrequency ablation versus radiofrequency ablation alone[J]. Ann Surg Oncol, 2011, 18 (6): 1624-1629.

[47]  HE MK, LE Y, LI QJ, et al. Hepatic artery infusion chemotherapy using mFOLFOX versus transarterial chemoembolization for massive unresectable hepatocellular carcinoma: a prospective non-randomized study[J]. Chin J Cancer, 2017, 36 (1): 83.

[48]  LENCIONI R. Chemoembolization for hepatocellular carcinoma[J]. Semin Oncol, 2012, 39 (4): 503-509.

[49]  DASARI A, SHEN C, HALPERIN D, et al. Trends in the incidence, prevalence, and survival out-comes in patients with neuroendocrine tumors in the United States [J]. JAMA Oncol, 2017, 3 (10): 1335-42.

[50]  FANG C, WANG W, ZHANG Y, et al. Clinicopathologic characteristics and prognosis of gastroentero-pancreatic neuroendocrine neoplasms: a multicenter study in South China [J]. Chinese Journal of Cancer, 2017, 36(1): 51.

[51]  FAN JH, ZHANG YQ, SHI SS, et al. A nation-wide retrospective epidemiological study of gastroenteropancreatic neuroendocrine neoplasms in China [J]. Oncotarget, 2017, 8(42): 71699-71708.

[52]  MINNETTI M, GROSSMAN A. Somatic and germline mutations in NETs: implications for their diagnosis and management[J]. Best Pract Res Clin Endocrinol Metab, 2016, 30 (1): 115-127.

[53]  FALCONI M, ERIKSSON B, KALTSAS G, et al. ENETS consensus guidelines update for the management of patients with functional pancreatic neuroendocrine tumors and non-functional pancreatic neuroendocrine tumors [J]. Neuroendocrinology, 2016, 103(2): 153-71.

[54]  中华人民共和国国家卫生健康委员会医政医管局 . 胰腺癌诊疗指南 (2022 年版 )[J]. 中华消化外科杂志 , 2022, 21(9): 1117-1136.

[55]  中国临床肿瘤学会指南工作委员会组织编写 . 中国临床肿瘤学会 (CSCO) 胰腺癌诊疗指南 (2018 版 ) [M]. 北京 : 人民卫生出版社 , 2018.

[56]  国家卫生健康委办公厅 . 胰腺癌诊疗指南 (2022 年版 )[J]. 临床肝胆病杂志 , 2022, 38(5): 1006-1015.

[57]  MARABELLE A, LE DT, ASCIERTO PA, et al. Efficacy of pembrolizumab in patients with noncolorectal high microsatellite instability/mismatch repair-deficient cancer: results from the phase Ⅱ KEYNOTE-158 study[J]. J Clin Oncol, 2020, 38(1): 1-10.

[58]  LI TJ, WANG WQ, YU XJ, et al. Killing the "BAD" : challenges for immunotherapy in pancreatic cancer[J]. Biochim Biophys Acta Rev Cancer, 2020, 1874(1): 188-384.

[59]  STELLO E, JANSEN AML, OSSE EM, et al. Practical guidance for mismatch repair-deficiency testing in endometrial cancer[J]. Ann Oncol, 2017, 28(1): 96-102.

[60]  GULER I, ASKAN G, Klostergaard J, et al. Precision medicine for metastatic colorectal cancer: an evolving era[J]. Expert Rev Gastroenterol Hepatol, 2019, 13(10): 919-931.

[61]  CHEN G, PENG J, XIAO Q, et al. Postoperative circulating tumor DNA as markers of recurrence risk in stages Ⅱ to Ⅲ colorectal cancer[J]. J Hematol Oncol, 2021, 14: 80.

[62]  朱德祥 , 任黎 , 许剑民 . 中国结直肠癌肝转移诊断和综合治疗指南 (2023 版 )[J]. 中国普通外科杂志 , 2023, 32(1): 1-29.

[63]  AYEZ N, VAN DER STOK EP, GRU AGEN DJ, et al. The use of neo-adjuvant chemotherapy in patients with resectable colorectal liver metastases: clinical risk score as possible discriminator[J]. Eur J Surg Oncol, 2015, 41 (7): 859-867.

[64]  FUJISAKI S, TAKASHINA M, SUZUKI S, et al. Does complete response of liver metastases from colorectal cancer after chemotherapy mean cure?[J]. Gan To Kagaku Ryoho, 2013, 40(12): 1662-1664.

[65] XU J, KIM TW, SHEN L, et al. Results of a randomized, double-blind, placebo-controlled, phase Ⅲ trial of trifluridineffipiracil(TAS-102) monotherapy in Asian patients with previously treated metastatic colorectal cancer: the TERRA study[J]. J Clin Oncol, 2018, 36 (4): 350–358.

[66] KARAPETIS CS, JONKER D, DANESHMAND M, et al. PIK3CA, BRAF, and PTEN status and benefit from cetuximab in the treatment of advanced colorectal cancer—results from NCIC CTG/AGITG CO. 17[J]. Clin Cancer Res, 2014, 20(3): 744–753.

[67] LEVY J, ZUCKERMAN J, GARFINKLE R, et al. Intra-arterial therapies for unresectable and chemorefractory colorectal cancer liver metastases: a systematic review and meta-analysis[J]. HPB (Oxford), 2018, 20(10): 905–915.

[68] SLAMON DJ, LEYLANG-JONES B, SHAK S, et al. Use of chemotherapy plus a monoclonal antibody against HER2 for metastatic breast cancer that overexpresses HER2[J]. N Engl J Med, 2001, 344(11): 783–792.

[69] SAURA C, OLIVEIRA M, FENG YH, et al. Neratinib plus capecitabine versus lapatinib pluscapecitabine in HER2-positive metastatic breast cancer previously treated with ≥ 2 HER2-directed regimens: Phase Ⅲ NALA Trial [J]. J Clin Oncol, 2020, 38(27): 3138–3149.

[70] SWAIN SM, BASELGA J, KIM SB, et al. Pertuzumab, trastuzumab, and docetaxel in HER2-positive metastatic breast cancer[J]. New Engl J Med, 2015, 372 (8): 724–734.

[71] Xu BH, Li W, Zhang QY, et al. Pertuzumab, trastuzumab, and docetaxel for Chinese patients with previously untreated HER2-positive locally recurrent or metastatic breast cancer (PUFFIN): a phase Ⅲ, randomized, double-blind, placebo-controlled study[J]. Breast Cancer Res Treat, 2020, 182(3): 689–697.

[72] YAN M, BIAN L, HU X, et al. Pyrotinib plus capecitabine for human epidermal growth factor receptor2-positive metastatic breast cancer after trastuzumab and taxanes(PHENIX): a randomized, double-blind, placebo-controlled phase 3 study [J]. Transl Breast Cancer Res, 2020, 1: 13.

[73] PEREZ EA, VOGEL CL, IRWIN DH, et al. Multicenter phase Ⅱ trial of weekly paclitaxel in womenwith metastatic breast cancer [J]. J Clin Oncol, 2001, 19(22): 4216–4223.

[74] MAVROUDIS D, PAPAKOTOULAS P, ARDAVANIS A, et al. Randomized phase Ⅱ trial comparing docetaxel plus epirubicin versus docetaxel plus capecitabine as first-line treatment in women with advanced breast cancer [J]. Ann Oncol, 2010, 21 (1): 48–54.

[75] VON MINCKWITZ G, PROCTER M, DE AZAMBUJA E, et al. Adjuvant pertuzumab and trastuzumab in early HER2-positive breast cancer[J]. N Engl J Med, 2017, 377(2): 122–131.

[76] MURRAY BRUNT A. HAVILAND JS, WHEATLEY DA, et al. Hypofractionated breast radiotherapy for 1 week versus weeks (FAST-Forward): 5-year efficacy and late nommal issue effects results from a multicentre, non-inferiority, randomised, phase 3 trial[[J]. Lancet, 2020, 395(10237): 1613–1626.

[77] CARDOSO F, VAN'T VEER LJ, BOGAERTS J, et al. 70-gene signature as an aid to treatment decisions in early-stage breast cancer [J]. N Engl J Med, 2016, 375 (8): 717–729.

[78] ZHANG L, ZHOU ML, Liu YP, et al. Is it beneficial for patients with pT1-2N1M0 breast cancer to receive postmastectomy radiotherapy? An analysis based on Recurlndex assay [J]. Int J Cancer, 2021, 149(10): 1801–1808.

[79] WANG SL, FANG H, HU C, et al. Hypofractionated versus conventional fractionated radiotherapy after breast-conserving surgery in the modern treatment era: a multicenter, randomized controlled trial from China [J]. J Clin Oncol, 2020, 38(31): 3604–3614.

[80] 张国泰, 符德元. 三阳性乳腺癌的治疗进展 [J]. 现代肿瘤医学, 2020, 28(4): 687–690.

[81] ELLIS MJ, TAO Y, YOUNG O, et al. Estrogen-independent proliferation is present in estrogen-receptor HER2-positive primary breast cancer after neoadjuvant letrozole[J]. J Clin Oncol, 2006, 24(19): 3019-3025.

[82] DIECI M V, CONTE P, BISAGNI G, et al. Association of tumor-infiltrating lymphocytes with distant disease-free survival in the Short HER randomized adjuvant trial for patients with early HER2+ breast cancer[J]. Ann Oncol, 2019, 30(3): 418-423.

[83] CAMERON D, PICCART-GEBHART MJ, Gelber RD, et al. 11 years' follow-up of trastuzumab after adjuvant chemotherapy in HER2-positive early breast cancer: final analysis of the HER ceptin adjuvant (HERA) trial[J]. Lancet, 2017, 389(10075): 1195-1205.

[84] CORTAZAR P, ZHANG L, UNTCH M, et al. Pathological complete response and long-term clinical benefit in breast cancer: the CTNeoBC pooled analysis[J]. Lancet, 2014, 384(9938): 164-172.

[85] MOJA L, TAGLIABUE L, BALDUZZI S, et al. Trastuzumab containing regimens for early breast cancer[J]. Cochrane Database Syst Rev, 2012,2012(4): CD006243.

[86] 中国抗癌协会乳腺癌专业委员会. 中国抗癌协会乳腺癌诊治指南与规范 (2011 版 )[J]. 中国癌症杂志, 2011, 21(5): 367-417.

[87] STATLER AB, HOBBS BP, WEI W, et al. Real-world treatment patterns and outcomes in HR+/HER2+ metastatic breast cancer patients: a national cancer database analysis[J]. Sci Rep, 2019, 9(1): 18126.

[88] HUOBER J, RIBI K, WEDER P, et al. Pertuzumab (P) + trastuzumab (T) with or without chemotherapy both followed by T-DM1 in case of progression in patients with HER2-positive metastatic breast cancer (MBC) - The PERNETTA trial (SAKK 22/10), a randomized open label phase Ⅱ study (SAKK, UNICANCER, BOOG)[J]. Ann of Oncol, 2019, 30: iii47.

[89] CIRUELOS E, VILLAGRASA P, PASCUAL T, et al. Palbociclib and trastuzumab in HER2-positive advanced breast cancer: results from the phase Ⅱ SOLTI-1303 PATRICIA trial[J]. Clin Cancer Res, 2020, 26(22): 5820-5829.

[90] 中国抗癌协会泌尿男生殖系肿瘤专业委员会, 中国临床肿瘤学会前列腺癌专家委员会. 中国前列腺癌患者基因检测专家共识 (2020 年版 ) [J]. 中国癌症杂志, 2020, 30(7): 551-5560.

[91] SCHAEFFER E, SRINIVAS S, ANT TONARAKIS ES, et al. NCCN guidelines insights: prostate cancer, Version 1.2021 [J]. J Natl Compr Canc Netw, 2021, 19 (2): 134-143.

[92] European Society for Medical Oncology(ESMO) and European Assocciation for Cancer Research (EACR). 2019 EUROPEAIN SOCIETY FOR MEDICAL ONCOLOGYE Breast Cancer annual meeting (ESMO 2019)[C].Berlin, 2019.

[93] VALE CL, FISHER D, KNEEB ONE A, et al. Adjuvant or early salvage radiotherapy for the treatment of localised and locally advanced prostate cancer: a prospectively planned systematic review and meta-analysis of aggregate data[J]. Lancet, 2020, 396 (10260): 1422-1431.

[94] BRIGANTI A, KARNES RJ, DA POZZO LF, et al. Combination of adjuvant hormonal and radiation therapy significantly prolongs survival of patients with pT2-4 pN+ prostate cancer: results of a matched analysis[J]. Eur Urol, 2011, 59 (5): 832-840.

[95] KOH WJ, ABU-RUSTUM NR, BEAN S, et al. Cervical cancer, Version 3. 2019, NCCN clinical practice guidelines in oncology[J]. J Natl Compr Canc Netw, 2019, 17(1): 64-84.

[96] 王焜煜, 王元景, 孔为民. 2020 年美国放射肿瘤学会宫颈癌放射治疗指南解读 [J]. 中国临床医生杂志,2021, 49(4): 403-407.

[97] 谢幸, 马丁, 孔北华, 等. 中国妇科恶性肿瘤临床实践指南 [M]. 6 版. 北京 : 人民卫生出版社, 2020: 195-208.

[98] 中华医学会放射肿瘤治疗分会近距离治疗学组，中国医师协会放射肿瘤分会妇科肿瘤学组，中国抗癌协会近距离治疗专委会 . 宫颈癌图像引导三维近距离后装治疗中国专家共识 [J]. 中华放射肿瘤学杂志 , 2020, 29(9): 712–715.

[99] CHARGARI C, PEIGNAUS K, ESCANDE A, et al. Radiotherapy of cervical cancer[J]. Cancer Radiother, 2022, 26(1–2): 298–308.

[100] ABU–RUSTUM N, YASHAR C, AREND R, et al. Uterine neoplasms, Version 1. 2023, NCCN clinical practice guidelines in oncology[J]. J Natl Compr Canc Netw, 2023, 21(2): 181–209.

[101] 孙建衡，盛修贵，白萍，等 . 妇科恶性肿瘤的近距离放射治疗 [M].2 版 . 北京 : 中国协和医科大学出版社 , 2014: 11.

[102] VAN DEN HEERIK ASVM, HOREWEG N, EE BOER SM, et al. Adjuvant therapy for endometrial cancer in the era of molecular classification: radiotherapy, chemoradiation and novel targets for therapy[J]. Int J Gynecol Cancer, 2021, 31(4): 594–604.

[103] ARMSTRONG DK, ALVAREZ RD, BAKKUM–GAMEZ JN, et al. Ovarian cancer, Version 2. 2020, NCCN clinical practice guidelines in oncology[J]. J Natl Compr Canc Netw, 2021, 19(2): 191–226.

[104] 中华医学会妇科肿瘤学分会，孔北华，刘继红，等 . 卵巢癌 PARP 抑制剂临床应用指南 (2022 版 )[J]. 现代妇产科进展 , 2022, 31(8): 561–572.

[105] 刘畅浩，林少丹，林仲秋 .《PARP 抑制剂在卵巢癌中的应用 : ASCO 指南》解读 [J]. 中国实用妇科与产科杂志 , 2020, 36(9): 835–839.

[106] FRIENDRICH M, FRIENDRICH D, KRAFT C, et al. Multimodal treatment of primary advanced ovarian cancer[J]. Anticancer Res, 2021, 41(7): 3253–3260.

[107] MARIA SMITH, BHAVANA POTHURI. Appropriate selection of PARP inhibitors in ovarian cancer[J]. Curr Treat Options Oncol, 2022, 23(6): 887–903.

[108] SECORD AA, O'MALLEY DM, SOOD AK, et al. Rationale for combination PARP inhibitor and antiangiogenic treatment in advanced epithelial ovarian cancer: a review[J]. Gynecol Oncol, 2021, 162(2): 482–495.

[109] BOO SL, BOTCHU R, MCLOUGHLIN E, et al. Sarcoma multidisciplinary team meeting: past, present, and future[J]. Clin Radiol, 2020, 75 (4): 316–318.

[110] GOUNDER M, SCHÖFFSKI P, JONES RL, et al. Tazemetostat in advanced epithelioid sarcoma with loss of INI1/SMARCB1: an international, open–label, phase 2 basket study[J]. Lancet Oncol, 2020, 21 (11): 1423–1432.

[111] SHI YK, CAO QQ. JIANG Y, et al. Activity and safety of geptanolimab (GB226) for patients with unresectable, recurrent, or metastatic alveolar soft part sarcoma: a Phase Ⅱ , single–arm study[J]. Clin Cancer Res, 2020, 26(24): 6445–6452.

[112] MARTUB–BROTO J, STACCHIOTTI S, LOPEZ–POUSA S, et al. Pazopanib for treatment of advanced malignant and dedifferentiated solitary fibrous tumour: a multicentre, single–arm, phase 2 trial[J]. Lancet Oncol, 2019, 20 (1): 134–144.

[113] AMALINEI C, GRIGORAS A, LOZNEANU L, et al. The interplay between tumour microenvironment components in malignant melanoma[J]. Medicina (Kaunas), 2022, 58(3): 365.

[114] 中国临床肿瘤学会指南工作委员会 . 中国临床肿瘤学会 (CSCO) 恶性黑色素瘤诊疗指南 (2017. V1)[M]. 北京 : 人民卫生出版社 , 2017.

[115] BRINCKS EL, ADAMS J, WANG L, et al. Indoximod opposes the immunosuppressive effects mediated by IDO and TDO via modulation of AhR function and activation of mTORC1[J]. Oncotarget, 2020, 11(25): 2438‐2461.

[116] BIRKOVÁ A, VALKO–ROKYTOVSKA M, HUBKOVA B, et al. Strong dependence between tryptophan–related fluorescence of urine and malignant melanoma[J]. Int J Mol Sci, 2021, 22(4): 1884.

[117] PRADHAN P, ADHYA AK. Extensive malignant melanoma of the oral cavity: a rare occurrence[J]. Autops Case Rep, 2021, 11: e2021299.

[118] 中华人民共和国国家卫生健康委员会医政医管局 . 胰腺癌诊疗指南 (2022 年版 )[J]. 中华消化外科杂志 , 2022, 21(9): 1117–1136.

[119] 中国临床肿瘤学会指南工作委员会 . 中国临床肿瘤学会 (CSCO) 胰腺癌诊疗指南 (2018 版 )[M]. 北京 : 人民卫生出版社 , 2018.

[120] 国家卫生健康委办公厅 . 胰腺癌诊疗指南 (2022 年版 )[J]. 临床肝胆病杂志 , 2022, 38(5): 1006–1015.

[121] MARABELLE A, LE DT, ASCIERTO PA, et al. Efficacy of pembrolizumab in patients with noncolorectal high microsatellite instability/mismatch repair–deficient cancer: results from the phase II KEYNOTE–158 study[J]. J Clin Oncol, 2020, 38(1): 1–10.

[122] LI TJ, WANG WQ, YU XJ, et al. Killing the "BAD": challenges for immunotherapy in pancreatic cancer[J]. Biochim Biophys Acta Rev Cancer, 2020, 1874(1): 188384.

# 彩　图

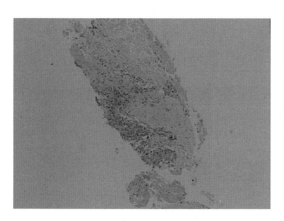

图 1-2-2

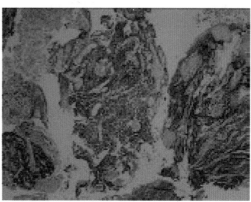

图 1-4-2

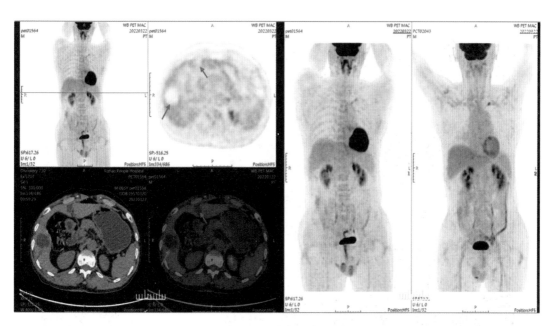

图 1-4-3

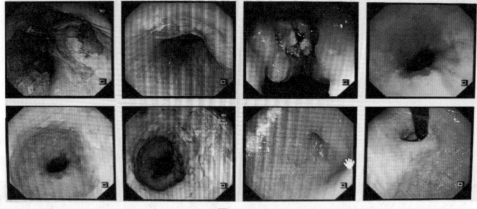

图 2-1-2

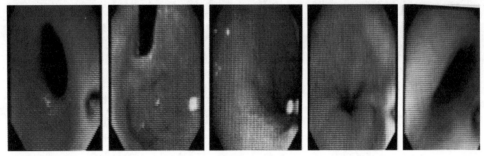

图 2-1-6

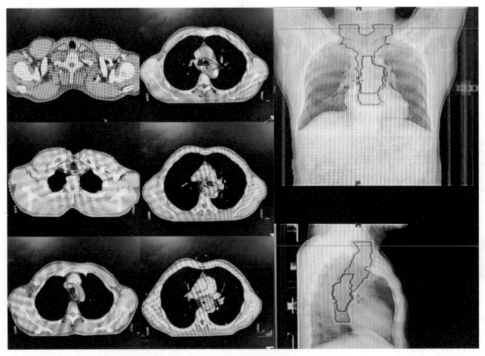

图 2-2-5

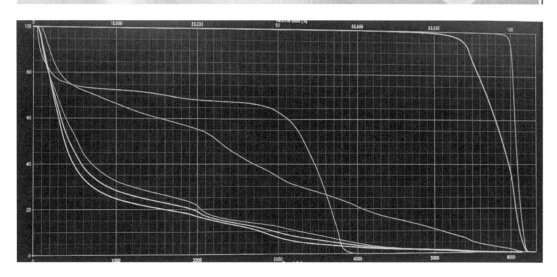

图 2-2-6

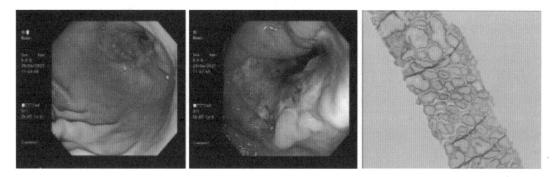

图 3-1-1

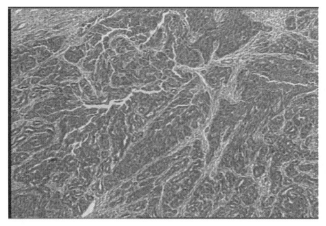

图 3-1-4

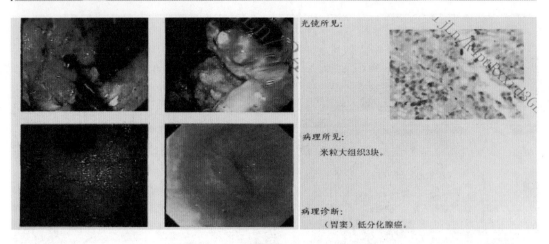

光镜所见:

病理所见:
米粒大组织3块。

病理诊断:
(胃窦)低分化腺癌。

图 3-2-1

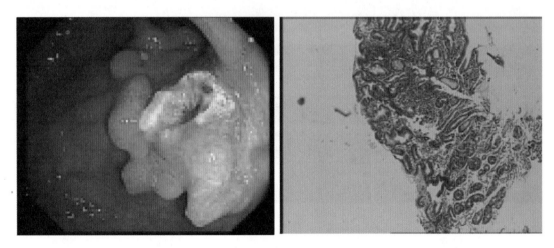

图 3-2-4

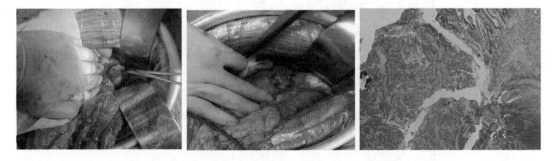

图 3-2-5

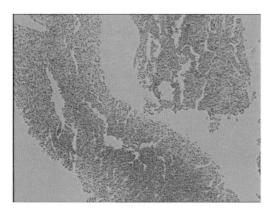

图 4-2-2

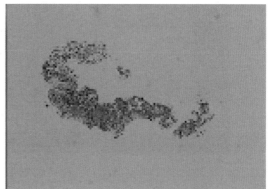

图 5-1-2

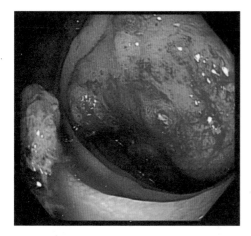

图 6-1-2

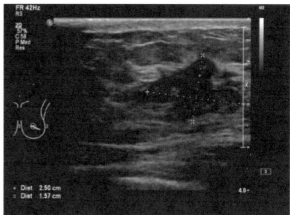

图 7-1-1

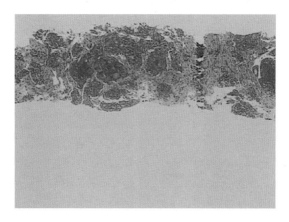

图 7-1-4

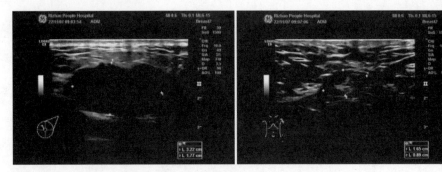

图 7-2-1

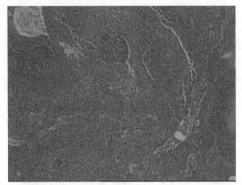

图 7-2-3

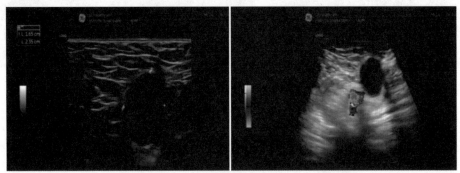

图 7-2-4

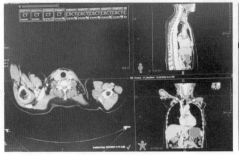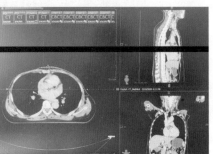

图 7-2-5

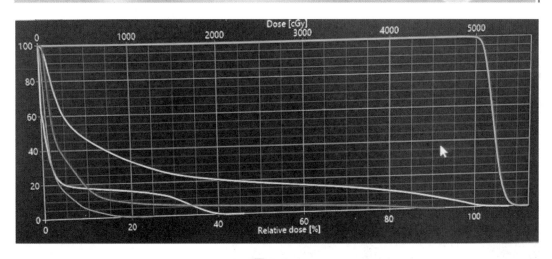

图 7-2-6

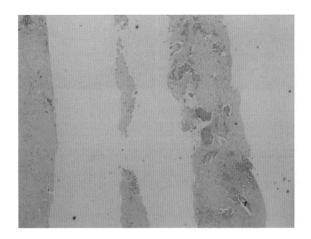

图 7-3-1

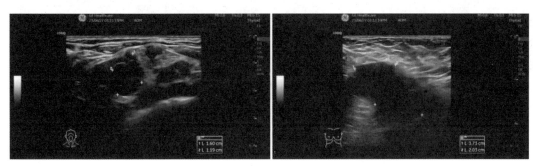

图 7-3-2

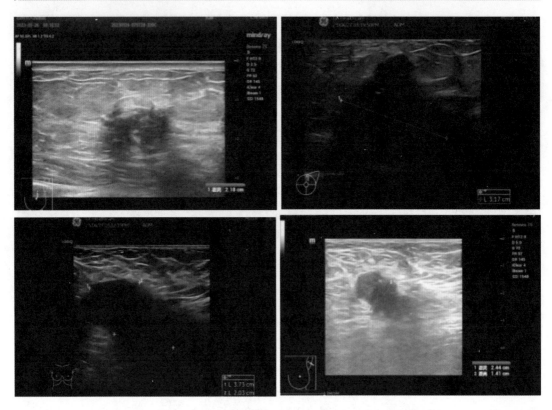

图 7-3-5

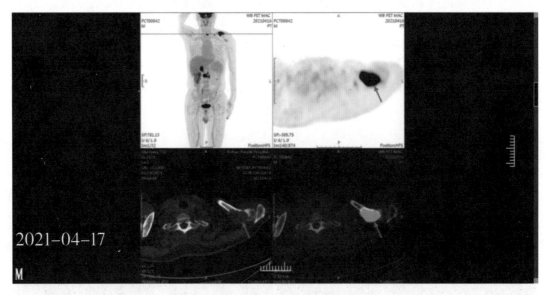

图 8-1-1

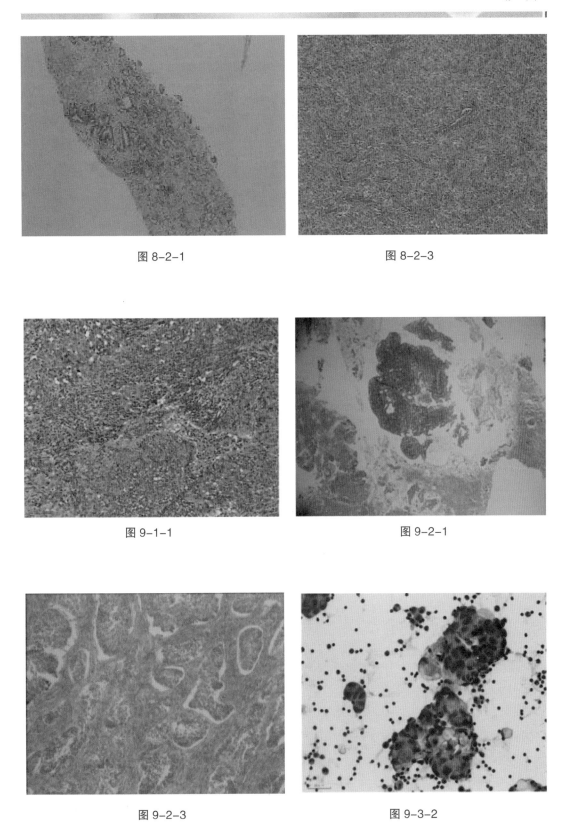

图 8-2-1

图 8-2-3

图 9-1-1

图 9-2-1

图 9-2-3

图 9-3-2

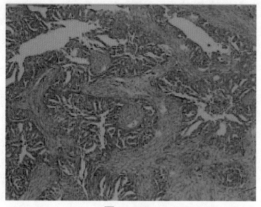

图 9-3-3

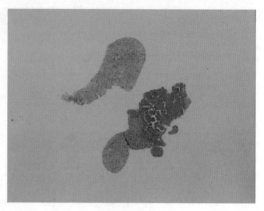

图 10-1-2

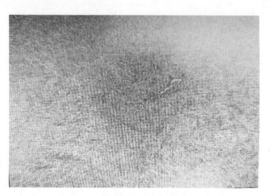

图 10-1-3

### ⚛ 本次 PD-L1 检测概览

**免疫组化检测结果：**

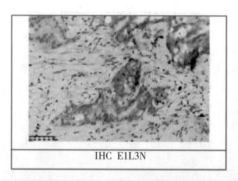

IHC E1L3N

| 检测项目 | 抗体克隆号 | 检测方法 | 肿瘤细胞阳性比例（TC+） | 肿瘤相关免疫细胞阳性比例（IC+） | 联合阳性分数（CPS） | 结果提示 |
|---|---|---|---|---|---|---|
| PD-L1 表达量 | E1L3N | IHC | 1%～5% | 2% | 15 | 阳性 |

注：本报告的定性结果判定只参照肿瘤细胞阳性比例（TC+）给出的染色结果，免疫细胞阳性染色比例（IC+）仅供参考，具体的治疗方案须由临床医师决定（可参考附录制定）。当ICP≥1%时，判断IC+比例；当ICP<1%，无法判读IC+比例

图 10-1-5

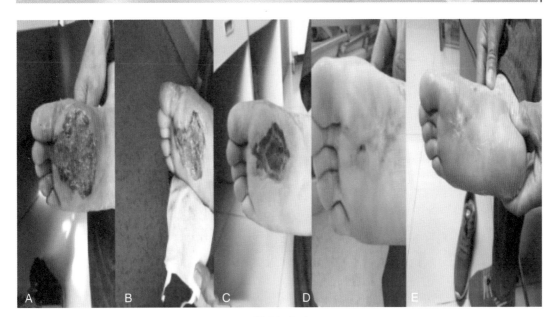

图 11-1-4

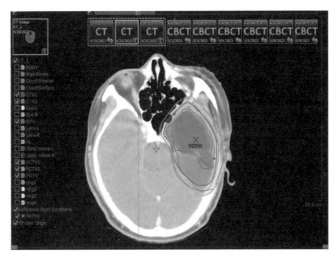

图 12-1-1

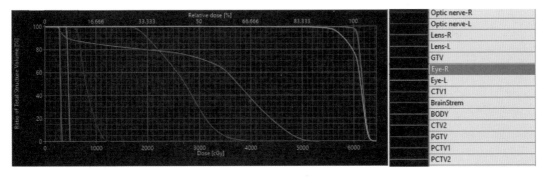

图 12-1-2